罕见病超声影像
临床实践与病例解析

主　审　王金锐　刘吉斌
主　编　王淑敏　崔立刚
副主编　李丽伟　付　帅
　　　　刘　畅　张　慧

北京大学医学出版社

HANJIANBING CHAOSHENG YINGXIANG LINCHUANG SHIJIAN YU BINGLI JIEXI

图书在版编目（CIP）数据

罕见病超声影像临床实践与病例解析 / 王淑敏，崔立刚主编 . -- 北京 : 北京大学医学出版社，2024. 10.
ISBN 978-7-5659-3269-4

Ⅰ. R445

中国国家版本馆 CIP 数据核字第 2024H2W262 号

罕见病超声影像临床实践与病例解析

主　　编：王淑敏　崔立刚
出版发行：北京大学医学出版社
地　　址：（100191）北京市海淀区学院路 38 号　北京大学医学部院内
电　　话：发行部 010-82802230；图书邮购 010-82802495
网　　址：http://www.pumpress.com.cn
E-mail：booksale@bjmu.edu.cn
印　　刷：北京金康利印刷有限公司
经　　销：新华书店
责任编辑：张李娜　　责任校对：靳新强　　责任印制：李　啸
开　　本：787 mm×1092 mm　1/16　　印张：12　　字数：300 千字
版　　次：2024 年 10 月第 1 版　2024 年 10 月第 1 次印刷
书　　号：ISBN 978-7-5659-3269-4
定　　价：108.00 元

本书由
北京大学医学出版基金资助出版

编者名单

主　审

王金锐（北京大学第三医院）
刘吉斌（Thomas Jefferson University）

主　编

王淑敏（北京大学第三医院）
崔立刚（北京大学第三医院）

副主编

李丽伟（中国政法大学）
付　帅（北京大学第三医院）
刘　畅（北京大学第三医院）
张　慧（北京大学第三医院）

编　者

杨诗源（北京大学第三医院）
林卓华（北京大学第三医院）
周吉超（北京大学第三医院）
王亚林（北京大学第三医院）
张容锦（北京大学第三医院）
张勇跃（北京大学第三医院）
孙　阳（北京大学第三医院）
王梦欣（北京大学第三医院）
李莫凡（北京大学第三医院）
杜智慧（内蒙古超声影像研究所）
孙雅琴（内蒙古超声影像研究所）
赵冉冉（内蒙古超声影像研究所）
冯　浩（内蒙古超声影像研究所）
张　敏（山西医科大学第二医院）

序

人民健康是民族昌盛和国家富强的重要标志，更是广大人民群众的共同追求。在新时代背景下，推进健康中国建设，是我国卫生健康领域解放和发展生产力的客观要求，也是夯实中国式现代化健康根基的必然选择。

罕见病面临诊断难、治疗难、用药难的现状，是全球共同的重大公共卫生问题。我国对罕见病也日益重视，不断加强罕见病的管理，提高罕见病诊疗水平，维护罕见病患者健康权益。2024 年 3 月国务院《政府工作报告》中提到，“加强罕见病研究、诊疗服务和用药保障”。国家卫生健康委员会等部门在 2018 年、2023 年相继发布了《第一批罕见病目录》和《第二批罕见病目录》。2019 年全国罕见病诊疗协作网成立。

北京大学第三医院（北医三院）作为全国罕见病诊疗协作网成员单位，始终坚持人民至上、生命至上，全力推动公立医院改革与高质量发展，关注罕见病，聚焦急危重症和罕见病医疗能力建设，助力学科发展。为有效整合与调度医疗资源，服务罕见病患者，2022 年 9 月，北医三院专门成立了罕见病诊治中心，遴选 33 个罕见病诊断和治疗多学科小组，通过多学科会诊等方式，开展罕见病防 – 筛 – 诊 – 治 – 康一体化全生命周期医疗服务管理。2024 年 3 月，北医三院在第一批罕见病团队基础上，组织相关经验丰富的专家组建了 15 个新团队，目前罕见病团队已达到 48 个。罕见病诊疗团队医疗、教学、科研、管理全面发展，大力发展检验检测、病理、药物绿色通道、遗传病检测、遗传学检测技术与胚胎诊断技术和人才培养，发挥北医三院在生殖医学等学科方面的优势，将罕见病和遗传病出生缺陷预防提前到孕前，助力“健康中国 2030”，打造北医三院特色的罕见病诊疗品牌，提高罕见病诊治能力，让患者享受到高质高效的一站式罕见病诊疗服务。

罕见病发病率低、知晓度不高、研究难度大，因此其诊断一直是医学研究和临床工作中的难题，尤其是罕见病的超声诊断，需要医生具备高度的专业知识、敏锐的观察力和丰富的临床经验。超声作为一种无创、实时、可重复性强的影像检查，在罕见病的诊断中发挥着越来越重要的作用。北医三院超声医学科发挥专业优势，组织编写的这本《罕见病超声影像临床实践与病例解析》不仅是对北医三院在罕见病超声诊断领域工作的一个总结，更是对医学界不懈追求精准医疗与患者福祉的一次致敬。我们希望通过此书，提高全社会对罕见病的关注，推动罕见病诊疗工作，织密保护人民健康的医疗网。

谨以此书献给所有在罕见病领域执着坚守的医疗工作者以及坚韧不屈的患者和背后默默守护的家人。罕见病的诊疗，道阻且长，行则将至，行而不辍，未来可期！让我们携手共同“关注罕见”，点亮那些生而不凡的生命，点亮他们心中的希望之光！

北京大学第三医院　付　卫

2024 年 6 月

前　言

罕见病危害人类整体健康。英国基础疾病互助联盟 Findacure 创办人尼克•西罗指出，“罕见病是基础疾病的极端表现，针对此类极端病例的研究，将帮助我们提高对人体生物学和人类疾病机制的认识，促进发现多种疾病潜在的新型治疗方法。”

罕见病种类较多，每种疾病患病率低，其临床及流行病学特征难以掌握；疾病病情通常较为严重，呈慢性进展，常伴有衰退性病变，影响生命质量；部分罕见病尚无确切标准化诊疗途径，缺乏相关临床经验总结。罕见病的诊断周期较长，可治性低，治疗费昂贵。

罕见病少见，能诊断罕见病的医生更少见。多数医生对罕见病认知较少，误诊率高，诊断周期较长。如何提高医疗人员对罕见病的认知，进行早诊断、早治疗，选择合适的临床诊疗方案，减轻患者痛苦及疾病负担，是医学科研人员及临床工作者共同关心的问题。

超声作为一线影像学检查工具，在临床诊疗工作中应用广泛。无论是常见病患者还是罕见病患者，超声检查都可能是他们进行的第一个影像学检查。罕见病可能带来罕见的超声表现，引起超声医师的注意并反馈临床获得诊断。但更多的罕见病可能表现出不同组织、不同器官的普通超声表现，只有了解罕见病的特点，把这些散布在全身不同部位的超声信息与临床资料串联起来，才可能把罕见病更早地识别出来。

本书依据国家卫生健康委员会等部门 2018 年发布的《第一批罕见病目录》、2023 年发布的《第二批罕见病目录》，参照中国国家罕见病注册系统及 Orphanet 数据库，筛选部分有超声异常表现的罕见病，介绍各种罕见病的概况、流行病学特性、发病机制及超声表现，整理并分享北京大学第三医院超声医学科在罕见病超声诊断方面的临床实践经验，旨在为广大同仁提供一本实用的参考书籍，提高超声医师对罕见病的认识，使超声医师们能够从异常表现的蛛丝马迹中，抽丝剥茧地发现相关病变，为临床医生提供更及时、准确的影像信息。

本书共分为 8 个部分 34 章，各章分别从疾病概述、病例分析、超声表现和讨论 4 个方面，图文并茂地介绍罕见病的超声特征及相关临床知识，对提高超声医师罕见病的诊断及鉴别能力有重要的参考价值。我们希望携手超声，让“罕见”被看见!

编者们在繁忙的临床工作之余，历时 3 年，几经易稿和讨论完善，最终成稿。在编写本书的过程中，我们深感责任重大。每一位编者都以严谨的态度，力求将前沿的研究成果、精准的诊断方法和宝贵的临床经验传递给读者。我们也希望通过本书，能够引起更多医学工作者对罕见病领域的关注，推动超声诊疗技术在罕见病诊断中的应用，最终惠及更多的患者。

本书获得 2021 年度北京大学医学出版基金的支持，并得到北京大学医学出版社编辑老师们的悉心指导和帮助，在此表示衷心的感谢。

每一个生命都值得敬畏，每一位罕见病患者的生命都值得我们投入最大的热情和智慧去守护。感谢每一位支持和鼓励我们的患者及其家属，是你们的信任和期待让我们不断前行！

由于水平和时间有限，书中不足和疏漏之处在所难免，敬请学者不吝指正。

编　者
2024 年 6 月

目　录

第一部分 肌肉骨骼系统

第一章

腓骨肌萎缩症

一、概述

腓骨肌萎缩症（Charcot-Marie-Tooth disease，CMT）亦称遗传性运动感觉神经病（hereditary motor-sensory neuropathy，HMSN），由法国神经病学家 Charcot 和 Marie 以及英国神经病学家 Tooth 于 1886 年率先报告[1]。

【发病率】

CMT 是临床最常见的具有高度临床异质性和遗传异质性的周围神经系统单基因遗传病，发病率为 15.7/10 万，其中男性更常见，发病率为 16.6/10 万，而女性发病率为 14.6/10 万[2]。通常于儿童或青少年时期发病，也可能在中年发病。

【临床表现】

临床主要表现为慢性进行性四肢远端肌无力和肌萎缩、感觉减退和腱反射消失，伴高弓足和脊柱侧弯等骨骼畸形[3]。多数患者疾病进展缓慢，出现轻至中度功能损害，但不影响预期寿命[4-7]。

【分型】

根据神经电生理学和病理学特征，CMT 可以分为三型：脱髓鞘型（CMT1 型）、轴索型（CMT2 型）及脱髓鞘和轴索变性共存的中间型（ICMT 型）。脱髓鞘型的神经传导速度减慢（正中神经运动传导速度＜ 38 m/s）。轴索型的神经传导速度正常或轻度减慢（正中神经运动传导速度＞ 38 m/s）。

根据遗传位点和致病基因，可以分为不同基因亚型，目前已克隆出 80 余种致病基因。外周髓鞘蛋白 22（peripheral myelin protein 22，*PMP22*）基因大片段重复突变导致的 CMT1A 型是最常见亚型，约占所有 CMT 的 50%；其次是 *GJB1* 基因突变导致的 CMT1X 型，占 10% ～ 15%；再次是 *MFN2* 基因突变导致的 CMT2A 型，占 CMT2 型的 20%，以及 *MPZ* 基因突变导致的 CMT1B 型、CMT2I 型和 CMT2J 型，各占 CMT1 型和 CMT2 型的 5%[4-7]。

二、病例分析

【病史】

女，26 岁，患者自小学时发现足弓较高，但步态正常，15 岁时发现跑不快，跑步无法达标，16 岁时发现不能跑步，伴步态异常，无明显麻木及疼痛，18 岁时发现足下垂明显，20 岁时摔倒后左足出现骨裂，在外院行足踝矫正手术，目前左足尚可，右足足下垂明显。双上肢活动正常，精细动作欠灵活，无明显萎缩，无麻木、疼痛，无明显视力及听力障碍。

【专科查体】

体格检查无异常。神清，语利，脑神经检查（－），双小腿萎缩，高弓足，左足背屈肌力 3 级，右足背屈肌力 0 级，双足跖屈肌力 4 级，四肢腱反射未引出，双侧针刺觉减退，双下肢踝关节以下音叉振动觉减退。

【超声检查】

外周神经明显肿胀增粗，回声减低，部分区域神经束粗细不均（图 1-1 至图 1-8）。

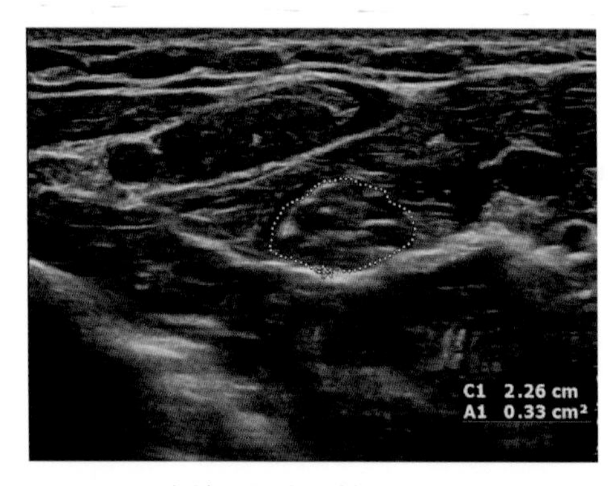

图 1-1　正中神经超声短轴切面。虚线所示为正中神经

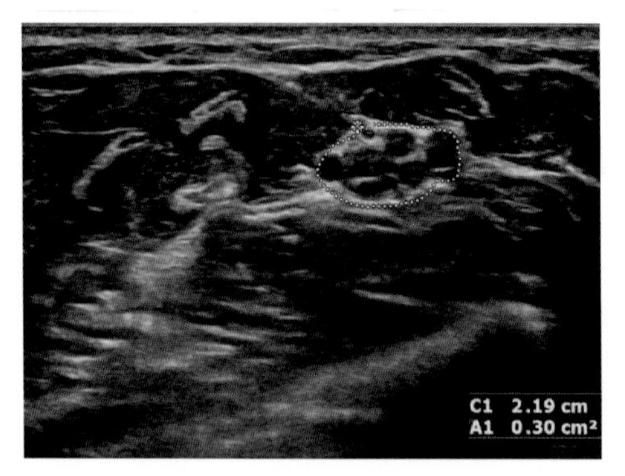

图 1-2　尺神经超声短轴切面。虚线所示为尺神经

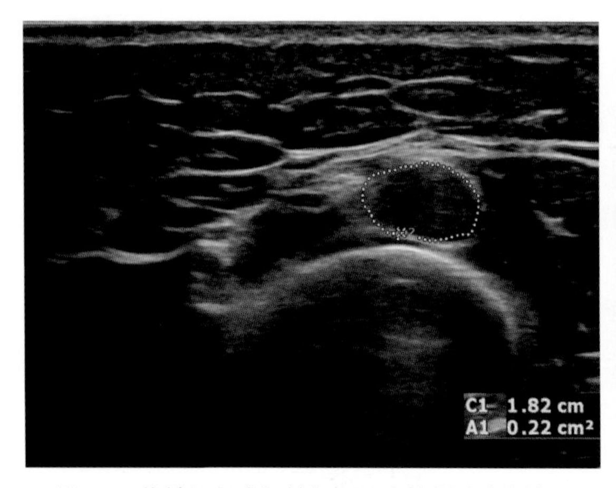

图 1-3　桡神经超声短轴切面。虚线所示为桡神经

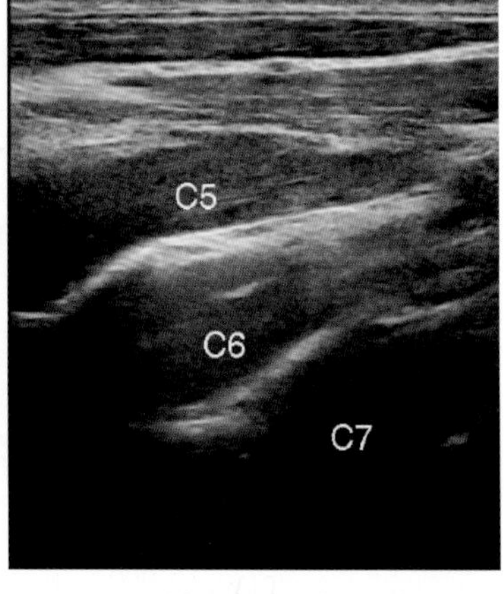

图 1-4　颈神经根超声长轴切面。C5，第 5 颈神经根；C6，第 6 颈神经根；C7，第 7 颈神经根

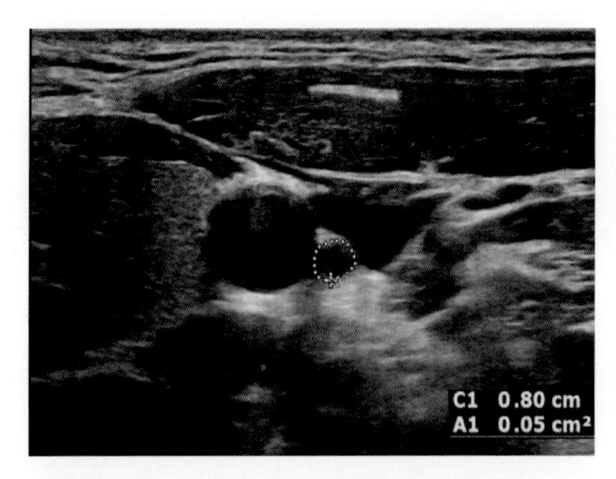

图 1-5　迷走神经超声短轴切面。虚线所示为迷走神经

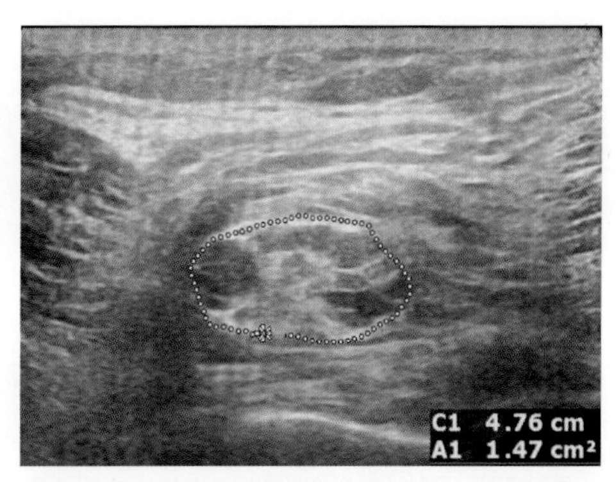

图 1-6　坐骨神经超声短轴切面。虚线所示为坐骨神经

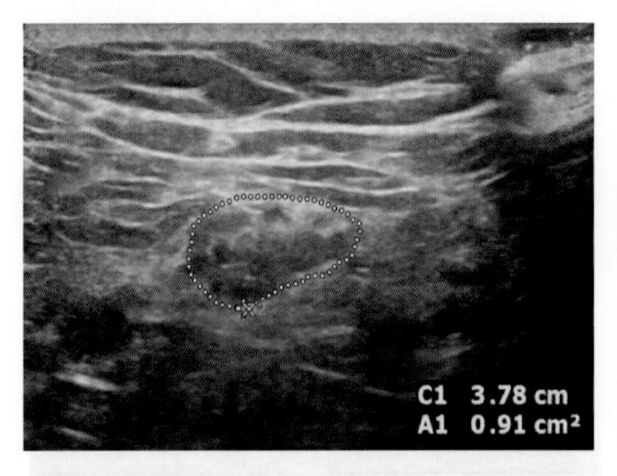

图 1-7　胫神经超声短轴切面。虚线所示为胫神经

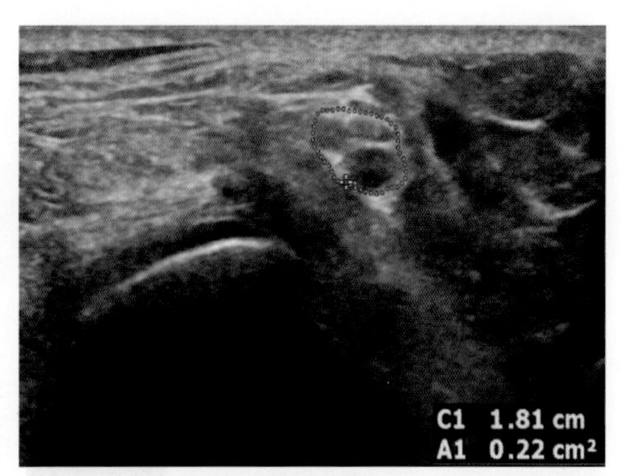

图 1-8　腓总神经超声短轴切面。虚线所示为腓总神经

【腰椎 MRI】

双侧腰骶丛神经走行可，明显增粗，信号增高（图 1-9 和图 1-10）。

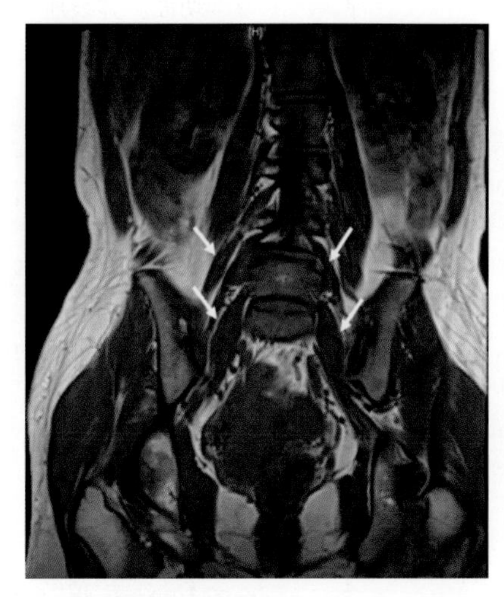

图 1-9　T1WI 冠状位。箭头示增粗的腰骶丛神经

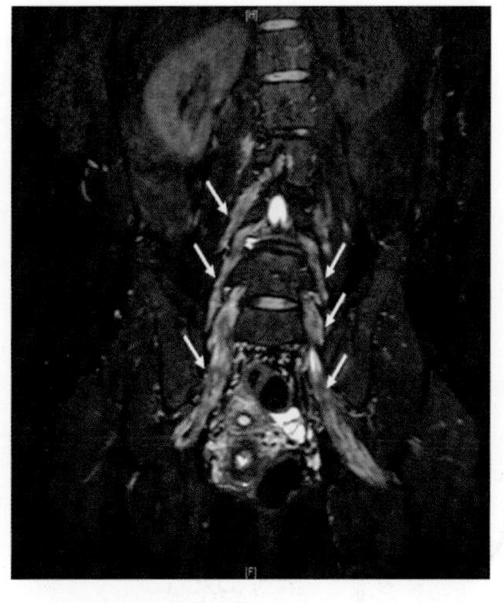

图 1-10　T2WI 冠状位。箭头示增粗的腰骶丛神经

【基因诊断】

经基因检测确诊 CMT1A 型（染色体 17p11.2 上的 *PMP22* 重复）。

三、超声表现

不同 CMT 亚型周围神经表现不一，并具有异质性。CMT1A 型患者神经弥漫性增粗最为明显，其内神经束不均匀增粗。CMT2A 型患者周围神经虽比正常人增粗，但没有 CMT1A 型患者增粗明显，并且具有异质性，部分患者神经束弥漫性增粗，部分患者仅单一神经束增粗。此外，神经增粗与 CMT1A 型神经传导减慢相关，与 CMT2A 型运动或感觉振幅呈负相关，而 CMT1X 型患者周围神经与正常人相比并无明显异常。

四、讨论

CMT 是一种脱髓鞘型外周神经系统疾病，表现为进行性肌无力和肌萎缩，始于腓骨肌，随后发展到手臂远端肌肉。脱髓鞘型神经病表现为严重的神经传导速度降低（小于 38 m/s），神经活检可见部分性脱髓鞘及髓鞘再生伴有洋葱头样外观，患者表现为缓慢进展的肌无力和肌萎缩、深度腱反射缺失和高弓足。CMT1A 型是最常见的 CMT 类型，神经传导速度降低（小于 38 m/s），外周神经增粗明显。不同亚型的 CMT 外周神经超声表现不尽一致，外周神经超声有助于 CMT 亚型的分型。目前尚无逆转 CMT 病程的治疗方法，主要是对症支持治疗，包括使用矫形鞋、外科矫形手术、神经营养和疼痛治疗、心理疏导等，以最大程度恢复独立活动能力，提高生活质量并减少残疾。

参考文献

[1] Dyck PJ，Thomas PK. Peripheral Neuropathy [M]. 4th ed. Philadelphia：Elsevier Saunders，2005：1623-1804.

[2] Theadom A，Roxburgh R，MacAulay E，et al. Prevalence of Charcot-Marie-Tooth disease across the lifespan：a population-based epidemiological study [J]. BMJ Open，2019，9（6）：e029240.

[3] 张如旭，唐北沙. 腓骨肌萎缩症治疗进展 [J]. 中国现代神经疾病杂志，2017，17（8）：566-572.

[4] Zhan YJ，Zi XH，Hu ZM，et al. PMP22- related neuropathies and other clinical manifestations in Chinese han patients with Charcot-Marie-Tooth disease type 1 [J]. Muscle Nerve，2015，52：69-75.

[5] Liu L，Li XB，Hu ZH，et al. Phenotypes and cellular effects of GJB1 mutations causing CMT1X in a cohort of 226 Chinese CMT families [J]. Clin Genet，2016，9：881-891.

[6] Xie Y，Li X，Liu L，et al. MFN2- related genetic and clinical features in a cohort of Chinese CMT2 patients [J]. J Peripher Nerv Syst，2016，21：38-44.

[7] Liu L，Li X，Zi X，et al. Two novel MPZ mutations in Chinese CMT patients [J]. J Peripher Nerv Syst，2013，18：256-260.

第二章

神经纤维瘤病

一、概述

神经纤维瘤病（neurofibromatosis，NF）是一种累及多系统的常染色体显性遗传病，一般分为累及外周神经系统的Ⅰ型（neurofibromatosis type 1，NF1）、累及中枢神经系统的Ⅱ型（neurofibromatosis type 2，NF2）和神经鞘瘤病（Schwannomatosis，SWN）[1-2]。

NF1 比较常见，由 Von Recklinghausen 于 1882 年首次提出，是一种神经皮肤综合征，约占 NF 的 96%，全球发病率约为 1/4000 ～ 1/3000。患者中半数有家族史，半数为基因突变造成的散发病例。与普通人群相比，NF1 患病个体的预期寿命平均减少 15 年[3]。

NF1 诊断主要依靠临床诊断，包括以下两项或两项以上即可诊断：

1. 6 个或 6 个以上牛奶咖啡斑，青春期前直径＞ 5 mm，或青春期后直径＞ 15 mm。

2. 2 个或 2 个以上任何类型的神经纤维瘤或 1 个丛状神经纤维瘤。

3. 腋窝或腹股沟区雀斑。

4. 视神经胶质瘤。

5. 2 个及以上虹膜错构瘤（Lisch 结节）。

6. 特征性骨骼病变，如蝶骨发育不良、长骨假关节形成、长骨皮质菲薄等。

7. 一级亲属罹患此病。

NF2 相对少见，发生率约占 NF 的 3%，新生儿发病率约为 1/25 000[4]，半数患者有家族史，其中 90% ～ 95% 的患者患有双侧听神经瘤。诊断 NF2 后生存期为 15 年，平均寿命为 36 岁。

NF2 诊断标准如下：

双侧听神经瘤或 NF2 一级亲属加：

1. 单侧听神经瘤。

2. 以下任意两种：脑膜瘤、胶质瘤、神经鞘瘤或青少年晶状体浑浊。

SWN 罕见，发生率约占 NF 的 1%，发病率约为 1/1 700 000 ～ 1/40 000，以无双侧听神经瘤情况下多发神经鞘瘤为特征[5]。SWN 患者无双侧听神经瘤，但 *LZTR1* 突变患者可有单侧听神经瘤。临床表现为慢性疼痛、麻木、刺痛和无力。

SWN 诊断标准为：

1. 年龄＞ 30 岁，2 个或 2 个以上神经鞘瘤，其中至少 1 个经病理学证实，MRI 证实无听神经瘤，无 NF 突变。

2. 听神经瘤（病理证实）＋一级亲属符合 SWN。

二、病例分析

【病史】

男，16 岁，右大腿外侧肿物 16 年，明显增大 2 年。患者出生后即发现右大腿外侧有一花生米大小肿物，同肤色，无痛感，无出血，未予重视。肿物随着肢体生长逐渐变大，近两年增大尤为明显，范围约占右大腿中下 1/3，明显突出体表。

【专科查体】

头部、颈胸、双上肢、右大腿可见多发散在肿物，略突出体表，从 2.0 cm×1.0 cm 到 5.0 cm×4.0 cm 大小不一，与基底粘连较紧密。其中右大腿外侧肿物最明显，自大腿前外侧至膝上，边界清楚，棕褐色，表皮粗糙，膨隆处突出体表 3.0 cm，触之有痛感，未闻及血管杂音，无波动感，右下肢感觉与运动功能正常。左上肢肘关节下 2.0 cm 掌尺侧可见椭圆形肿物，大小约 4.0 cm×3.5 cm，左上肢感觉与运动功能正常。全身多处可见大小不一的褐色牛奶咖啡斑。

【超声检查】

左上肢及右大腿局部皮下病变，符合神经纤维瘤病（图 2-1 至图 2-3）。

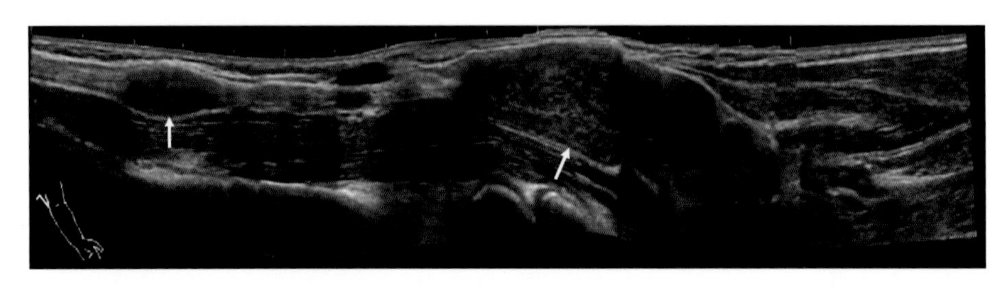

图 2-1　左上臂皮下超声。左上肢局部皮下探及多个低回声结节（箭头所示），大者约 4.1 cm×1.5 cm，边界清，形态规则，部分可见血流信号

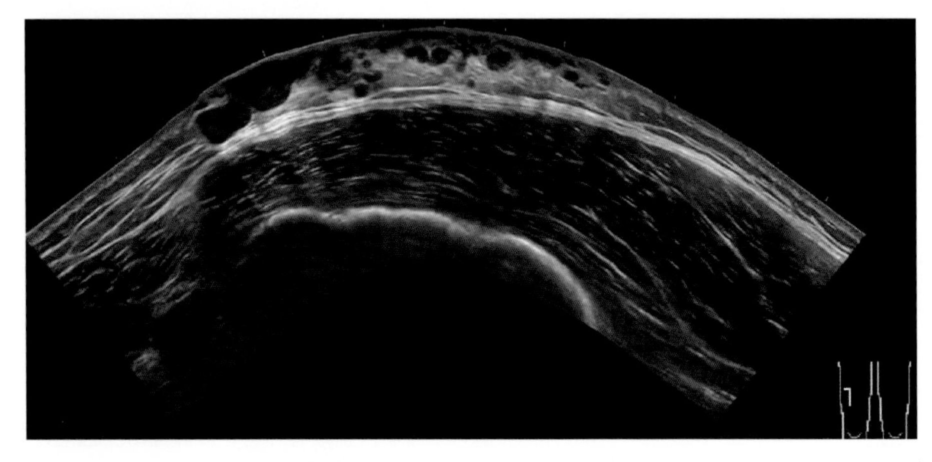

图 2-2　右大腿皮下超声。右大腿局部皮下软组织肿胀增厚，范围约 15.0 cm×7.8 cm×1.1 cm，其内可见高低回声相间

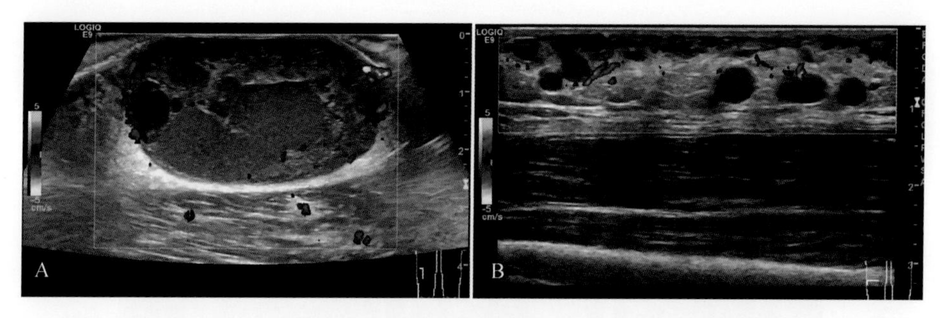

图 2-3　右大腿皮下超声。**A.** 右大腿皮下可探及一囊实性结节，大小约 4.2 cm×2.5 cm，边界清，周围可见少量血流信号；**B.** 右大腿皮下另可探及多发低回声结节，内可见少量血流信号

【双侧大腿 MRI】

双侧大腿皮肤及皮下、坐骨神经走行区多发病变，符合神经纤维瘤病（图 2-4）。

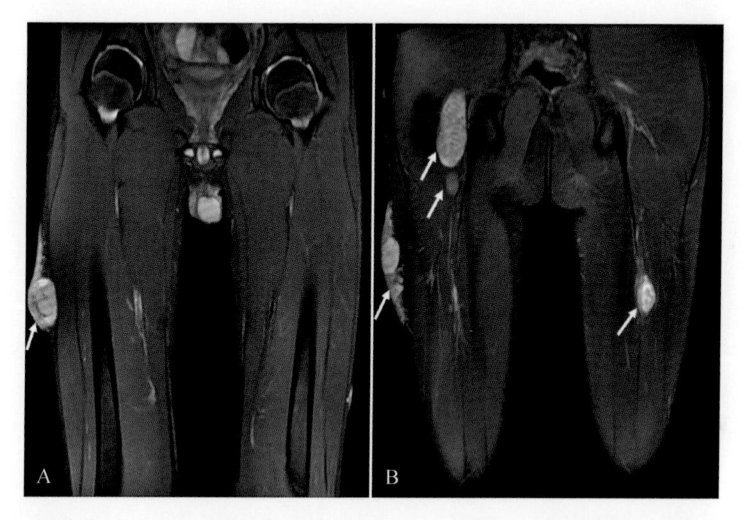

图 2-4　大腿 T2WI 冠状位。**A**、**B.** 双侧大腿皮肤及皮下、双侧臀大肌前缘间隙见多发长 T1 长 T2 信号影，病变主要沿坐骨神经走行，坐骨神经增粗，右侧坐骨结节与股骨小转子病变大小约 6.3 cm×3.5 cm，右侧大腿皮下、股外侧肌旁病变大小约 2.8 cm×4.7 cm×9.0 cm。左侧病变主要沿坐骨神经向下蔓延，坐骨神经不均匀增粗，局部病变范围长约 6.5 cm。箭头所示为病变区域

【胸椎 MRI】

椎管内外多发占位性病变，符合神经纤维瘤病（图 2-5）。

【腰椎 MRI】

椎管内外多发占位性病变，符合神经纤维瘤病（图 2-6）。

【手术病理】

右大腿：梭形细胞肿瘤，大部分区域呈丛状神经鞘瘤样结构，部分区域肿瘤细胞异型性明显，病理性核分裂象约为 3/10HPF ～ 4/10HPF，Ki-67 细胞增殖指数明显升高，符合恶性外周神经鞘瘤（malignant peripheral nerve sheath tumor，MPNST）。

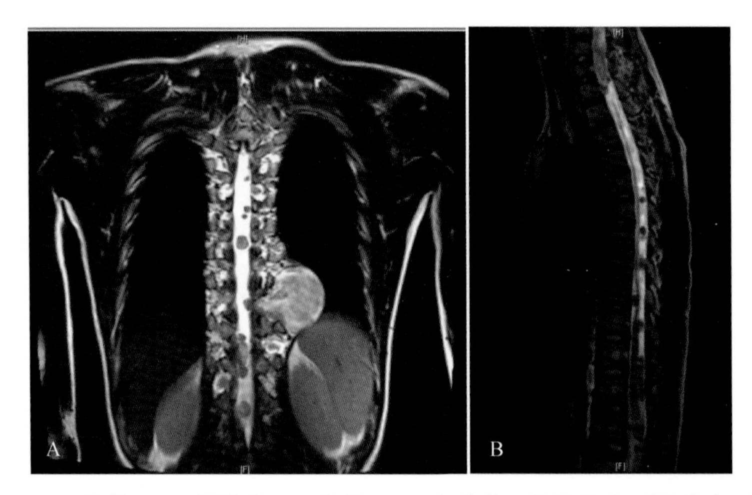

图 2-5　胸椎 MRI。A. 胸椎 T2WI 冠状位；B. 胸椎 T2WI 矢状位。胸椎曲度、顺列可，颈胸腰椎管内外可见多发大小不等结节状、团块状等 T1 混杂长 T2 信号影，较大者位于 T10～11 左侧椎间孔旁，大小约 6.6 cm×4.2 cm×5.5 cm，边界清，呈哑铃形，部分突向椎管内，椎间孔扩大，局部骨质受压改变

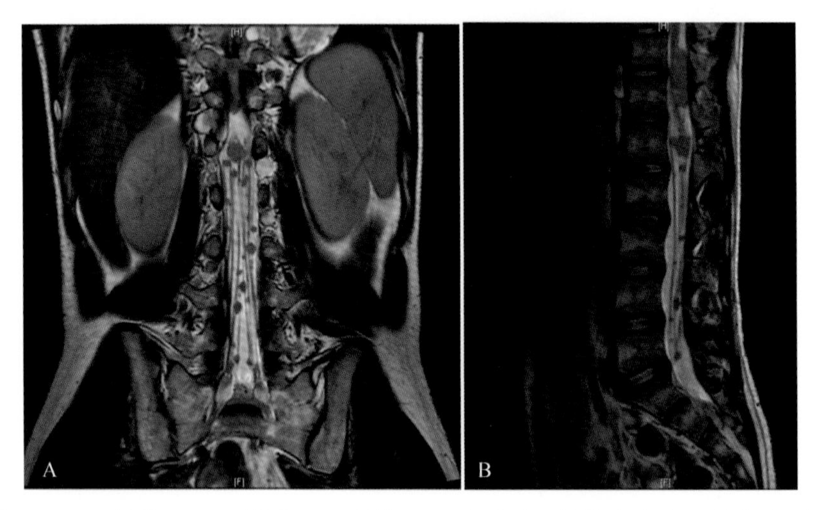

图 2-6　腰椎 MRI。A. 腰椎 T2WI 冠状位；B. 腰椎 T2WI 矢状位。腰椎曲度直，顺列可，扫及 T10～S4 水平椎管内外可见多发大小不等结节状、团块状病变，马尾神经周围多发，呈稍长 T1 稍长 T2 信号影，压脂信号未见明显减低，大者位于 T10～11 椎间隙水平左侧，范围约为 6.2 cm×4.4 cm，病变上界超出扫描范围，于椎间孔区呈哑铃形生长，椎间孔扩大，局部骨质呈受压改变，局部椎前间隙、腰部皮下软组织内、椎旁肌肉内亦可见

三、超声表现

NF1 是一种神经皮肤综合征，根据临床和组织学特点可分为局限性皮肤神经纤维瘤、弥漫性皮肤神经纤维瘤、结节性神经纤维瘤、丛状神经纤维瘤、软组织巨神经纤维瘤等多种类型。局限性皮肤神经纤维瘤、弥漫性皮肤神经纤维瘤、结节性神经纤维瘤可单独存在，也可见于 NF1；而丛状神经纤维瘤、软组织巨神经纤维瘤几乎均发生于 NF1 患者。上述不同类型的神经纤维瘤可在同一 NF1 患者体内同时存在。

不同类型的神经纤维瘤超声表现不同：

1. 局限性皮肤神经纤维瘤常累及真皮和皮下，多表现为略隆起于皮肤的结节状或息肉状肿块，缓慢生长，质地较软，无压痛。NF1患者则常为多发，一般自青春期开始发生，随后肿瘤数量逐渐增多，体积也逐渐增大，少数患者甚至全身布满息肉样结节。超声表现为自真皮蔓延至皮下的实性结节，呈圆形或椭圆形，边界较清晰，内部为较均匀的低回声。

2. 弥漫性皮肤神经纤维瘤在真皮和皮下软组织内呈弥漫性生长，表现为皮肤表面斑块状甚至囊袋样隆起，边界不清。局部质地较软，无压痛，表面皮肤常伴有咖啡斑。超声表现为皮肤及皮下软组织明显增厚，回声增强，内见多发代表神经组织的低回声，可呈不规则结节状分布，也可为条带样呈“羽毛状”排列。

3. 结节性神经纤维瘤可累及任何神经，可发生于大的神经干，也可发生于小的皮神经。超声表现为梭形结节，无包膜，边界较清晰，内部为较均匀的低回声，无坏死及囊性变。如肿瘤生长于较大神经干，则病变一端或两端可见与神经相连，呈“鼠尾征”。

4. 丛状神经纤维瘤少见，常发生于儿童，好发于头颈部，也可发生于四肢和躯干，仅见于NF1患者，如病变位置较浅表，临床可表现为呈串珠样分布的多发无痛性包块。超声表现为神经走行区域多发大小不等的低回声结节，上下两端常可见与粗细不等的神经相连，可累及神经干的较大段范围呈“串珠样”表现，并可蔓延至分支而形成“花生簇”样表现。

5. 软组织巨神经纤维瘤最少见，见于NF1患者，表现为局部呈囊袋样隆起的包块，累及整个肢体时可形成巨肢症，故既往曾称为“神经瘤性橡皮病”。

NF2超声价值有限，主要依靠MRI检查。

SWN表现为全身多发的神经鞘瘤，而神经鞘瘤超声表现为边界清晰、有包膜的椭圆形结节。神经鞘瘤内部回声因Antoni A、B两区在肿瘤中分布的位置及比例不同而有不同表现。如典型的神经鞘瘤Antoni A区占比大，表现为中心部为均匀或不甚均匀的低回声，周边为较均匀的更低回声，呈“靶征”样表现；如Antoni B区占比增大，则瘤体内常合并大小不一的囊性变，部分体积较大的瘤体内尚可见块状钙化。神经鞘瘤后方回声可增强或无明显变化，如病变生长于较大神经干，则于一端或两端可见与神经相连，呈特征性的“鼠尾征”表现。大多数病变内均可探及血流信号，可为少量，亦可表现为较丰富。

四、讨论

NF1是一种少见的神经系统遗传性疾病，临床表现多样，病变范围广泛。超声可清晰显示NF1周围神经病变范围及病变特征，可为临床诊断及手术方案的制订提供重要依据。NF1患者肿瘤发生恶变概率高于普通人，如病变部位短期内出现快速增长，应穿刺活检除外恶性。单发性神经鞘瘤在临床中较常见，SWN相对罕见，至少两个基因*SMARCB1*和*LZTR1*发生突变可引发SWN，在临床上如发现患者出现多发神经鞘瘤，要考虑此病可能。

参考文献

[1] Tamura R. Current understanding of neurofibromatosis type 1，2，and Schwannomatosis［J］. Int J Mol Sci，2021，22（11）：5850.

[2] Kresak JL，Walsh M. Neurofibromatosis：A review of NF1，NF2，and Schwannomatosis［J］. J Pediatr Genet，2016，5（2）：98-104.

[3] Rasmussen SA，Yang Q，Friedman JM. Mortality in neurofibromatosis 1：an analysis using U.S. death certificates［J］. Am J Hum Genet，2001，68（5）：1110-1118.

[4] Evans DG，Moran A，King A，et al. Incidence of vestibular schwannoma and neurofibromatosis 2 in the North West of England over a 10-year period：higher incidence than previously thought［J］. Otol Neurotol，2005，26（1）：93-97.

[5] Evans DG，Bowers NL，Tobi S，et al. Schwannomatosis：a genetic and epidemiological study［J］. J Neurol Neurosurg Psychiatry，2018，89（11）：1215-1219.

第三章

SAPHO 综合征

一、概述

“SAPHO 综合征”中的“SAPHO”为下列 5 个英文单词的首字母缩写：滑膜炎（synovitis）、痤疮（acne）、脓疱病（pustulosis）、骨肥厚（hyperostosis）和骨髓炎（osteomyelitis）。1987 年 Chamot 提出 SAPHO 综合征是指一组有骨关节病变和皮肤病变的罕见病，发病机制至今未知，由于肌肉骨骼和皮肤疾病个体差异大，所以诊断困难。迄今为止，唯一与 SAPHO 综合征相关的遗传关联是 *T309G* 等位基因和 *Mdm2* 基因。SAPHO 综合征一般呈慢性病程，间断发作，可迁延多年，但大多数预后良好。皮肤病变表现为脓疱疮和重度痤疮等，可与骨病变同时出现，也可相差数年。骨关节病变表现为受累骨关节处软组织肿胀，通常伴有发红和发热，以及受累骨骼部位运动受限，很多患者伴有晨僵，严重程度从轻微到持续数小时不等，长骨受累时，跛行可能很明显。病理表现主要为骨和皮肤病变处的非特异性炎症[1]。

【发病率】

SAPHO 综合征的队列研究大多数来自欧洲和日本。目前中国 SAPHO 综合征的流行病学数据仍不清楚。北京协和医院一项纳入了 164 例患者的队列研究[2]显示，女性 SAPHO 综合征患者多于男性，症状发作时的平均年龄为 36.84 岁。同时该研究也指出，由于临床表现不典型等原因，SAPHO 综合征的实际患病率可能被低估。

二、病例分析

【主诉】

男，41 岁，无明显诱因出现后颈部疼痛伴转头受限 6 个月。

【病史】

患者于 6 个月前无明显诱因出现后颈部疼痛伴颈部活动受限，视觉模拟评分法（VAS）评分 8 分。3 个月前患者颈部疼痛加重，同时出现双肘、双肩关节疼痛，双侧胸锁关节交替出现肿胀伴疼痛，双上肢抬举受限，伴有双手麻木，张口受限伴吞咽困难，四肢乏力，行走不稳，生活不能自理。体重近 6 个月减轻 15 kg。

【专科查体】

体格检查无异常，神清。颈部 Halo 支架固定，颈部胸部查体不能配合，双侧胸锁关节肿胀伴压痛。

【超声检查】

双侧胸锁关节骨质不规则伴囊实性包块，L5 椎体左侧局部关节突骨质不规则（图 3-1 和图 3-2）。

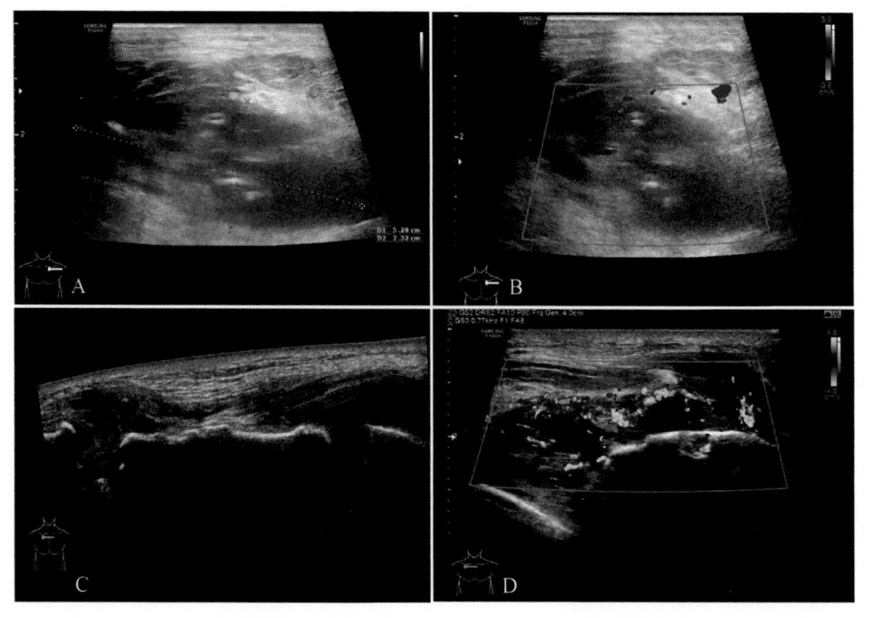

图 3-1　胸锁关节超声。**A**、**C**. 双侧胸锁关节肿胀，骨质不规则，周围可见混合回声包块包绕，边界欠清，内可见气体样强回声，加压后可见液体流动征象，左侧为著，大者范围约为 5.3 cm×2.3 cm；**B**、**D**. 实性成分可见血流信号

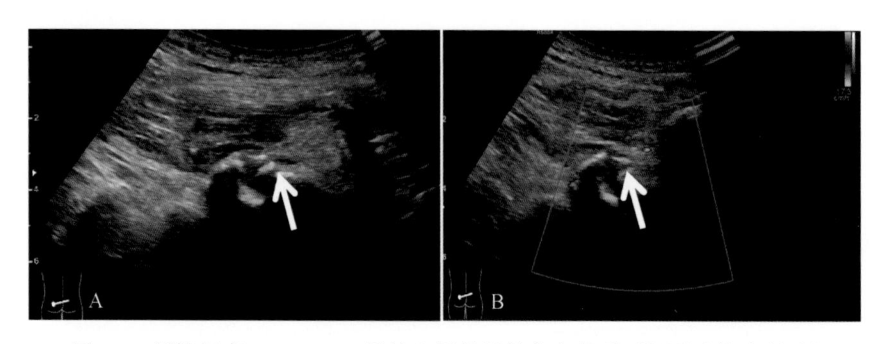

图 3-2　腰椎超声。**A**、**B**. L5 椎体左侧局部关节突骨质不规则（箭头所示）

【肩关节 CT】（图 3-3）

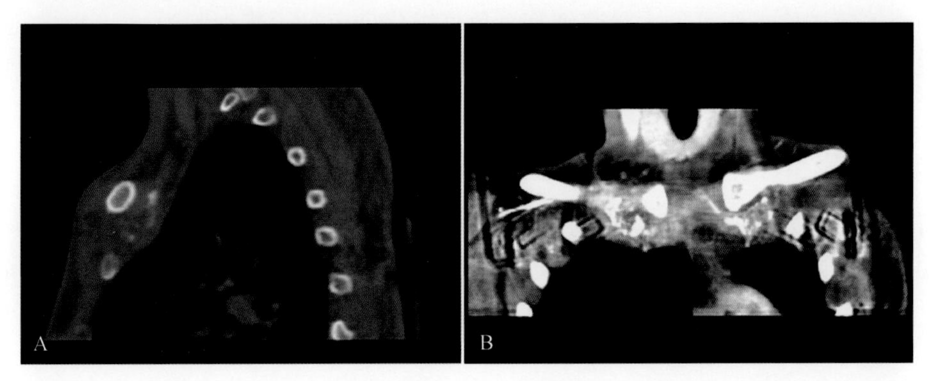

图 3-3 肩关节 CT。矢状位（**A**）、冠状位（**B**）图像显示双侧胸锁关节溶骨性骨质破坏

【PET-CT】（图 3-4）

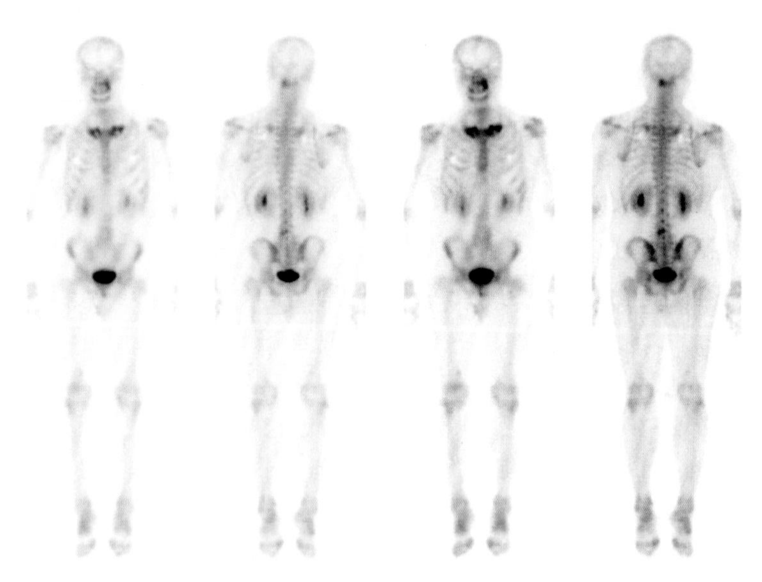

图 3-4 全身骨显像。双侧胸锁关节、颈椎上段、腰椎下段代谢活跃灶，倾向炎性病变（SAPHO 综合征）可能

【骨髓穿刺】

骨髓穿刺活检：骨髓组织增生活跃，三系可见，红系比例较低，有核红细胞易见，粒系比例较高，轻度核左移，未见原始细胞明显增生，可见散在浆细胞。综上，不除外骨髓增生异常综合征。免疫组化：CD61（＋），CD71（＋），CD34（＋＜ 2%），CD138（散在＋），髓过氧化物酶（MPO）（＋），CD117(＋＜ 2%)，末端脱氢核苷酸转移酶（TdT）（－），CD163（＋），CD3 散在（＋），CD20（少量＋）。

骨髓免疫分型：骨髓中未见明显异常浆细胞，粒系发育异常。

基因分型：B 淋巴瘤克隆性基因重排检测结果阴性。

【CT 引导下胸锁关节病变穿刺活检】

胸锁关节送检组织可见大量浆细胞，免疫组化染色显示浆细胞为 κ 、λ 多克隆性，并有混合性 T 淋巴细胞和 B 淋巴细胞浸润，伴有淋巴滤泡形成。不支持肿瘤性病变，结合临床可考虑 SAPHO 综合征可能。

【超声造影引导下组织穿刺活检】

右锁骨上关节组织穿刺：形态结合免疫组化结果，提示送检组织内可见大量浆细胞，未见明确轻链限制性表达，难以诊断浆细胞性肿瘤。可见少量中性粒细胞浸润。请结合临床。免疫组化结果：CD138（＋），CyclinD1（－），IgG4（－），κ（＋），λ（＋），CD79a（＋），CD56（个别＋），IgG（多数＋）。

三、超声表现

疾病进展中，骨骼最常见的累及部位是前胸壁（70%～90% 的患者），其次是脊柱[3]、骶髂关节。

前胸壁特征性的影像表现为胸骨、锁骨近端和相邻肋骨前端骨硬化、肥厚，肋软骨明显骨化，胸锁关节破坏、间隙变窄，甚至消失。

脊柱最常受累为胸椎，其次是腰椎、颈椎。表现为椎体终板侵蚀、硬化，椎间隙变窄、椎旁骨化、椎体楔形变。MRI 受累椎体呈长 T1、长 T2 信号，骨硬化区呈长 T1、短 T2 信号，椎旁软组织轻度肿胀。

骶髂关节多为单侧受累。外周关节受累以膝、髋、踝关节较多，表现为关节间隙变窄、消失。长骨受累多在下肢长骨干骺端，以股骨远端、胫骨近端多见，主要表现为骨硬化、肥厚。

超声同样是评估 SAPHO 综合征患者骨关节病变的可行手段，但目前相关文献报道较少。有文献[3]指出，超声检测 SAPHO 综合征胸锁关节和周围关节的滑膜炎的灵敏度高，在能量多普勒成像下可见胸锁关节内存在血流信号，而健康受试者中未出现血流信号。一项病例对照研究[4]表明，SAPHO 综合征患者的附着点炎发生率升高，受累部位包括髌腱远端附着点、跟腱附着点、股四头肌肌腱附着点、肱骨内外上髁、足底筋膜和近端髌腱附着点，以髌腱远端附着点和跟腱附着点的发生率最高。

四、讨论

SAPHO 综合征是一种罕见的自身免疫性疾病，已初步归类在脊柱关节病中。最近的证据表明 SAPHO 综合征更适合作为自身炎症性疾病谱系中的原始炎症性骨炎[5]。其主要临床表现为具有突出特征的炎症性皮肤病变和骨关节病变。皮肤病变表现为特征性脓疱疮或痤疮。骨关节病变表现为骨质增生和骨炎，是一种慢性炎症反应，通常起病时隐匿，但最终患者会出现剧烈疼痛并丧失活动能力，并且可能因运动或施加压力而加剧。病变早期骨关节病变通常是纯溶骨性的，随着疾病的进展，这些病变为混合溶解 / 硬化或完全硬化，慢性病变主要表现为硬化、皮质增厚伴有髓管变窄[1]。

SAPHO 综合征的骨关节影像学表现对其早期和正确诊断起着关键作用。疾病早期，受累区域的 X 线表现通常正常。对于该病的诊断，需要综合使用多种检查方法，包括 CT、MRI、核素骨显像等。全身骨闪烁显像（whole-body bone scintigraphy，WBBS）上典型的“牛头”变化是 SAPHO 综合征的特征，但该征象的出现频率较低[6]。CT 检查是显示病变的有效方法，但无法监测活动性炎症的变化。MRI、核素骨显像的敏感度高，可以发现无临床症状的病变，有助于本病的早期诊断。同时，MRI 可以检测骨髓水肿和软组织受累情况[6]。超声扫查在临床可疑的 SAPHO 患者的初筛中可以发挥优势，如多部位多角度的动态扫查、皮肤病变的累及范围等方面，但对于深方关节组织的病变，受深度限制的影响，难以全面显示，因此应结合多模态影像学检查技术全面评估。

由于 SAPHO 综合征的体征和症状是非特异性的，并且骨关节表现涵盖广泛，因此 SAPHO 综合征的诊断是一种排除性诊断。在诊断过程中，医生需要综合分析各种信息，确保诊断准确。目前的治疗大多为对症治疗，以经验性缓解疾病相关的疼痛为主。

参考文献

[1] Nguyen MT, Borchers A, Selmi C, et al. The SAPHO syndrome [J]. Semin Arthritis Rheum, 2012, 42 (3): 254-265.

[2] Li C, Zuo Y, Wu N, et al. Synovitis, acne, pustulosis, hyperostosis and osteitis syndrome: a single centre study of a cohort of 164 patients [J]. Rheumatology (Oxford, England), 2016, 55 (6): 1023-1030.

[3] Umeda M, Kawashiri SY, Nishino A, et al. Synovitis of sternoclavicular and peripheral joints can be detected by ultrasound in patients with SAPHO syndrome [J]. Mod Rheumatol, 2017, 27 (5): 881-885.

[4] Rubén Queiro, Alonso S, Alperi M, et al. Entheseal ultrasound abnormalities in patients with SAPHO syndrome [J]. Clin Rheumatol, 2012, 31 (6): 913-919.

[5] Firinu D, Garcia-Larsen V, Manconi PE, et al. SAPHO syndrome: current developments and approaches to clinical treatment [J]. Curr Rheumatol Rep, 2016, 18 (6): 35.

[6] Yu M, Cao Y, Li J, et al. Anterior chest wall in SAPHO syndrome: magnetic resonance imaging findings [J]. Arthritis Res Ther, 2020, 22 (1): 216.

第四章

系统性硬化病

一、概述

系统性硬化病（systemic sclerosis，SSc）也称为硬皮病，是一种结缔组织疾病，其主要特征是皮肤增厚和硬化。SSc 主要有两种类型：局部硬皮病和全身性硬皮病。全身性硬皮病除皮肤受累外，可累及内脏器官，如消化道、心脏、肺和肾。硬皮病的严重程度和预后在不同患者间存在差异[1-2]。全球范围内，SSc 总体发病率为每年 8 ～ 56/100 万，患病率为 38 ～ 341/100 万[3]。SSc 患者大多为女性，男女比例为 1∶8 ～ 1∶3。男女患者的疾病表现存在差异，女性患者的病变往往更局限、发病年龄更早、周围血管病变的发生率增加，以及肺动脉高压风险增加。男性患者出现弥漫性皮肤病的风险增加，且更常出现间质性肺疾病、心脏受累和硬皮病肾危象[4]。

【发病机制】

SSc 的发病机制复杂，尚未完全明确。有多种因素都在 SSc 的发病中起重要作用，包括免疫激活、血管损伤，以及细胞外基质合成过多致使结构正常的胶原沉积增加[5-6]。炎症细胞浸润靶器官可见于疾病早期，尤其是血管周围。在皮肤和其他器官中，炎症浸润由单个核细胞组成，包括 B 淋巴细胞、T 淋巴细胞和单核细胞[7]。

【确诊标准】

因 SSc 较罕见且初始表现轻微，儿童 SSc 在早期更容易漏诊。临床诊断依据是存在不限于某一区域的典型皮肤增厚和变硬及内脏受累。存在相关自身抗体可进一步支持诊断。根据 2013 年修订的成人 SSc 的分类标准，可以对患者早识别、早治疗[8]。根据此标准（表 4-1），若患者手指皮肤增厚延伸至掌指关节近端，即可归为 SSc。但若无此表现，可根据另外 7 项加权标准来评估，每项赋值 2 ～ 4 分，评分≥ 9 则归为 SSc。该成人标准尚未在儿童中进行验证，但对于采用幼年系统性硬化症（juvenile systemic scleroderma，JSSc）标准无法明确诊断的患儿可能有用。

二、病例分析

【主诉及病史】

男，59 岁，因“皮肤肿胀 10 个月余，加重伴皮肤变硬 4 个月”住院。

患者 10 个月余前无明显诱因出现双手皮肤肿胀增厚，伴手指麻木就诊，无关节肿痛、

表 4-1　2013 年 ACR/EULAR 系统性硬化病分类标准[8]

条目	亚条目	权重 / 得分（分）
双手手指皮肤增厚并延伸至掌指关节（充分条件）	—	9
手指皮肤增厚（仅计最高分）	手指肿胀	2
	指硬皮病（远于掌指关节，但近于近端指间关节）	4
指尖病变（仅计最高分）	指尖溃疡	2
	指尖凹陷性瘢痕	3
毛细血管扩张	—	2
甲襞微血管异常	—	2
肺动脉高压和（或）间质性肺病（最高得 2 分）	肺动脉高压	2
	间质性肺病	2
雷诺现象	—	3
SSc 相关自身抗体［抗着丝点抗体、抗拓扑异构酶 I（亦称抗 Scl-70）、抗 RNA 聚合酶Ⅲ］（最高得 3 分）	抗着丝点抗体 抗拓扑异构酶 I 抗 RNA 聚合酶Ⅲ	3

注：此标准适用于考虑纳入 SSc 研究中的任何患者。标准不适用于有皮肤硬化但无手指硬化的患者，也不适用于其临床表现用硬皮病样疾病诊断能够更好解释的患者（例如，肾源性硬化性纤维化、泛发性硬斑病、嗜酸性筋膜炎、硬肿病、硬化性黏液水肿、红斑肢痛症、卟啉症、硬化性苔藓、移植物抗宿主病及糖尿病手关节病变）。
ACR/EULAR，美国风湿病学会 / 欧洲风湿病学联盟。

晨僵及活动障碍，无口干、眼干、口腔溃疡、皮疹及红斑。4 个月前皮肤肿胀加重，逐渐蔓延至前臂远端，伴皮肤表面发硬、瘙痒、乏力及雷诺表现。

【查体】

双手、前臂远端、颈前部、前胸皮肤弥漫性肿胀，压之凹陷，不易恢复，伴皮肤表面发硬，呈蜡样光泽，呈橘皮样外观，指垫皮肤柔软，无明显受累。双足伸侧皮肤硬化。心、肺查体（－）。

【实验室检查】

自身免疫抗体：抗核抗体斑点型 1∶320，抗 Ro-52 抗体强阳性（＋＋＋）。

免疫球蛋白七项：补体 C3 0.8 g/L ↓。

血生化：总蛋白 61.8 g/L ↓，白蛋白 37.7 g/L ↓。

【肺功能】

通气功能正常，小气道功能减低，残气量 / 总通气量增加，弥散功能减低。

【甲周微循环】

患者甲周微循环中度异常，毛细血管袢数减少，毛细血管镜下可见毛细血管袢淤血扩张，流速减低，符合硬皮病样微循环改变（图 4-1）。

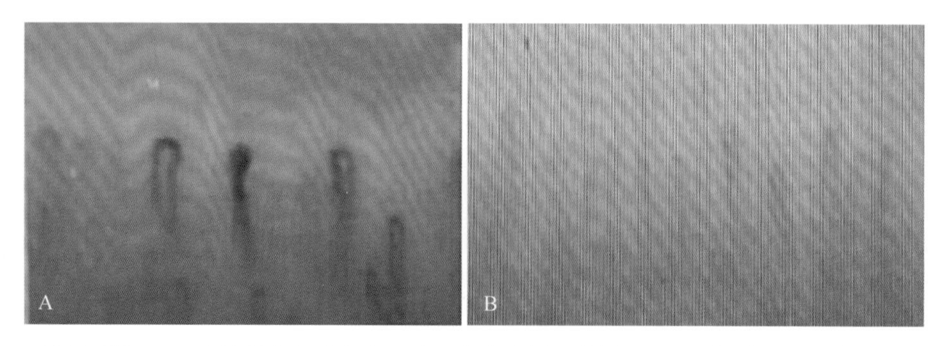

图 4-1 毛细血管镜。**A.** 系统性硬化病患者。毛细血管镜显示甲周毛细血管袢数减少，镜下可见毛细血管袢淤血扩张；**B.** 正常人的甲周毛细血管袢密集，内径均匀一致

【超声检查】（图 4-2）

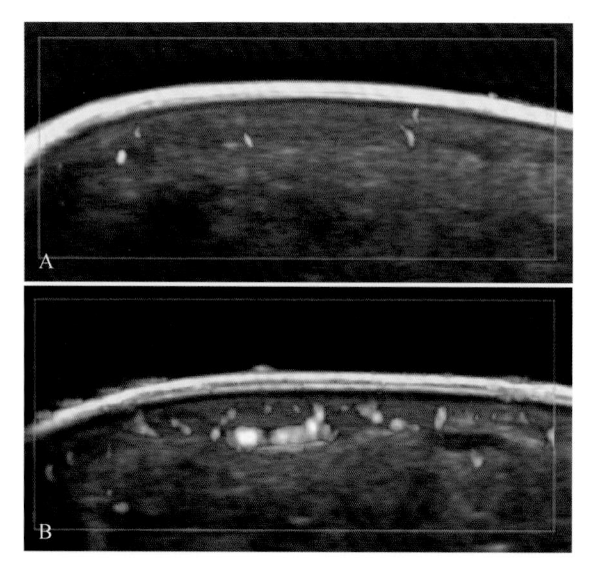

图 4-2 指腹处超微血流显像。**A.** 系统性硬化病患者。超微血流显示患者指腹血流信号减少，仅可见稀疏的点状血流信号；**B.** 正常人指腹处的血流信号较为丰富，呈网状分布

【剪切波皮肤弹性测定】

全身多部位皮肤硬度增高，以双上肢、前胸为著（图 4-3）。剪切波速如表 4-2 所示。

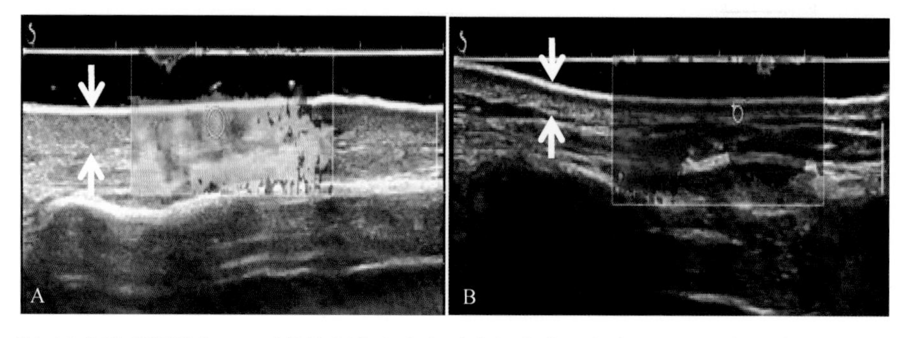

图 4-3 剪切波皮肤弹性测定。**A.** 系统性硬化病患者手背部皮肤。皮肤层硬度增高，剪切波速为 11.7 m/s。皮肤层厚度较正常人（图 B）明显增厚；**B.** 正常人的手背部皮肤。皮肤层剪切波速为 2.2 m/s，皮肤层厚度较薄。箭头所示为皮肤层

表 4-2　系统性硬化病患者皮肤受累部位的剪切波速（m/s）

部位	左手中指	左手手背	左前臂	右手中指	右手手背	右前臂	前胸
剪切波速	12.8 ↑	11.7 ↑	11.5 ↑	13.3 ↑	14.2 ↑	12.4 ↑	6.0 ↑

【上消化道双重对比造影】

食管各段管腔无狭窄，动态观察食管收缩幅度减弱，钡剂排空可，管壁柔软，黏膜皱襞光滑，未见龛影及充盈缺损，无钡剂反流。考虑食管动力异常，系统性疾病累及可能。

【前臂 MRI】

右前臂旋后肌近段略肿胀，呈稍长 T2 信号，边界欠清，增强后局部可见强化。考虑右前臂旋后肌近段炎性改变（图 4-4）。

【胸部 CT】

双肺多发斑片状稍高密度影，双下肺下叶可见多发索条，胸膜下见磨玻璃密度影及网格样改变。考虑双肺间质性病变（图 4-5）。

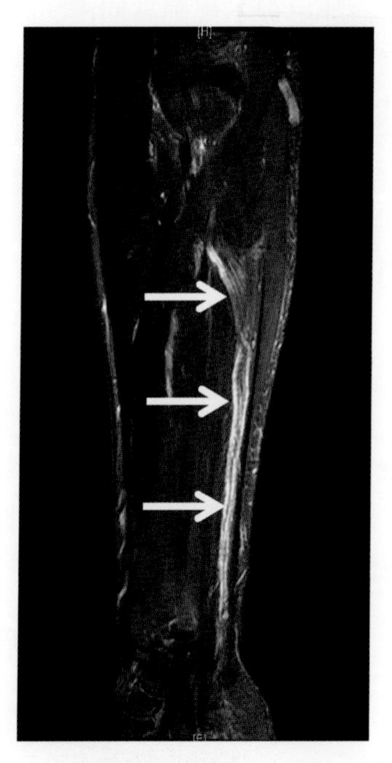

图 4-4　右前臂 MRI 增强。右前臂旋后肌近段略肿胀，呈稍长 T2 信号，边界欠清，提示炎性改变

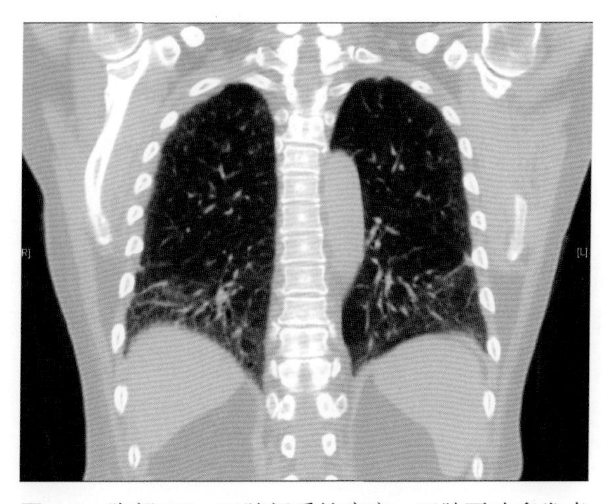

图 4-5　胸部 CT。双肺间质性病变，双肺下叶多发索条，胸膜下磨玻璃密度影及网格样改变

三、超声表现

超声可用于对 SSc 患者的皮肤受累情况进行评估，还可以用于评价肺部、肌肉骨骼系统的受累情况，其无创和无辐射的特点非常适合此病的动态复查[9]。

皮肤超声是一种可重复评估皮肤受累程度的检查方法。在灰阶模式下，可以使用超声观察皮肤的回声改变并测量皮肤厚度。研究表明，与健康对照者相比，SSc 患者的皮肤更厚，回声更低。同时，皮肤厚度与改良 Rodnan 皮肤评分（the modified Rodnan skin score，mRSS）、疾病严重程度具有相关性[10-12]。

超声剪切波弹性成像技术是一种通过测量人体组织内剪切波速（shear wave velocity，SWV）定量评估组织硬度的技术。一般而言，组织内剪切波速度越高，组织的硬度越高。该技术可用于测量 SSc 患者皮肤的硬度改变，从而辅助临床对该疾病进行诊断和评估。有研究比较了 66 位硬皮病患者及 100 位健康对照者全身 17 个部位的皮肤硬度，结果表明剪切波速在所有 17 个部位中均具有统计学差异。同时，该研究还发现剪切波弹性成像技术具有高敏感性，可以观察到触诊无法发现的皮肤硬度增高。此外，超声测量下的皮肤硬度增加，与患者 mRSS、欧洲硬皮病研究小组（European Scleroderma Study Group，ESSG）疾病活动指数呈正相关，与皮肤的胶原沉积呈正相关[13]。也有研究者将 17 个检查部位减少至 6 个，仅对双侧中指、前臂及前胸腹进行测量，结果发现上述 6 个部位测得的杨氏模量与患者的 mRSS 也具有较高的相关性[14]。

超声还可以有效地评估 SSc 指尖溃疡的形态和范围。超声下指尖溃疡表现为表皮局灶性缺损，可伴有部分真皮缺失，在部分病例中可观察到缺损处出现不规则高回声。除了用于观察溃疡的深度与范围，能量多普勒技术还能观察溃疡周围的血流情况。研究发现，当指尖溃疡合并感染时可以在其周围观察到丰富的血流信号，血流信号在抗生素治疗 2 周后减少[15]。

除了皮肤以外，肺间质性病变也是 SSc 的常见并发症。在超声下，肺间质病变主要表现为 B 线增多。超声对于肺间质性病变的诊断具有较高的敏感性，可以发现较早期的肺间质病变；同时也具有较高的阴性预测值，即当超声未发现明显异常时，提示患者大概率不存在肺部受累。但是，超声检查也存在假阳性的可能，当超声提示肺部受累时，仍需结合 CT 以明确诊断[16]。

运动系统受累在 SSc 患者中较为常见，临床表现多变，从关节痛、关节炎到肌腱病变都可出现[17]。超声在滑膜炎、关节积液、骨侵蚀、腱鞘炎及肌腱病变的评估中起到一定作用[18]，但是超声下观察到的病理改变通常不具备指向性，难以单纯通过超声表现对硬皮病进行诊断。

四、讨论

本章病例患者为中老年男性，具有典型的弥漫性皮肤型 SSc 表现，查体发现双手、前臂远端、颈前部、前胸等部位皮肤的弥漫性肿胀、变硬。超声可见该例患者受累部位的皮肤明显增厚。此外，剪切波弹性成像技术观察到患者双上肢及前胸多部位皮肤的硬度增高，硬度最高处为右手手背（SWV = 14.2 m/s），最低处位于胸壁（SWV = 6.0 m/s）。有研究收集了 100 位健康志愿者的皮肤硬度分布情况，右手手背皮肤的 SWV 平均约为 2.3 m/s，胸壁处的 SWV 平均约为 2.1 m/s[13]。因此，弹性成像结果提示该患者的皮肤硬度明显增高。

该患者同时具有雷诺现象。雷诺现象是 SSc 的常见表现，常出现在疾病的早期。部分病例可首先表现为雷诺现象，1 ～ 2 年后出现手指肿胀、关节炎、内脏受累等表现。雷诺现象通常被认为是手足部小动脉调节功能改变导致的可逆性血管痉挛。但随着时间推移，很多 SSc 患者的小血管发生进行性结构改变，并伴永久性血流受损。在该例患者中，超声显示患者的指端血流信号明显减少，提示其指端微循环可能存在异常。

综上，该例患者的临床表现典型，具有全身多部位皮肤及多器官受累。超声检查明确了皮肤的受累情况，剪切波弹性成像技术测量皮肤硬度改变，从而提示疾病的严重程度。通过超微血流成像，进一步观察到患者指端血流信号减少，提示患者可能存在微循环障碍。

超声的其他用途还包括对指端溃疡进行观察、发现肺部受累等。对于肌腱、腱鞘和关节采用超声检查可以准确地评估疾病的受累情况和治疗后改变。作为一种方便、快捷且无辐射的成像方式，超声在对 SSc 多器官受累的评估中具有一定的优势。

参考文献

[1] Careta MF，Romiti R. Localized scleroderma：clinical spectrum and therapeutic update [J]. An Bras Dermatol，2015，90（1）：62-73.

[2] Denton CP，Khanna D. Systemic sclerosis update [J]. Lancet，2017，390（10103）：1685-1699.

[3] Ingegnoli F，Ughi N，Mihai C. Update on the epidemiology，risk factors，and disease outcomes of systemic sclerosis [J]. Best Pract Res Clin Rheumatol，2018，32：223.

[4] Peoples C，Medsger TA Jr，Lucas M，et al. Gender differences in systemic sclerosis：relationship to clinical features，serologic status and outcomes [J]. J Scleroderma Relat Disord，2016，1：204-212.

[5] Black CM. The aetiopathogenesis of systemic sclerosis：thick skin—thin hypotheses. The Parkes Weber Lecture 1994 [J]. J R Coll Physicians Lond，1995，29：119-130.

[6] Systemic sclerosis：current pathogenetic concepts and future prospects for targeted therapy [J]. Lancet，1996，347：1453.

[7] Marc CH，Josef SS，Michael EW. Rheumatology E-Book. 8th ed. Amsterdam：Elsevier，2022.

[8] Van den Hoogen F，Khanna D，Fransen J. 2013 classification criteria for systemic sclerosis：an American College of Rheumatology/European League against Rheumatism collaborative initiative [J]. Ann Rheum Dis，2013，72（11）：1747-1755.

[9] Hughes M，Bruni C，Cuomo G，et al. The role of ultrasound in systemic sclerosis：On the cutting edge to foster clinical and research advancement [J]. J Scleroderma Relat Disord，2021，6（2）：123-132.

[10] Akesson A，Forsberg L，Hederström E，et al. Ultrasound examination of skin thickness in patients with progressive systemic sclerosis（scleroderma）[J]. Acta Radiol Diagn，1986，27（1）：91-94.

[11] Sedky MM，Fawzy SM，El Baki NA，et al. Systemic sclerosis：an ultrasonographic study of skin and subcutaneous tissue in relation to clinical findings [J]. Skin Res Technol，2013，19（1）：e78-84.

[12] Akesson A，Hesselstrand R，Scheja A，et al. Longitudinal development of skin involvement and reliability of high frequency ultrasound in systemic sclerosis [J]. Ann Rheum Dis，2004，63（7）：791-796.

[13] Cai R，Lin Z，Xu D，et al. The value of shear wave elastography in diagnosis and assessment of systemic sclerosis [J]. Rheumatol Adv Pract，2023，7（3）：rkad075.

[14] Yang Y，Qiu L，Wang L，et al. Quantitative assessment of skin stiffness using ultrasound shear wave elastography in systemic sclerosis [J]. Ultrasound Med Biol，2019，45（4）：902-912.

[15] Suliman YA, Kafaja S, Fitzgerald J, et al. Ultrasound characterization of cutaneous ulcers in systemic sclerosis [J] . Clin Rheumatol, 2018, 37 (6): 1555-1561.
[16] Barskova T, Gargani L, Guiducci S, et al. Lung ultrasound for the screening of interstitial lung disease in very early systemic sclerosis [J] . Ann Rheum Dis, 2013, 72 (3): 390-395.
[17] Sandler RD, Matucci-Cerinic M, Hughes M. Musculoskeletal hand involvement in systemic sclerosis [J] . Semin Arthritis Rheum, 2020, 50 (2): 329-334.
[18] Iagnocco A, Ceccarelli F, Vavala C, et al. Ultrasound in the assessment of musculoskeletal involvement in systemic sclerosis [J] . Med Ultrason, 2012, 14 (3): 231-234.

第五章

X 连锁高免疫球蛋白 M 血症

一、概述

高免疫球蛋白 M（hyper-IgM，HIGM）综合征是由免疫球蛋白类开关重组（class switch recombination，CSR）缺陷，伴或不伴体细胞超突变（somatic hypermutation，SHM）缺陷引起的一组不同类型的原发免疫缺陷疾病[1]。

HIGM 综合征患者的主要特征是血清 IgG、IgA 和 IgE 水平严重降低，而血清 IgM 浓度正常或升高。目前，HIGM 综合征可根据潜在的遗传缺陷分为七个亚型：HIGM1（CD40L）、HIGM2（AID）、HIGM3（CD40）、HIGM4（未知遗传原因）、HIGM5（UNG）、HIGM6（NEMO）和 HIGM7（IKBA）[1]。

X 连锁高免疫球蛋白 M 血症（X-linked hyper-IgM，X-HIGM），即 HIGM1，是发现最早、最常见的一类 HIGM 综合征，占所有 HIGM 综合征病例数的 65% ～ 70%。X-HIGM 是一种严重的原发免疫缺陷疾病，患者多表现为血清 IgM 正常或升高，伴有血清 IgG、IgA 和 IgE 降低或消失[2]，易发生危及生命的感染。该疾病是由位于 X 染色体上的 CD40 配体（CD40 ligand,CD40L）基因功能缺失突变引起的，因此主要影响男性个体。X-HIGM 患者不仅容易感染细胞外细菌，还会发生由细胞内细菌、原生动物和真菌引起的机会性感染[3]。由于患者的细胞和体液反应都会受到影响，X-HIGM 被归类为影响细胞和体液免疫的联合免疫缺陷。

【发病率】

X-HIGM 的确切发病率很难判断，估计活产婴儿的发病率约为 1/1 030 000[4]。2022 年中国出生人口 956 万人，按此计算，每年 X-HIGM 新发病例约 9 例。

【发病机制】

CD40L 是肿瘤坏死因子超家族的Ⅱ型跨膜糖蛋白成员，主要以严格调控的方式表达在活化的 $CD4^+$ T 细胞表面，在 B 细胞、NK 细胞、$CD8^+$ T 细胞和嗜碱性粒细胞等细胞表面也有表达[5]。研究表明，CD40L 在 $CD4^+$ T 细胞和抗原呈递细胞（antigen-presenting cell，APC）之间的膜–膜相互作用中发挥重要作用，能够刺激 $CD4^+$ T 细胞的激活和成熟[6]。在抗原激活的 B 细胞中，CD40L 刺激会触发增殖、生发中心形成、抗体亲和力成熟以及类别转换和长期记忆反应[5]。在单核细胞、巨噬细胞和树突状细胞中，CD40L 刺激可增强存活和杀伤作用，并激活 IL-1、IL-12 和 TNF-α 等细胞因子的产生。另外，由 T 细胞和血小板产生的可溶性 CD40L（soluble CD40L，sCD40L）也在炎症反应中发挥重要作用。

此外，骨髓基质细胞和骨髓祖细胞表达 CD40，sCD40L 可能通过直接影响细胞分化和间接调节骨髓中的细胞因子 / 生长因子环境来参与造血和骨髓分化的调节[3]。*CD40L* 基因的突变导致上述功能异常，从而使患者的细胞免疫和体液免疫功能受损，患者更容易出现机会性感染和复发性感染。

【确诊标准】

X-HIGM 患者的识别是基于临床表现、家族史、免疫球蛋白水平测量以及排除其他形式的免疫缺陷的综合评估结果[7]。一项纳入了 20 位中国 X-HIGM 患者的研究[8]显示，中位发病年龄为 8.5 个月，其中一半有阳性家族史，最常见的临床表现是反复肺部感染、口腔溃疡和迁延性腹泻。机会性感染，尤其是细小隐孢子虫和耶氏肺孢子菌感染，是 X-HIGM 患者常见且突出的临床特征。X-HIGM 患者的血液 B 淋巴细胞计数正常，表达 IgM 和（或）IgD，但细胞表面不表达其他同种型。尽管大多数患者在随访期间出现 IgM 升高，仍有约一半的 X-HIGM 患者在诊断时血清 IgM 水平正常。X-HIGM 的诊断最终依赖于 CD154 表达异常[7]和 *CD40L* 基因缺陷的证明[9]。基因组 DNA 的聚合酶链反应–单链构象多态性（polymerase chain reaction-single strand conformation polymorphism，PCR-SSCP）筛查是明确诊断 X-HIGM 和识别携带者的可靠方法。也有研究提出产前诊断的方法[10]，利用 *CD40L* 基因中高度多态性的二核苷酸重复序列，在妊娠前 3 个月诊断 X-HIGM。

二、病例分析

【主诉】

男，14 岁，反复发热、咳嗽 10 余年，确诊 X 连锁高免疫球蛋白 M 血症 4 年余。

【病史】

患者近 3 年来无明显诱因出现腹泻，约 3 ～ 6 天 / 月，大便呈黄色稀水样，无黏液、脓血，无脂肪泻，无腹痛、恶心、呕吐，与进食无明显关系，可自行缓解。既往多次查粪便常规无明显异常，未行进一步诊治。1 年余前诊断“右肾淋巴管瘤”，行腹腔镜下右肾部分切除术。对头孢吡肟过敏，皮试阳性。

【查体】

右侧颌下可触及黄豆大小淋巴结，无触痛，移动度好，无粘连。无眼睑水肿，结膜无充血，咽部略充血，扁桃体 I 度肿大。

【实验室检查】

免疫球蛋白七项：免疫球蛋白 G 0.33 g/L、免疫球蛋白 A 0.07 g/L、免疫球蛋白 E 0.1 IU/ml，均偏低；免疫球蛋白 M 4.76 g/L，偏高。

入院后完善相关检查。血常规：白细胞 3.61×10^9/L ↓，血红蛋白 147.0 g/L，血小板 150.0×10^9/L，中性粒细胞绝对值 1.78×10^9/L ↓。血生化：丙氨酸转氨酶（ALT）53.0 U/L，天冬氨酸转氨酶（AST）79.0 U/L ↑，肌酸激酶 1993.0 U/L ↑；红细胞沉降率

6.0 mm/h；降钙素原 0.021 ng/ml。

免疫球蛋白七项：总补体 47.0 U/mL，免疫球蛋白 G 5.52 g/L ↓，免疫球蛋白 A < 0.0667 g/L ↓，免疫球蛋白 M 5.45 g/L ↑，免疫球蛋白 E 0.27 IU/mL；免疫球蛋白固定电泳：α_2 球蛋白 12.3% ↑，γ 球蛋白 13% ↓，未见单克隆条带。

急查肌钙蛋白 T 0.009 ng/ml，急查肌红蛋白 41.3 ng/ml；B 型钠尿肽< 70 pg/ml，全血肌钙蛋白 I < 0.010 ng/ml；急查尿液肌红蛋白< 21.00 ng/ml。

【基因检测】

基因分析结果示基因 CD40LG 突变。

【超声检查】

双侧锁骨上区多发淋巴结（结构欠清），双侧腋下多发淋巴结（结构尚清，皮质稍增厚）（图 5-1），脾大（图 5-2）。

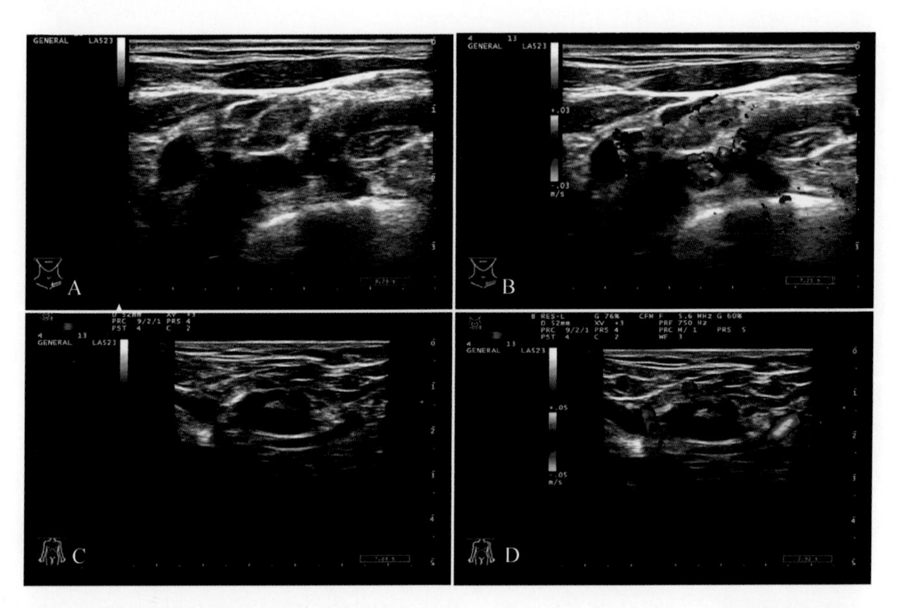

图 5-1　淋巴结超声。**A.** 双侧锁骨上多发淋巴结，左侧大者 2.1 cm×0.7 cm，门样结构尚可见，部分结构欠清；**B.** 可见少量血流信号；**C.** 双侧腋下可见多发淋巴结，大者位于左侧，大小约 2.0 cm×0.9 cm，结构清，皮质增厚；**D.** 可见少量血流信号

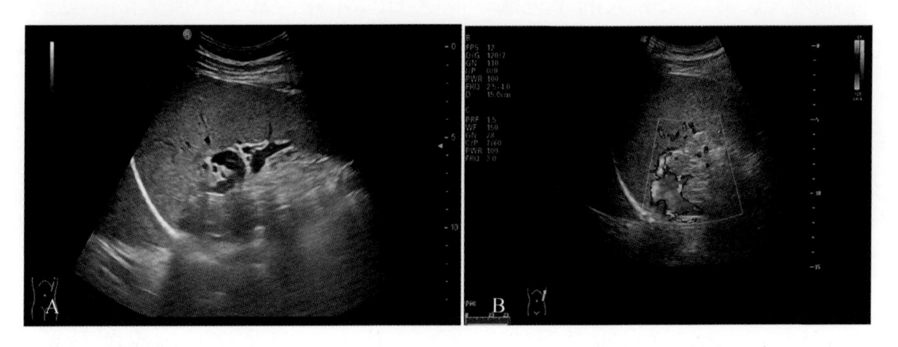

图 5-2　脾超声。**A**、**B.** 脾大，厚约 4.3 cm，包膜完整，回声均匀

【穿刺病理】

超声引导下，对左侧锁骨上区肿大淋巴结行半自动组织学活检穿刺术。穿刺组织（左颈部淋巴结）：淋巴组织良性增生，未见明显肿瘤性病变，免疫组化结果：CD3（T 区＋），CD21（FDC＋），CD20（灶性＋），CD68（＋），CD138（散在＋）。

三、超声表现

文献中尚无关于 X-HIGM 特异性超声表现的报道。尽管如此，超声对继发于 X-HIGM 的其他疾病仍有重要诊断价值。有文献报道[9]，X-HIGM 患者患硬化性胆管炎、慢性肝炎、肝硬化等肝疾病的概率更高，在不同的肝疾病患者的超声检查中可见多种超声征象，包括肝大、脾大、门静脉周围回声增强、肝回声不均、胆管扩张、腹水等，且合并肝疾病者预后不良。恶性肿瘤也是 X-HIGM 常见继发疾病之一，超声检查可发现对应器官的占位病变，部分肿瘤患者出现淋巴结肿大。

四、讨论

本章病例为青春期男性患者，慢性病程，主要表现为反复呼吸道感染和腹泻，查体可触及颌下肿大淋巴结，X-HIGM 诊断明确。该病例超声检查可见浅表多发淋巴结且部分结构欠清以及脾大。

1. 浅表淋巴结声像图异常的可能病理学基础　目前尚无文献报道 X-HIGM 的浅表淋巴结超声特征。有文献报道 X-HIGM 患者的淋巴结缺乏生发中心[11]，在其他类型的 HIGM 研究中也有淋巴结皮髓质分界不清、滤泡结构不清的发现[12]。

2. 脾大的临床意义　脾大也是本例患者的重要超声表现，然而很多疾病都可导致脾大，常见的原因包括感染、恶性肿瘤、自身免疫疾病、溶血性贫血、肝疾病等[13]。X-HIGM 患儿常合并感染、肝疾病、恶性肿瘤，上述疾病都可引起脾大，需要超声医生在检查时注意寻找引起脾大的可能原发疾病。值得注意的是，X-HIGM 患儿合并肝疾病者预后不良，但这一预后不良因素可通过造血干细胞移植消除[14]，因此，超声医生需要仔细扫查患儿的肝，避免漏诊和延误治疗。如本例患儿，在脾大的同时，实验室检查提示 ALT、AST 升高，即需警惕可能存在的肝疾病。

3. 其他伴脾大、淋巴结肿大的罕见病　除 X-HIGM 外，常见于成人的罕见病中也可有脾大、淋巴结肿大的临床表现，如单克隆免疫球蛋白沉积病（monoclonal immunoglobulin deposition disease，MIDD）、特发性血小板增多症（或称原发性血小板增多症，essential thrombocythemia，ET）[15]、POEMS 综合征[16]。

MIDD 是一组疾病，其共同特征是肾活检免疫荧光测定显示单克隆免疫球蛋白沿肾小球、肾小管和血管壁基底膜线性沉积，临床上以肾受累最为显著，少数时候累及其他器官，包括心脏、肝和周围神经，累及肝时可合并脾大。

特发性血小板增多症是一种慢性骨髓增生性肿瘤，特征为克隆性血小板过度生成，伴血栓形成和出血倾向，约 25%～48% 的患者因可触及的脾大而就诊[15]。

POEMS 综合征即多发性神经病、器官肿大、内分泌病变、M 蛋白和皮肤改变综合征，约 50% 的病例出现肝、脾大或淋巴结肿大[16]。

脾大、淋巴结肿大是临床常见的非特异性体征，血液系统、免疫系统、肝等多个器官或系统的异常均可导致脾大或淋巴结肿大，超声医生和临床医生在接诊此类患者时，需要综合考虑病史、临床表现等信息以准确诊断并及时发现并发症。

参考文献

[1] Ramachandran R，Krishnan Y，Singh P，et al. X-linked hyper-immunoglobulin M syndrome harboring a novel CD40-ligand gene mutation：a case report [J]. Immunogenetics，2023，75（2）：191-194.

[2] Ho HE，Byun M，Cunningham-Rundles C. Disseminated cutaneous warts in X-linked hyper IgM syndrome [J]. J Clin Immunol，2018，38（4）：454-456.

[3] França TT，Barreiros LA，Al-Ramadi BK，et al.，CD40 ligand deficiency：treatment strategies and novel therapeutic perspectives [J]. Expert Rev Clin Immunol，2019，15（5）：529-540.

[4] Winkelstein JA，Marino MC，Ochs H，et al. The X-linked hyper-IgM syndrome：clinical and immunologic features of 79 patients [J]. Medicine（Baltimore），2003，82（6）：373-384.

[5] Vavassori V，Mercuri E，Marcovecchio GE，et al. Modeling，optimization，and comparable efficacy of T cell and hematopoietic stem cell gene editing for treating hyper-IgM syndrome [J]. EMBO Mol Med，2021，13（3）：e13545.

[6] Romani L，Williamson PR，Di Cesare S，et al. Cryptococcal meningitis and post-infectious inflammatory response syndrome in a patient with X-linked hyper IgM syndrome：A case report and review of the literature [J]. Front Immunol，2021，12：708837.

[7] Freyer DR，Gowans LK，Warzynski M，et al. Flow cytometric diagnosis of X-linked hyper-IgM syndrome：application of an accurate and convenient procedure [J]. J Pediatr Hematol Oncol，2004，26（6）：363-370.

[8] Wang LL，Zhou W，Zhao W，et al. Clinical features and genetic analysis of 20 Chinese patients with X-linked hyper-IgM syndrome [J]. J Immunol Res，2014：683160.

[9] Notarangelo LD，Hayward AR. X-linked immunodeficiency with hyper-IgM（XHIM）[J]. Clin Exp Immunol，2000，120（3）：399-405.

[10] DiSanto JP，Markiewicz S，Gauchat JF，et al. Brief report：prenatal diagnosis of X-linked hyper-IgM syndrome [J]. N Engl J Med，1994，330（14）：969-973.

[11] Levy J，Espanol-Boren T，Thomas C，et al. Clinical spectrum of X-linked hyper-IgM syndrome [J]. J Pediatr，1997，131（1 Pt1）：47-54.

[12] Ameratunga R，Chen CJ，Koopmans W，et al. Identification of germinal centres in the lymph node of a patient with hyperimmunoglobulin M syndrome associated with congenital rubella [J]. J Clin Immunol，2014，34（7）：796-803.

[13] Suttorp M，Classen CF. Splenomegaly in children and adolescents [J]. Front Pediatr，2021，9：704635.

[14] Azzu V，Kennard L，Morillo-Gutierrez B，et al. Liver disease predicts mortality in patients with X-linked immunodeficiency with hyper-IgM but can be prevented by early hematopoietic stem cell transplantation [J]. J Allergy Clin Immunol，2018，141（1）：405-408. e7.

[15] Tefferi A，Fonseca R，Pereira DL，et al. A long-term retrospective study of young women with essential thrombocythemia [J]. Mayo Clin Proc，2001，76（1）：22-28.

[16] Dispenzieri A，Kyle RA，Lacy MQ，et al. POEMS syndrome：definitions and long-term outcome [J]. Blood，2003，101（7）：2496-2506.

第六章

IgG4 相关疾病

一、概述

IgG4 相关疾病（IgG4-related disease，IgG4-RD）是一种多系统纤维炎性疾病，病变表现为富含 IgG4 浆细胞浸润并常伴有血清 IgG4 浓度升高。病理学检查有助于诊断，但对于具有典型临床、血清或影像学结果的患者，即使没有活检，也可以做出诊断。该疾病可能与肿瘤类、炎性病变有相似的影像学表现，可能由于误诊等原因导致过度治疗[1-2]。

最早对 IgG4-RD 的认识是从对胰腺病变的观察开始的。1991 年，根据一例最初被误诊为胰腺癌的肿块型胰腺炎切除标本的组织病理学分析，提出了淋巴浆细胞性硬化性胰腺炎（lymphoplasmacytic sclerosing pancreatitis，LPSP）的概念。LPSP 的特点是胰腺内淋巴细胞和浆细胞的密集浸润，并伴有纤维化。1995 年，基于一例慢性胰腺炎伴高免疫球蛋白血症，并且在激素治疗下得到改善的病例，提出了自身免疫性胰腺炎（autoimmune pancreatitis，AIP）的概念。2001 年，Hamano 等报道了 AIP 患者血清 IgG4 水平的显著升高，2002 年，他们发现 AIP 和腹膜后纤维化患者的胰腺和输尿管组织中有 IgG4 阳性浆细胞浸润。Kamisawa 等在 2003 年检测到 AIP 患者胰腺和其他受累器官（如腹膜旁组织、颈部淋巴结、胆管和唾液腺）组织中密集的纤维化和大量 IgG4 阳性浆细胞浸润，并指出 AIP 与多发性纤维硬化密切相关，后者是一种不常见的纤维增生性全身性疾病，包括腹膜后纤维化、硬化性胆管炎、纤维性眶假瘤和唾液腺纤维化等多种表现。IgG4-RD 被提出作为一种独特的 IgG4 相关全身性疾病形式[3]。

【发病率】

由于 IgG4-RD 相对罕见且不为人们所熟知，其流行病学数据难以确定。在 2016 年日本全国范围的 AIP 流行病学调查中，估计有 13 436 名患者患有 AIP，总体患病率为 10.1 例 /10 万人口；新诊断病例的估计数量为 3984 例，年发病率为 3.1 例 /10 万人口。这两个数字相较于 2011 年的调查数据明显增多。这种明显的增加可能归因于对该疾病概念的更广泛认识以及诊断标准的改进。IgG4-RD 男女性别比例约为 2.94：1，平均诊断年龄为 64.8 岁。IgG4-RD 主要发生在老年男性[4]。

IgG4-RD 是一种全身性疾病，会累及各种器官，导致器官肿大或增生。IgG4-RD 的临床症状取决于器官受累的个体模式以及疾病活动的严重程度。IgG4-RD 患者有时有过敏疾病等特征性病史。

大多数 IgG4-RD 病例呈亚急性或慢性过程。严重的全身症状很少见，但器官肿大或增生有时会导致严重并发症，如 AIP 或 IgG4 相关硬化性胆管炎引起的阻塞性黄疸和 AIP

或 IgG4 相关泪腺炎引起的视觉障碍，以及 IgG4 相关腹膜后纤维化引起的积水性肾盂扩张。此外，既往报道显示受累器官持续炎性病变可能导致纤维化，甚至永久性器官功能障碍或衰竭。IgG4-RD 最常受累的器官是胰腺和胆道，其次是唾液腺、肾和泪腺[3]。

二、病例分析

【病史】

女，42 岁，4 月前无明显诱因出现皮肤黄染就诊。

【专科查体】

皮肤巩膜黄染，余无特殊。

【超声检查】

胰腺形态饱满，回声减低——性质待定，癌不除外，肝内外胆管扩张（图 6-1）。

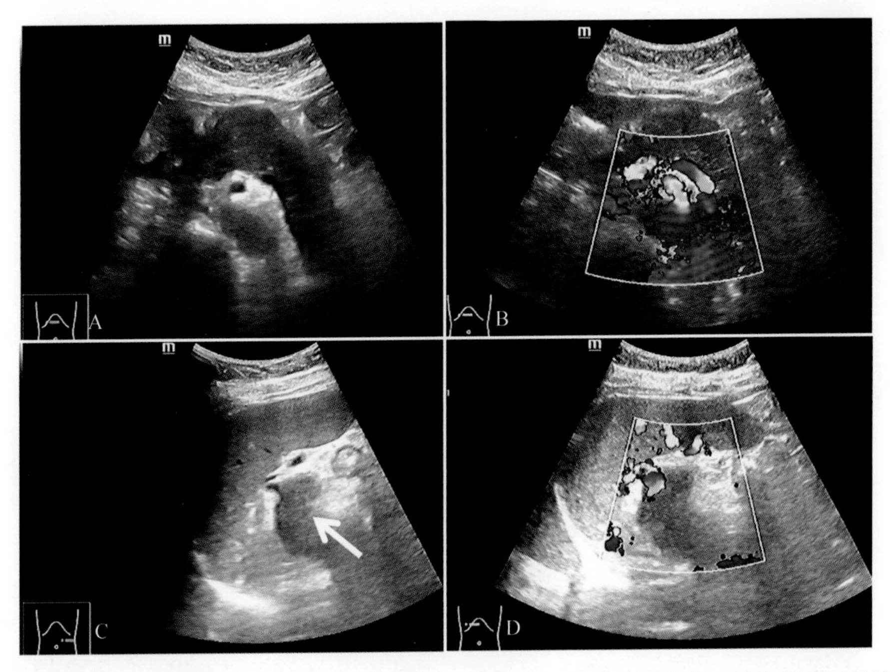

图 6-1　胰腺超声。**A**、**B**. 胰腺头、体部；**C**、**D**. 胰尾（箭头示）。胰腺形态饱满，胰头部前后径约 4.1 cm，胰腺回声不均匀减低，胰管无扩张。脾静脉受压

【腹部 CT】

胰腺病变，自身免疫性胰腺炎可能，必要时进一步检查除外癌（图 6-2）。

【诊断】

自身免疫性胰腺炎。经临床确诊 IgG4 相关胰腺炎。

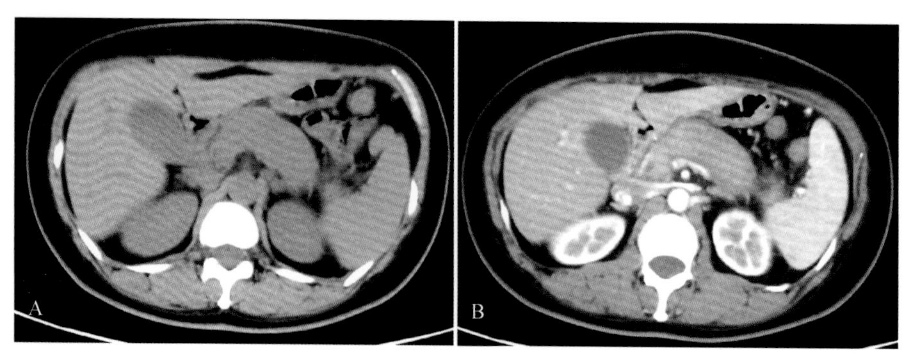

图 6-2　腹部 CT。A. 平扫轴位；B. 增强轴位。胰腺弥漫增粗肿胀、强化不均匀减低，体尾部为著，周围脂肪间隙略模糊，胰管未见扩张

三、超声表现

IgG4-RD 表现多样。美国风湿病学会（America College of Rheumatology，ACR）和欧洲风湿病学联盟（European League against Rheumatism，EULAR）对 IgG4 相关疾病的分类标准中有关影像学特征的描述见表 6-1[5]。超声表现为泪腺、腮腺、舌下腺和颌下腺中的一组或多组腺体回声不均匀。其中，胰腺受累可表现为弥漫性肿大，常累及胰腺体积的 2/3 以上，胰管受压继发胆道受累扩张；病变累及腹膜后时，超声可发现腹主动脉壁弥漫性增厚，主动脉或髂动脉周围出现低回声软组织肿块[6]。在有以上阳性发现时，需要考虑到 IgG4 相关疾病的可能，但由于其与肿瘤、炎性疾病有相似的超声表现，还需要结合临床综合诊断。

表 6-1　美国风湿病学会（ACR）联合欧洲风湿病学联盟（EULAR）描述的 IgG4-DR 特异性影像表现

器官 / 部位	影像表现
泪腺、腮腺、舌下腺和下颌下腺	包括一组或多组腺体受累
胸部	1. 支气管血管周围间质增厚 2. 胸部椎旁带状软组织通常位于右侧，T8 ～ T11
胰腺和胆管	1. 胰腺弥漫性肿大，通常指病变范围占胰腺的 2/3 以上 2. 胰腺弥漫性肿大，见环形或“晕征”，增强程度减低 3. 胰腺（以上任一情况）和胆道受累（通常为胆道近端）
肾	1. 肾盂增厚或软组织影 2. 双侧肾皮质低密度影
腹膜后	1. 腹主动脉壁弥漫性增厚 2. 环绕肾以下水平腹主动脉或髂动脉周围，或位于其前外侧的软组织影

四、讨论

IgG4-RD 是一种纤维炎性疾病，其特点是受累器官体积增大和血清中免疫球蛋白 G4

水平显著升高。IgG4-RD 主要发生在年长的男性，并可同时或先后影响几乎任何器官。当自身抗原触发免疫反应时，会出现以 Th2 优势为特征的免疫反应，导致在受影响的器官中细胞因子，如白细胞介素 4（interleukin-4，IL-4）、IL-5、IL-10、IL-13 和肿瘤生长因子 β（tumor growth factor，TGF-β）增加。由增多的调节性 T 细胞产生的 IL-10 和 TGF-β 分别诱导 B 细胞转变为产生 IgG4 的浆细胞以及纤维化过程。典型的 IgG4-RD 组织学特征包括淋巴细胞和 IgG4 阳性浆细胞的密集浸润、纤维化和闭塞性静脉炎。IgG4-RD 的诊断基于临床、血清学、影像学和组织病理学的综合表现。在受累器官中，与恶性肿瘤或类似的炎症性疾病的鉴别诊断非常重要，详见表 6-2[6]。IgG4-RD 通常对激素治疗有良好反应，快速的疗效反应对进一步的确诊很有帮助。然而，在激素逐渐减少或停药后，复发常见，可给予小剂量的激素维持治疗以预防复发。对于激素抵抗或依赖的患者，使用利妥昔单抗进行 B 细胞消减疗法有效。大多数接受激素治疗的 IgG4-RD 患者在短期内显示出良好的临床疗效。然而，远期进展，如复发、纤维化发展和相关的恶性疾病尚需后续临床试验进一步研究。

表 6-2　IgG4 相关疾病的鉴别诊断

受累器官或部位	鉴别诊断	鉴别要点
肝、胆管	原发性硬化性胆管炎	通常较年轻，并与炎性肠病有关
	胆管癌	同时存在自身免疫性胰腺炎提示 IgG4-RD 的可能性高于胆管癌
胰腺	胰腺恶性肿瘤	血清学 IgG4 水平＞正常上限的 2 倍，有利于诊断 IgG4-RD
肾	肾细胞癌	多灶性或双侧受累更趋向于 IgG4-RD 诊断
	淋巴瘤	集合系统狭窄不是淋巴瘤的典型表现，更倾向于诊断 IgG4-RD
	尿路上皮癌	与尿路上皮癌相比，IgG4-RD 很少出现梗阻
腹膜后	腹膜后淋巴瘤	与腹膜后淋巴瘤不同，IgG4-RD 不倾向于从一侧延伸到肾门
肺	恶性肿瘤 感染 间质性 / 机化性肺炎 结节病	IgG4-RD 与其他疾病的区别通常取决于 IgG4-RD 为多系统受累
心脏 / 纵隔	其他血管炎	IgG4-RD 与血管炎的区别主要是 IgG4-RD 为多系统受累
涎腺	干燥综合征	IgG4-RD 超声显示富血供，干燥综合征超声显示点状血流，腮腺未受累有利于 IgG4-RD 的诊断
垂体	恶性肿瘤 结核 结节病	影像特征无特异性，如果没有多系统受累，可能需要活检 / 切除
眼眶	甲状腺眼部疾病	1. 肌腱未受累，首先累及外直肌提示为 IgG4- RD 2. 眶下神经肿胀、邻近窦黏膜增厚和眶脂肪浸润倾向于 IgG4-RD

参考文献

［1］Deshpande V，Zen Y，Chan JK，et al. Consensus statement on the pathology of IgG4-related disease［J］. Mod Pathol，2012，25（9）：1181e92.

［2］Lanzillotta M，Mancuso G，Della-Torre E. Advances in the diagnosis and management of IgG4 related disease［J］. BMJ，2020，369：m1067.

［3］Kamisawa T. Immunoglobulin G4-related Disease：A New Systemic Disease Emerging in Japan［J］. JMA J，2022，5（1）：23-35.

［4］Masamune A，Kikuta K，Hamada S，et al. Nationwide epidemiological survey of autoimmune pancreatitis in Japan in 2016［J］. J Gastroenterol，2020，55（4）：462-470.

［5］Wallace ZS，Naden RP，Chari S，et al. The 2019 American College of Rheumatology/European League against rheumatism classification criteria for IgG4-related disease［J］. Arthritis Rheumatol（Hoboken，NJ），2020，72（1）：7e19.

［6］Naik M，Hesni S，Tamimi A，et al. Imaging manifestations of IgG4-related disease［J］. Clin Radiol，2023，78（8）：555-564.

第三部分 消化系统

第七章

多囊肝病

一、概述

多囊肝病（polycystic liver disease，PLD）是以胆管细胞源性的数个充满液体的囊肿进行性发展为特征的一组疾病，目前定义为肝内囊肿＞ 10 个考虑 PLD[1]。

【发病率】

PLD 是由两种不同的遗传疾病引起的，一种是仅发生于肝，称为常染色体显性遗传多囊肝病（autosomal dominant PLD，ADPLD），发病率约为 1/10 000；另一种是源自多囊肾病（polycystic kidney disease，PKD）的一种肾外表现，称为常染色体显性遗传多囊肾病（autosomal dominant PKD，ADPKD）或常染色体隐性遗传多囊肾病（autosomal recessive PKD，ARPKD）[2]，发病率前者为 6.8/10 000，后者为 1/20 000。PLD 最早于 1856 年被认为是与多囊肾病相关的病理状态，于 1925 年被提出作为一种独立疾病存在[3]。该病好发于女性，男女比例约为 1∶4。

【确诊标准】

由于 PLD 是一种遗传性疾病，发病的根本原因是相关基因发生了种系突变。目前的研究认为，与 PLD 发生相关的突变基因如下：*PRKCSH*、*GANAB*、*SEC63*、*SEC61B*、*ALG8*、*ALG9*、*LRP5*、*PKD1*、*PKD2*、*PKHD1*、*DNAJB11*、*DZIP1L*[2]，因此，确诊可能需要通过遗传组学来完成。需要指出的是，目前仍然存在一些 PLD 无法通过上述基因确诊。目前临床上主要依据肝内囊肿数量和是否具有家族史来间接诊断 PLD，肝内囊肿数量＞ 10 个，或者肝内囊肿数量＞ 4 个且具有 PLD 家族史即可诊断 PLD[2]。

【发病机制】

PLD 的形成经历了极其复杂的多基因突变以及一系列信号转导通路的改变。囊肿起源于胚胎肝发育期间，其主要机制是胆管板畸形和胆管板重构缺陷。胆管板畸形可由胆管前体细胞分化、原始胆管结构发育过程中的异常扩张引起。胆管板细胞未能分化为门静脉周围肝细胞，导致肝细胞过度分化为门静脉周围囊性胆管细胞，囊性胆管细胞在各种介质和效应物的刺激下具有高增殖特性[4]，形成大小不一的胚胎胆管样结构，分散在肝实质中，这些胚胎胆管样结构不发生凋亡，而是出生后开始过度并加速分化和增殖，最终发展成囊肿[2]。值得注意的是，肝囊肿在童年时期不明显，直到青春期才开始出现，成熟囊肿的形成主要发生在成人阶段。

【分类】

肝体积减小是预后的标志，也是探索新治疗策略优点的主要终点。利用 CT 或 MRI 测量肝体积，使用身高（m）校正后的肝体积（height-adjusted total liver volume，htTLV）进行 PLD 严重程度划分，分为轻度（htTLV < 1600 ml/m）、中度（htTLV 1600 ～ 3200 ml/m）和重度（htTLV > 3200 ml/m），正常肝容量 1300 ～ 1700 ml，htTLV 约为 700 ～ 1000 ml/m[1]。

【治疗】

PLD 多在有临床症状时进行治疗，可用生长抑素类似物以达到阻止囊肿进一步增大的目的，其次还可以选择抽吸硬化治疗、腹腔镜开窗手术、手术切除和肝移植等治疗手段[1]。

二、病例分析

【病史及主诉】

女，59 岁，自诉存在多囊肝病史。

【超声检查】

多囊肝（图 7-1）。

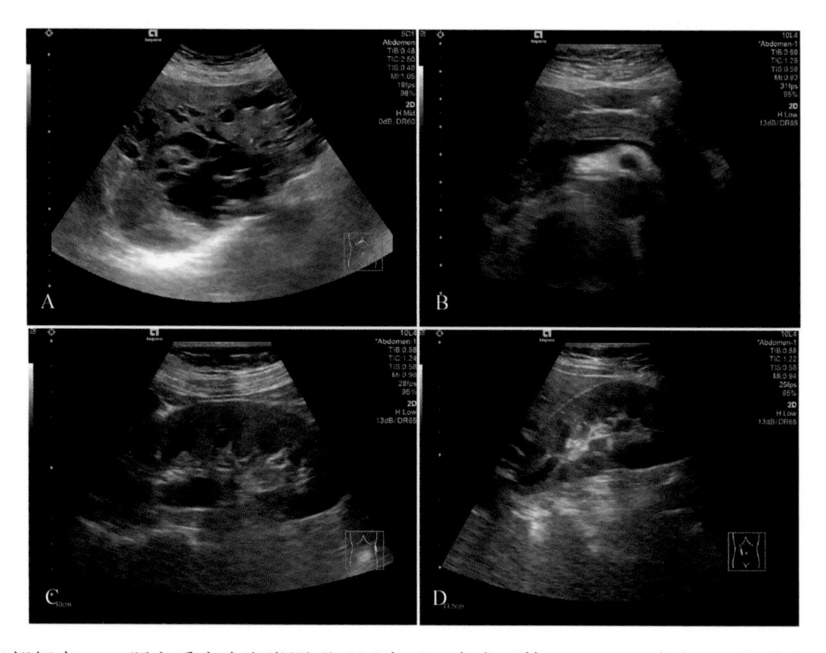

图 7-1　腹部超声。**A.** 肝实质内多发类圆形无回声区，大小不等；**B** ～ **D.** 胰腺及双肾均未见明显异常

三、超声表现

PLD 的肝体积普遍增大，形态不规则，肝表面呈凹凸不平、不规则隆起。肝实质内可见超过 10 个大小不等的圆形或类圆形无回声区，内部透声良好。囊肿之间互不相通。囊肿间隙的正常肝实质可见纤维化改变，回声增强。发现 PLD 时，同时要对肾、脾、胰腺等脏器进行扫查。

四、讨论

PLD 的谱系是异质的，病情严重程度取决于囊肿的数量、大小、位置和分布。目前研究发现，早期 PLD 可维系正常的肝功能表现，晚期 PLD 或巨大肝体积的非囊性肝实质的组织学研究显示，近 57% 的患者存在肝纤维化，其中 17% 的患者存在广泛肝纤维化[2]。一项研究表明，在 PLD 接受肝切除术或肝移植的患者中，92% 存在肝静脉梗阻，肝静脉梗阻可能导致肝纤维化，但肝硬化的发生比较罕见[1]，此外，巨大肝体积或巨大肝囊肿也会导致下腔静脉或门静脉梗阻，从而出现相应的临床症状。

参考文献

[1] Van Aerts RMM，van de Laarschot LFM，Banales JM，et al. Clinical management of polycystic liver disease [J]. J Hepatol，2018，68 (4)：827-837.

[2] Olaizola P，Rodrigues PM，Caballero-Camino FJ，et al. Genetics，pathobiology and therapeutic opportunities of polycystic liver disease [J]. Nat Rev Gastroenterol Hepatol，2022，19 (9)：585-604.

[3] Masyuk TV，Masyuk AI，LaRusso NF. Polycystic liver disease：advances in understanding and treatment [J]. Annu Rev Pathol，2022，17：251-269.

[4] Barten TRM，Bernts LHP，Drenth JPH，et al. New insights into targeting hepatic cystogenesis in autosomal dominant polycystic liver and kidney disease [J]. Expert Opin Ther Targets，2020，24 (6)：589-599.

第八章

胰腺神经内分泌肿瘤

一、概述

胰腺神经内分泌肿瘤（pancreatic neuroendocrine neoplasm，pNEN）是一组起源于肽能神经元和神经内分泌细胞的胰腺肿瘤，占胰腺肿瘤的 1% ～ 10%，其发病率为 4/100 万～ 5/100 万人，其生物学行为具有显著且复杂的异质性。

【分类】

根据是否出现激素异常分泌导致相关临床症状分为功能性 pNEN 和无功能性 pNEN，功能性 pNEN 常见类型包括胰岛素瘤和胃泌素瘤，罕见类型包括促肾上腺皮质激素瘤和胰高血糖素瘤等；无功能性 pNEN 常无典型的临床症状，患者可能因肿瘤压迫或侵犯胰腺周围器官而出现乏力、消瘦、腹胀等表现。

从组织病理学角度，pNEN 分为高分化神经内分泌肿瘤、低分化神经内分泌肿瘤及混合性神经内分泌肿瘤。病理学中采用 WHO 在 2019 年发布的胰腺肿瘤分类和分级标准，根据核分裂象水平和 Ki-67 增殖指数，将 pNEN 分为神经内分泌肿瘤（neuroendocrine tumor，NET）G1（低级别）、NET-G2（中级别）、NET-G3（高级别）和神经内分泌癌（neuroendocrine carcinoma，NEC）NEC-G3，其分级越高，恶性程度越高[1-2]。

二、病例分析

病例一

【病史及主诉】

男，55 岁，6 个月前无明显诱因出现皮肤巩膜黄染，伴皮肤痒感，体检发现胰腺占位 5 月余。

【超声检查】

胰头区实性占位性病变伴胆管扩张——低位胆道梗阻，考虑胰头占位性病变所致；胆总管支架置入术后改变；肝内实性结节——血管瘤可能，转移癌待除外；胆囊及胆总管多发块状结石及泥沙样结石可能（图 8-1）。

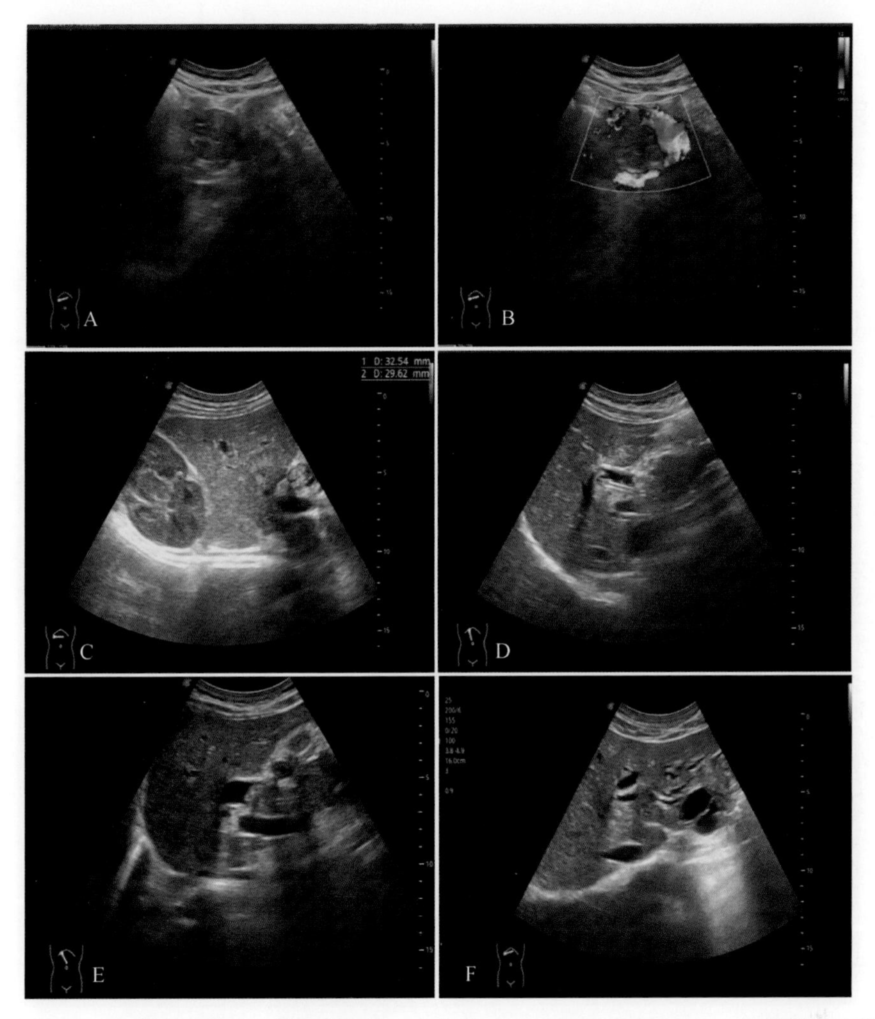

图 8-1　腹部超声。A. 胰头区可见一低回声包块，大小约 5.2 cm×4.3 cm×3.8 cm，边界清，呈类圆形，内回声不均，可见多发无回声；B. 可见少量血流信号；C. 右肝下缘可见一高回声团块，范围约 3.8 cm×2.8 cm，边界欠清，周边似可见低回声晕，致肝表面轻度隆起；D、E. 胆总管支架置入术后，全程扩张，最宽约 1.7 cm，内可见支架样强回声，并可见细点状弱回声充填；F. 肝内胆管高度扩张

【手术】

游离胆囊床，完整切除胆囊。肝 S5 段可见肿物，沿肿物边缘游离，完整切除肿物。完整离断胰头及钩突，行“保脾胰腺体尾部切除”。

【病理诊断】

胰腺神经内分泌肿瘤（G1 级）。肝 S5 段可见肿瘤转移，局灶紧邻肝被膜及切缘。胰周淋巴结可见肿瘤转移（1/7）。免疫组化结果：CgA（＋），Syn（＋），CD56（＋），Ki-67（＜ 1% 细胞＋），Trypsin（－），Bcl-10（－），β -Catenin（细胞膜＋）。

病例二

【病史】

男，55 岁，体检发现胰腺占位 1 个月。

【超声检查】

胰头部实性占位性病变伴胰管增宽——考虑胰腺癌可能；胰腺周围多发肿大淋巴结——淋巴结转移癌可能（图 8-2）。

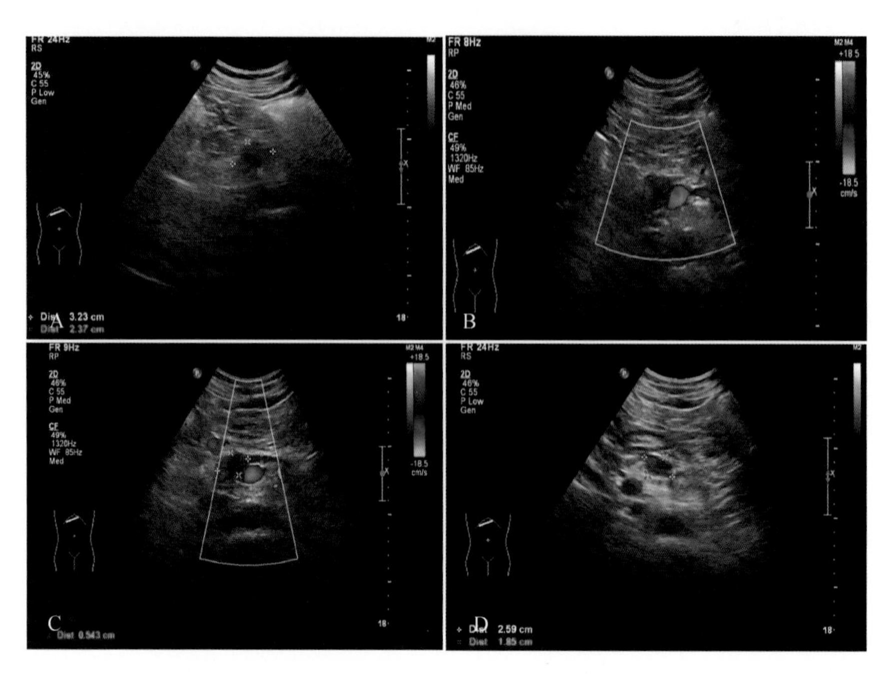

图 8-2　腹部超声。**A.** 胰头部可见低回声结节，大小约 3.2 cm×2.4 cm，边界欠清，形态不规则，边缘可见成角及毛刺；**B.** 彩色多普勒血流显像（CDFI）：病变内可少量血流信号；**C.** 主胰管可见扩张，宽约 0.5 cm，内透声欠佳；**D.** 胰腺周围可见多发肿大淋巴结，大者约 2.6 cm×1.9 cm，边界清

【肝 CTA】

胰头占位性病变，考虑癌，继发胰管扩张，胰腺颈体尾部萎缩。胰头周围多发淋巴结，考虑转移。

【手术】

腹腔镜探查、粘连松解、胰腺部分切除、十二指肠切除。切除胆囊，于门静脉前方断胰腺，断胰腺钩突部，切除十二指肠系膜。清除 8、9、12 组淋巴结。

【病理诊断】

Whipple 手术标本：胰腺神经内分泌肿瘤（NET，G2 级）。各手术切缘均未见癌。胰周淋巴结可见癌转移（1/5）。免疫组化结果：CgA（＋）, CD56（＋）, Syn（＋）, PAX-8（－）,

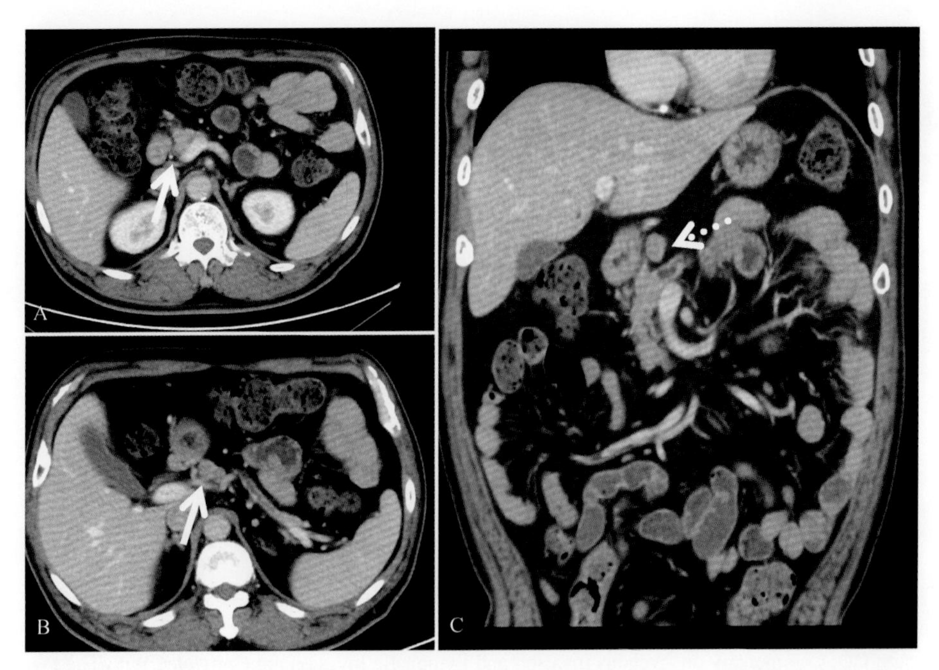

图 8-3　腹部 CTA。A、B. 胰头结节影（实线箭头所示），病变边界欠清，与肠系膜上静脉-脾静脉-门静脉主干交汇处局部关系密切。颈体尾部胰腺实质明显萎缩，胰管不均匀增宽，最宽处约 0.4 cm，走行僵直；C. 胰头周围可见多发淋巴结（虚线箭头所示），部分融合，可见分叶，大者短径约 1.6 cm

CK 混（+），PR（−），β-Catenin（细胞膜+），PHH3（+ ＜ 1%），Ki-67（3%+），CD10（−）；特殊染色结果：AB-PAS（−）。

三、超声表现

1. pNEN 在二维超声上多表现为边界清楚、形态规则的圆形或类圆形均匀低回声包块，较大的病灶内可出现囊变或坏死，少数患者出现主胰管轻度扩张。彩色多普勒血流成像有时可以测及病灶内的彩色血流信号。胰腺神经内分泌癌（pancreatic neuroendocrine carcinoma，pNEC）呈浸润性生长，多数病灶边界不清、形态不规则，或由于病灶内出血坏死呈不均质低回声包块。

2. 超声造影的典型表现包括动脉期病灶呈整体高增强或等增强，静脉期及延迟期多数病灶呈等增强，较大的病灶内可出现囊性变或坏死。病理学上 pNEN 属于富血供肿瘤，病灶内微血管较周围胰腺实质丰富，坏死组织及纤维间质成分少，因此在造影中表现为高增强或等增强，可与胰腺癌鉴别，后者为乏血供肿瘤，常表现为低增强模式[3]。

3. 肝转移是 pNEN 最常见的远处转移，发生率为 28.0% ～ 50.7%，肝转移患者总体生存率低于无肝转移患者[4]，根治性手术是目前唯一可能治愈 pNEN 合并肝转移患者的治疗手段[5]。若超声发现胰腺低回声实性肿物，体积较大伴中央钙化及坏死区，同时肝内出现多发囊实性占位，实性部分为高回声或低回声，中央可见坏死形成的无回声区，应考虑肝转移瘤可能。

四、讨论

pNEN 是胰腺罕见肿瘤，近年来随着影像学检查技术及诊断水平的提高，pNEN 的检出率有所上升，超声影像学技术在胰腺肿瘤尤其是 pNEN 的诊断治疗中发挥越来越重要的作用，二维超声能够发现较小的病变，超声造影可以显示病变内部的血流情况[4]。

pNEN 的生物学行为具有高度异质性，部分呈惰性生长，部分出现周围血管的侵犯和远处转移，病理学分级不同，其恶性程度与侵袭性不同，超声医师除发现病变外，还应关注病变中可能提示恶性生物学行为的征象。如肿块内部无回声区，代表内部结构坏死；肿物对周围大血管包绕，提示血管侵袭可能；同时若发现肝内占位性病变，应警惕肝转移的可能。

参考文献

［1］Ma ZY，Gong YF，Zhuang HK，et al. Pancreatic neuroendocrine tumors：A review of serum biomarkers，staging，and management［J］. World J Gastroenterol，2020，26（19）：2305-2322.

［2］Raeburn CD. Commentary on “Venous Invasion and Lymphatic Invasion are Correlated With The Postoperative Prognosis Of Pancreatic Neuroendocrine Neoplasm.”［J］. Surgery，2023，173（2）：373-374.

［3］Inzani F，Petrone G，Rindi G. The New World Health Organization Classification for Pancreatic Neuroendocrine Neoplasia［J］. Endocrinol Metab Clin North Am，2018，47（3）：463-470.

［4］Konukiewitz B，Jesinghaus M，Kasajima A，et al. Neuroendocrine neoplasms of the pancreas：diagnosis and pitfalls［J］. Virchows Arch，2022，480（2）：247-257.

［5］Nigri G，Petrucciani N，Debs T，et al. Treatment options for PNET liver metastases：a systematic review［J］. World J Surg Oncol，2018，16（1）：142.

第九章

胃肠道间质瘤

一、概述

胃肠道间质瘤（gastrointestinal stromal tumor，GIST）是常见的消化道间叶组织来源肿瘤，发病率约占胃肠道肿瘤的 1% ～ 3%。人群中发病率为 3/10 万人。GIST 可以发生在整个消化道的任何部位，其中以胃最为多见，小肠次之，极少数原发于胃肠道以外。通常认为 GIST 源于中分化潜能的间叶干细胞，具有不定向分化的特征，GIST 的生物学行为介于良恶性肿瘤之间，具有潜在的侵袭性[1-2]，表现为胃黏膜下、胃壁内和浆膜外结节，较小者约 2 cm，较大者肿瘤可突出于胃腔内，胃黏膜常完整，20% ～ 30% 合并溃疡。GIST 具有一定病理学特征，GIST 多由未分化或多能的梭形、上皮样细胞组成，85% ～ 90% 的 GIST 可发生 *c-kit* 或 *PDGFRA* 基因突变，免疫组化检测 CD117 的阳性率为 94% ～ 98%，Dog1 阳性率为 94% ～ 96%[2]。目前手术是局限性 GIST 的主要治疗方法，但 GIST 复发很常见，尤其是高危患者，复发部位主要为肝或腹膜[3]。

二、病例分析

【病史】

男，55 岁，体检发现胃部占位 15 天。

【超声检查】

胃体近胃窦处下壁实性占位性病变——胃间质瘤可能（图 9-1）。

【超声造影】

胃体近胃窦处下壁实性占位性病变，超声造影提示动脉早期病变边缘呈蛋壳样强化，内部富血供，廓清缓慢——符合胃间质瘤（图 9-2）。

【腹盆腔增强 CT】

胃间质瘤合并出血可能（图 9-3）。

【病理诊断】

腹腔肿物显示黏膜下梭形细胞瘤，倾向于胃肠间质瘤，肿瘤大小 6.6 cm×5.1 cm×4.0 cm，细胞具有轻-中度异型性。

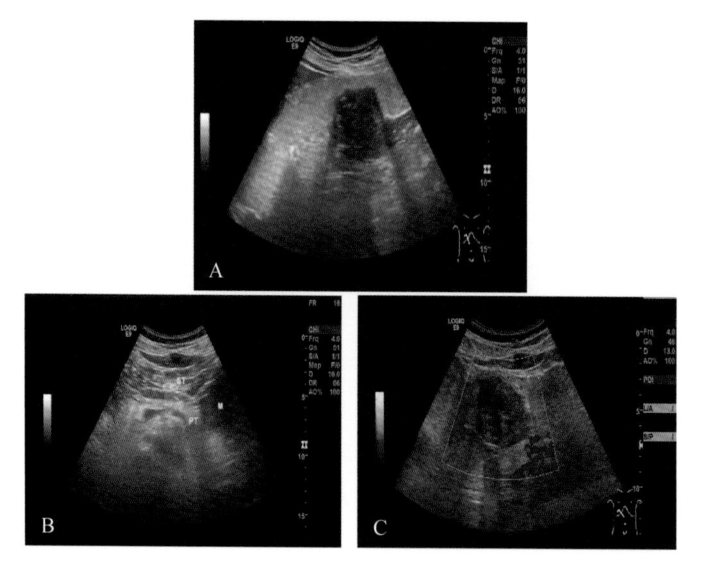

图 9-1　胃超声。**A.** 胃窗 500 ～ 700 ml 充盈探查，胃体近胃窦处下壁见 6.9 cm×5.6 cm 的低回声包块，病变向胃腔内外突出，边界清，形态欠规则，边缘呈多发分叶状，与肌层分界不清，内部回声欠均匀；**B.** 肿物位于胰腺浅方，与胃关系密切；**C.** 能量多普勒：肿物内未见明显血流信号。ST，胃；PT，胰尾；M，肿物

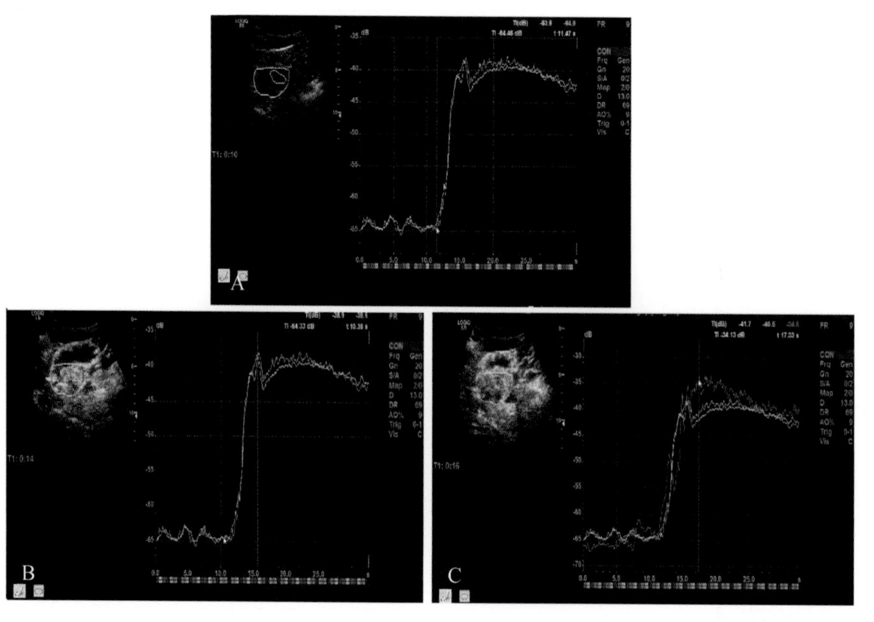

图 9-2　超声造影。经左肘静脉注射 Sonovue 1.5 ml。**A.** 邻近胃黏膜层于 9 s 开始增强，于 16 s 达高峰，峰值强度为 29 dB（34.5 ～ 63.5 dB）；**B**、**C.** 胃体近胃窦下壁实性病变于 10 s 开始增强，动脉早期病变边缘呈蛋壳样强化；于 14 s 达高峰，峰值强度为 25.9 dB（38.4 ～ 64.3 dB）。该病变邻近胃黏膜近乎同步开始增强，稍早达高峰，峰值强度略低于胃黏膜，内部强化尚均匀，廓清较缓慢

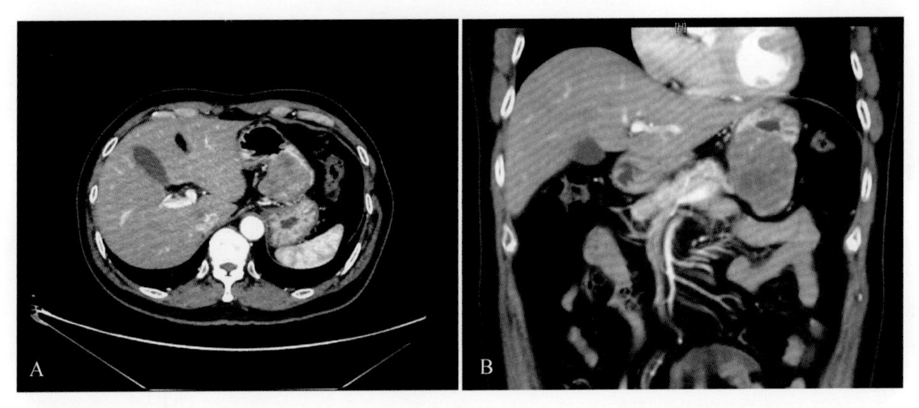

图 9-3　腹盆腔增强 CT 动脉期轴位（**A**）及冠状位（**B**）。左上腹见稍高密度肿块影，大小约 5.1 cm×5.4 cm×6.1 cm，边缘清晰，内见斑片状高密度，增强扫描呈不均匀强化

三、超声表现

1. 超声内镜检查可发现直径小于 2 cm 的黏膜下肿瘤，并能够在超声引导下进行穿刺组织学检查，因此超声内镜有一定诊断价值[4]。

2. 超声分型[5-6]

（1）腔内型：肿物位于黏膜下，向腔内生长，黏膜层多数被完整抬起，有时可见黏膜面的小溃疡，基底较为平整；

（2）壁间型：肿物位于肌层内，同时向腔内及腔外生长，导致黏膜层向腔内、浆膜层向腔外隆起；

（3）外生型：肿物主要向外生长，浆膜层膨出明显，但连续性完整，黏膜层无膨出，胃腔变形不明显。

3. 典型超声表现

（1）胃壁局限性肿物，多呈类圆形，大小通常为 2 ～ 5 cm，加压扫查时质地较硬；

（2）多数肿物内部呈均匀的低回声，边界清晰，但无明确包膜结构。

4. 肿物直径大于 5 cm，回声不均匀，肿瘤内出现片状无回声区（坏死），高度提示恶性可能。

四、讨论

本章病例的声像图表现为胃体近胃窦处下壁的低回声包块，向胃腔内外突出，边界清，形态欠规则，边缘呈多发分叶状，与肌层分界不清，内部回声欠均匀，其内未见明显血流信号，其超声分型为壁间型，肿块同时向胃腔内外突出。另外，超声造影提示病变周围有蛋壳样强化，内呈富血供改变，需警惕恶性的可能。

该病例提示超声医生在检查胃部时，除常见疾病（如胃潴留）的诊断，对于较明显的占位性病变，应提示临床医生；另外，超声内镜及超声造影的应用有利于发现直径较小的 GIST 以及更好地观察其内部结构；对于二维超声中出现片状无回声区，应考虑肿瘤内部发生坏死的可能，结合超声造影检查，坏死区域表现为内部无造影剂填充。对于肿瘤体积较大（大于 5 cm）及肿瘤内部出现坏死者，应警惕恶性间质瘤的可能。

参考文献

[1] Stamatakos M，Douzinas E，Stefanaki C，et al.Gastrointestinal stromal tumor［J］.World J Surg Oncol，2009，7（1）：61.
[2] Schaefer IM，Mariño-Enríquez A，Fletcher JA. What is New in Gastrointestinal Stromal Tumor？［J］. Adv Anat Pathol，2017，24（5）：259-267.
[3] Eisenberg BL，Pipas JM. Gastrointestinal stromal tumor—background，pathology，treatment［J］. Hematol Oncol Clin North Am，26（6）：1239-1259.
[4] Sekine M，Imaoka H，Mizuno N，et al. Clinical course of gastrointestinal stromal tumor diagnosed by endoscopic ultrasound-guided fine-needle aspiration［J］. Dig Endosc，2015，27（1）：44-52.
[5] Akahoshi K，Oya M，Koga T，et al. Current clinical management of gastrointestinal stromal tumor［J］. World J Gastroenterol，2018，24（26）：2806-2817.
[6] Herzberg M，Beer M，Anupindi S，et al. Imaging pediatric gastrointestinal stromal tumor（GIST）［J］. J Pediatr Surg，2018，53（9）：1862-1870.

第十章

十二指肠神经内分泌肿瘤

一、概述

十二指肠神经内分泌肿瘤（duodenal neuroendocrine neoplasms，d-NEN）属于胃肠胰神经内分泌肿瘤（gastroenteropancreatic neuroendocrine tumors，GEP-NET）的一种，起源于肠道嗜铬细胞。目前国内尚无关于 GEP-NET 发病率的流行病学报道，各国报道的 GEP-NET 的总发病率为 1.09/100 000 ～ 5.25/100 000[1]。同时，d-NEN 在 GEP-NET 中属于罕见类型，有学者汇总 1954—2011 年国内发表的所有相关文献，发现 d-NEN 占所有 GEP-NET 的 1.3%（149/10 757）[1]。

多数 d-NEN 位于十二指肠的第一或第二部分，另有 20% 发生在壶腹周围。大多数 d-NEN 局限于黏膜或黏膜下层，但可能会发生淋巴结（40% ～ 60%）和肝（＜ 10%）转移。约 90% 的 d-NEN 无功能，10% 出现卓−艾综合征（Zollinger-Ellison syndrome），3% 出现类癌综合征。

d-NEN 分为 5 种亚型，包括十二指肠胃泌素瘤（50% ～ 60%）、产生长抑素型（15%）、无功能的含 5- 羟色胺的肿瘤（19% ～ 27%）、低分化的神经内分泌癌（＜ 3%）和神经节细胞副神经节瘤（＜ 2%）[2]。

二、病例分析

【病史及主诉】

男，22 岁，间断腹痛 1 个月。患者 1 个月前无明显诱因出现压榨样上腹痛，VAS 7 ～ 8 分，持续 10 分钟，坐位休息时可缓解，无放射痛，伴恶心、呕吐，呕吐物为胃液，呕吐后恶心可缓解。1 个月前患者就诊于当地医院，腹部增强 CT 提示十二指肠降段局部壁略厚。行胃镜检查，病理考虑为“神经内分泌瘤 G1 期”。

【专科查体】

躯干四肢可见咖啡色斑片（图 10-1），散在棕褐色丘疹，质软。

【实验室检查】

血常规：白细胞 14.46×10^{9}/L ↑，红细胞 3.14×10^{12}/L ↓，血红蛋白 96 g/L ↓，血细胞比容 0.29 ↓，中性粒细胞百分数 90.6% ↑，淋巴细胞百分数 5.3% ↓。

血生化：脂肪酶 436 U/L ↑，淀粉酶 793 U/L ↑，白蛋白 29.9 g/L ↓，肌酸激酶 528 U/L ↑，肌酐（酶法）49 μmol/L ↓。

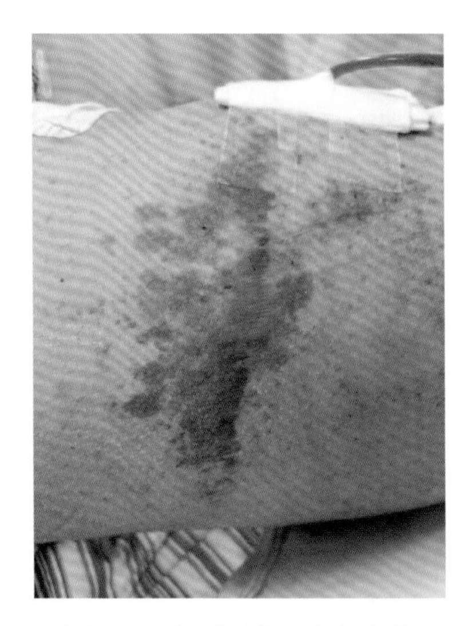

图 **10-1**　躯干可见咖啡色斑片

【超声检查】（图 10-2 至图 10-4）

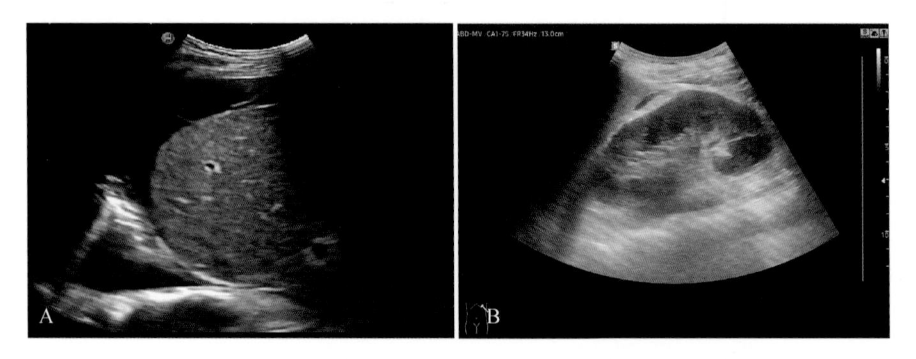

图 **10-2**　腹部超声。肝周（**A**）、脾周（**B**）可见游离积液，内透声可

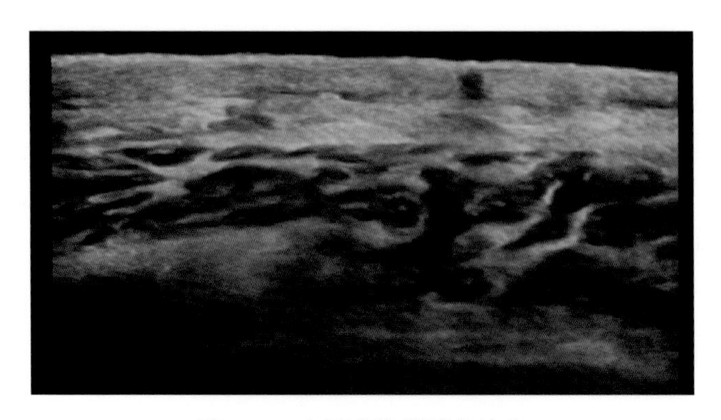

图 **10-3**　皮下多发低回声结节

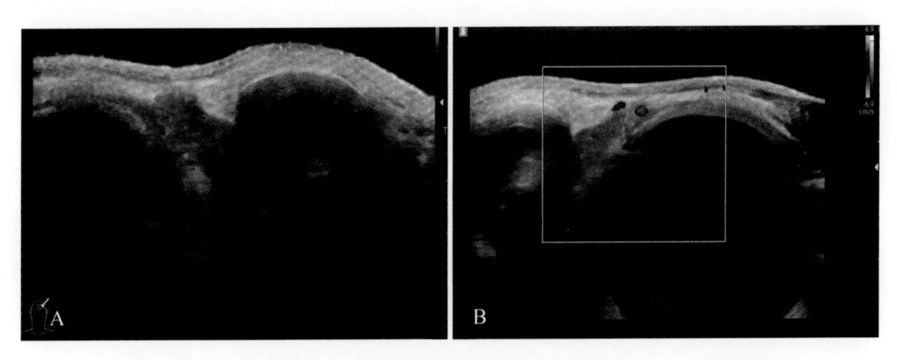

图 10-4　泪腺超声。双侧泪腺体积肿胀，回声减低，以左侧为著

【增强 CT】

十二指肠降部上段内侧壁增厚（图 10-5），考虑占位，建议结合病理检查。

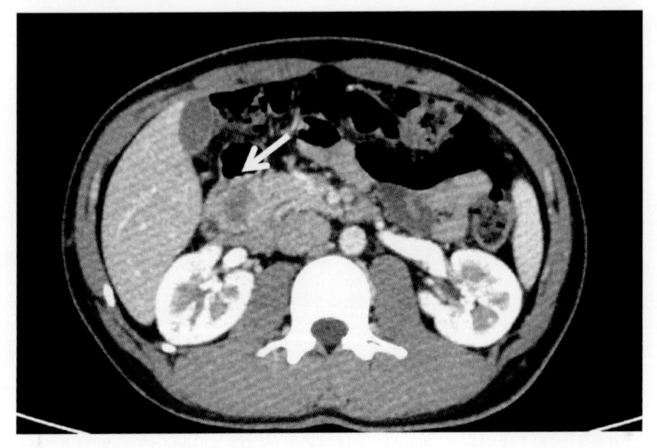

图 10-5　腹部 CT 轴位门脉期。十二指肠降部内侧壁新月形增厚，厚约 14 mm，范围约 30 mm，增强扫描不均匀强化，边缘为著，与胰头分界不清（箭头所示）

【手术病理】

胰十二指肠 Whipple 手术标本：形态符合十二指肠高分化神经内分泌瘤 1 级，核分裂象 1 个 /10HPF；肿瘤侵及十二指肠肌壁全层达肠周脂肪组织，并累及胰腺组织，可见脉管内瘤栓及神经侵犯。胰周淋巴结可见肿瘤转移（1/6），胃大弯淋巴结未见癌转移（0/2），胃小弯侧未检出淋巴结。

免疫组化结果：CgA（少数弱＋），Syn（＋），INSM1（＋），Ki-7（1%＋），P53（野生型），Rb（＋），SSTR2（－），MGMT（＋），Insulin（－），ACTH（－），Glucagon（－），Somatostatin（弱＋），Serotonin（－），Gastrin（－），GATA-3（－）。

三、超声表现

1. d-NEN 在超声内镜下的特征　d-NEN 通常位于黏膜下层，在超声内镜下为圆形、低回声、边界清楚的小病灶，呈“盐和胡椒”样表现。大多数肿瘤较小（＜ 10 mm），经超声内镜排除局部区域淋巴结转移后，可行内镜下黏膜切除术（endoscopic mucosal resection，EMR）治疗[3]。

2. 1型神经纤维瘤病（neurofibromatosis type 1，NF1）相关皮肤神经纤维瘤　高频超声是检查NF1相关皮肤神经纤维瘤的有效手段，是唯一推荐用于＜5 mm NF1相关皮肤神经纤维瘤评估的检查方法。在高频超声下，NF1相关皮肤神经纤维瘤呈低回声，圆形或卵圆形，边界清晰，后方回声增强程度不同[4]。

四、讨论

咖啡斑和褐色丘疹是本病例的突出临床表现之一，从病因学角度解释本病例的皮肤表现，是其诊断和鉴别诊断的重要路径。

1. 本例患者的皮肤表现——神经纤维瘤病　神经纤维瘤病分为两型。NF1也称为von Recklinghausen病，是常染色体显性遗传性神经皮肤病。2型神经纤维瘤病（neurofibromatosis type 2，NF2）是中枢型神经纤维瘤病，特征为双侧前庭神经鞘瘤（听神经瘤）、脑膜瘤和脊髓后根神经鞘瘤。本病例应属于NF1。

NF1的典型临床表现包括咖啡牛奶斑、雀斑、Lisch结节（虹膜错构瘤）、神经纤维瘤、其他肿瘤、骨发育不良、高血压、中枢及外周神经系统病变、认知和行为异常等。

NF1患者的全生命周期肿瘤风险为59.6%，肿瘤恶变可出现在儿童期，但更常发生于青春期和成年期[5]。在一项大型队列研究[6]中，所有患者均出现了神经纤维瘤，其他肿瘤的发生率为41.4%，7.2%的患者同时合并多种肿瘤，1.4%的患者出现神经内分泌肿瘤。

NF1抑癌基因编码神经纤维蛋白，该蛋白是RAS致癌途径的负调控因子。NF1的失活突变与丝裂原激活的蛋白激酶、磷脂酰肌醇3-激酶/蛋白激酶B/雷帕霉素信号的靶点下游激活以及不受控制的细胞生长、分化和生存有关，因此，NF1患者患肿瘤的概率高于一般人群[6]。

2. 关于泪腺异常的推测　目前暂无文献报道d-NEN相关眼部表现，但神经纤维瘤有可能累及泪腺[7]。一项眼部神经鞘类肿瘤的病理研究表明，发生于眼及其附属器官的神经鞘类肿瘤中，70.0%为神经纤维瘤，且多数为NF1，其中20.6%发生在泪腺。

3. 类癌综合征　类癌综合征是消化道神经内分泌肿瘤常见的临床表现。同时，皮肤异常也是类癌综合征的一类重要体征。本例患者的皮损有别于类癌综合征，以下做简略阐述。

类癌综合征是指由消化道和肺部某些高分化神经内分泌肿瘤产生的多种体液因子所介导的一系列症状。这类肿瘤可以合成、储存并释放多种多肽、生物胺和前列腺素，最突出的为5-羟色胺、组胺、速激肽、激肽释放酶和前列腺素。

类癌综合征最常见于中肠神经内分泌肿瘤（小肠、阑尾、近端大肠），多见于转移性病变，尤其是肝转移，这是因为肝对分泌进入门静脉循环的生物活性物质产生灭活作用。肠道原发肿瘤分泌的体液因子通过门脉系统进入肝被灭活，不引起明显的临床症状。肿瘤发生肝转移后，转移瘤分泌的体液因子可越过门脉系统进入体循环，进而造成类癌综合征。

类癌综合征常见的临床表现包括阵发性潮红、静脉性毛细血管扩张、腹泻、支气管痉挛、心脏瓣膜病变及其他次要表现。

一项纳入 25 名类癌综合征患者的研究表明，皮肤表现在类癌综合征中较为常见。该研究观察到的皮肤表现包括皮肤潮红、糙皮病（烟酸缺乏症）、无雷诺现象的硬皮病样特征、干燥症、瘙痒症、水肿、毛囊炎、玫瑰痤疮、血管角质瘤、扁平苔藓、湿疹等[8]。

与特发性硬皮病不同，类癌综合征相关的硬皮病不出现雷诺现象，通常分布在肢端，病变先累及下肢，后累及上肢，也可累及面部，此外，除因心内膜纤维化引起的心脏病外，其他内脏器官均无受累[8-9]。

参考文献

[1] 郭林杰，唐承薇 . 中国胃肠胰神经内分泌肿瘤临床研究现状分析 [J]. 胃肠病学，2012，17 (5)，276-278.

[2] Sato Y，Hashimoto S，Mizuno K，et al. Management of gastric and duodenal neuroendocrine tumors [J]. World J Gastroenterol，2016，22 (30)：6817-6828.

[3] Zilli A，Arcidiacono PG，Conte D，et al. Clinical impact of endoscopic ultrasonography on the management of neuroendocrine tumors：lights and shadows [J]. Dig Liver Dis，2018，50 (1)：6-14.

[4] Thalheimer RD，Merker VL，Ly KI，et al. Validating Techniques for Measurement of Cutaneous Neurofibromas：Recommendations for Clinical Trials [J]. Neurology，2021，97 (7 Suppl 1)：S32-S41.

[5] Bell HK，Poston GJ，Vora J，et al. Cutaneous manifestations of the malignant carcinoid syndrome [J]. Br J Dermatol，2005，152 (1)：71-75.

[6] Foti R，Leonardi R，Rondinone R，et al. Scleroderma-like disorders. Autoimmun Rev，2008，7 (4)：331-319.

[7] Ly KI，Blakeley JO. The Diagnosis and Management of Neurofibromatosis Type 1 [J]. Med Clin North Am，2019，103 (6)：1035-1054.

[8] Landry JP，Schertz KL，Chiang YJ，et al. Comparison of Cancer Prevalence in Patients With Neurofibromatosis Type 1 at an Academic Cancer Center vs in the General Population From 1985 to 2020 [J]. JAMA Netw Open，2021，4 (3)：e210945.

[9] Zhang ML，Suarez MJ，Bosley TM，et al. Clinicopathological features of peripheral nerve sheath tumors involving the eye and ocular adnexa [J]. Hum Pathol，2017，63：70-78.

第四部分 泌尿系统

第十一章

先天性单肾

一、概述

先天性单肾（congenital solitary kidney，CSK），又称先天性孤立肾，是指由于胚胎发育不全而造成的单侧胚胎肾形成失败而导致的先天性肾组织缺失。人类的肾发育是从妊娠第 4 ～ 5 周开始的，其特点是中肾管的输尿管芽和后肾间充质之间高度协调的相互作用，主要包括输尿管出芽、输尿管分支，最后是间质–上皮细胞转化，这一系列过程在人类出生前（妊娠第 32 ～ 34 周）完成。当中肾管分化时，一侧输尿管芽未萌发就会出现肾的缺失。CSK 发生率约为 1/2000，左侧较右侧多见，男女比例约为 1.8∶1。

由于肾具有强大的代偿能力，健侧肾可以承担双肾的功能，因此大多数患者可无任何不适，多在体检或因其他原因进行泌尿系统检查时才被发现[1]，但这并不意味着 CSK 是一种无害的畸形。多项研究表明，CSK 远期出现慢性肾功能不全的风险增加，其主要病理生理基础为健侧肾的高滤过损伤[2-3]。此外，CSK 患者还可合并有其他泌尿系统畸形和肾外发育异常[4]，如膀胱输尿管反流、肾盂输尿管连接处狭窄、异位肾、双输尿管、隐睾、肛门闭锁、单角子宫、双角子宫、双阴道、双子宫，以及消化系统、心脏和肌肉骨骼畸形等，甚至伴发某种畸形综合征，如 Mayer-Rokitansky-Kuster-Hauser（MRKH）综合征、腮–耳–肾综合征等。

二、病例分析

【病史】

女，36 岁，10 年前因月经紊乱行超声检查时发现双子宫，2 年前自然受孕，于孕 30^{+} 天自然流产，现未避孕未孕 1 年，因有生育要求而就诊。

【超声检查】(图 11-1)

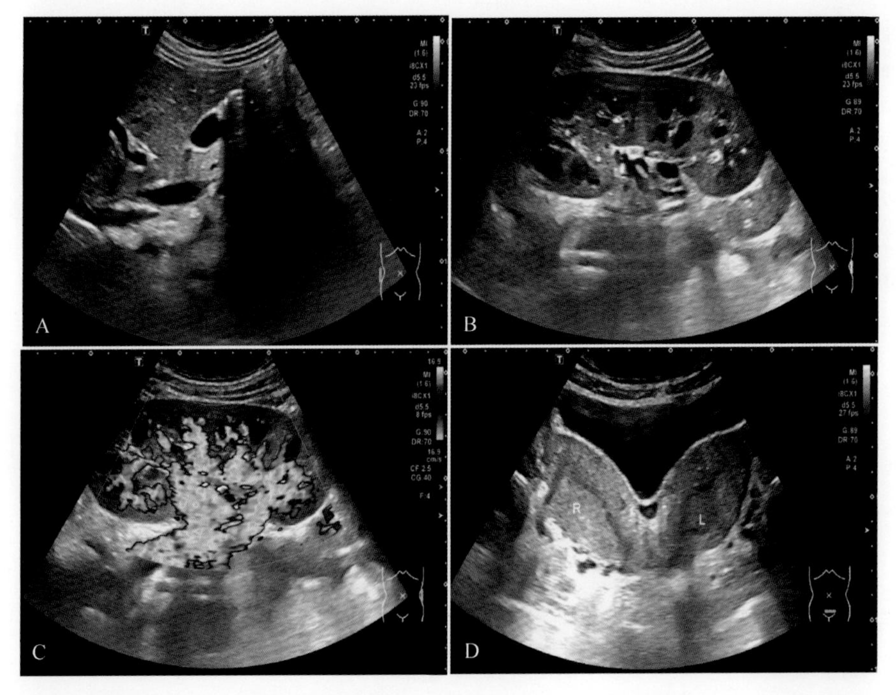

图 11-1　腹部及盆腔超声。**A.** 右肋缘下冠状切面；**B.** 左肾长轴切面灰阶图像；**C.** 左肾长轴切面彩色多普勒图像；**D.** 盆腔横切面。右肾区未探及肾结构；左肾形态正常，体积代偿性增大，大小约为 13.6 cm×5.5 cm×7.3 cm，肾内结构清晰，肾盂及输尿管无扩张。盆腔内探及两个子宫，一个宫颈，考虑双子宫畸形

三、超声表现

产前超声检查时，CSK 表现为患侧肾区未探及肾结构，肾上腺呈“平卧征”，健侧肾可呈代偿性增大，彩色多普勒显示患侧肾动脉缺如，健侧肾动脉存在，胎儿膀胱显示良好，不伴有羊水过少。出生后进行泌尿系统检查时，声像图表现为患侧肾区未探及肾结构，健侧肾可呈代偿性增大。左侧 CSK 时可伴有脾位置下移。当发现一侧肾区未见肾结构时，不应急于做出 CSK 的诊断，应仔细检查腹盆腔，尤其是盆腔内有无异位肾的存在，只有在除外异位肾的情况下，才能做出 CSK 的诊断。

对于 CSK 患者，影像医师还应对其泌尿生殖系统进行全面检查，寻找是否合并其他畸形；同样，对于已知生殖系统畸形的患者，影像医师也应想到同时合并有 CSK 的可能。

四、讨论

CSK 病情隐匿，大多数患者可无明显肾功能异常。健侧肾虽可负担正常的生理需要，但其代偿能力有限，一旦发生感染、外伤、结石及肾小球肾炎等肾相关疾病，更易出现急慢性肾损害，因此有必要定期监测肾功能。当患者出现肾相关疾病需要进行手术治疗时，也应谨慎操作，最大限度地保留肾单位。

参考文献

[1] La Scola C，Marra G，Ammenti A，et al. Born with a solitary kidney：at risk of hypertension [J]. Pediatr Nephrol，2020，35（8）：1483-1490.

[2] Guarino S，Sessa AD，Riccio S，et al. Early renal ultrasound in patients with congenital solitary kidney can guide follow-up strategy reducing costs while keeping long-term prognostic information [J]. J Clin Med，2022，11（4）：1052.

[3] 付少杰，苏森森，王鲁豫，等. 先天性孤立肾合并重复肾 1 例并文献复习 [J]. 临床肾脏病杂志，2022，22（12）：1053-1056.

[4] Schreuder MF. Life with one kidney [J]. Pediatr Nephrol，2018，33（4）：595-604.

第十二章

多囊肾

一、概述

多囊肾（polycystic kidney disease，PKD）是一种先天性遗传性疾病，可分为常染色体显性多囊肾病（autosomal dominant polycystic kidney disease，ADPKD）和常染色体隐性多囊肾病（autosomal recessive polycystic kidney disease，ARPKD）两大类。二者的表现形式、病程及预后截然不同。

1. 成人型多囊肾　ADPKD 又称成人型多囊肾，具有明显的家族性，遗传外显率几乎 100%。已经明确的 ADPKD 致病基因有 *PKD1* 和 *PKD2*，分别定位于 16p13.3 和 4q21-q23，分别编码多囊蛋白 1 和多囊蛋白 2[1-2]。此外，还可能存在第 3 种致病基因 *PKD3*，但仅见于欧洲个别家系的报道中。绝大多数患者表现为双侧肾同时受累，但程度可不同。典型者肾体积明显增大，肾内布满大小不等的囊腔，囊肿之间很少能见到正常的肾组织，肾盂受压变形。此外，约 30% ～ 60% 的患者伴有肝囊肿，10% 伴有胰腺囊肿，5% 伴有脾囊肿，甲状腺、卵巢、子宫内膜、精囊、肺、脑和垂体等囊肿发生率也高于正常。约 18% ～ 40% 的患者伴有颅内动脉瘤，约 1/3 患者伴有结肠憩室。患者通常在中年以后出现症状，包括肾肿大引起的腹部不适、高血压、血尿或尿路感染等[3]。约 50% 的患者在 60 岁左右发展成为终末期肾病（end-stage renal disease，ESRD），占全部 ESRD 患者的 7% ～ 10%。

2. 婴儿型多囊肾　ARPKD 又称婴儿型多囊肾，是 PKD 中较少见的类型，在新生儿中发病率约为 1/60 000 ～ 1/40 000。主要致病基因是 *PKHD1*，定位于 6p21.1-p12.6。*PKHD1* 基因编码的蛋白 Polyductin 和 Fibrocystin 主要表达于肾、肝及发育中的肺脏，异常表达时可导致肾集合管的非梗阻性扩张以及肾间质纤维化、肝内胆管扩张和肝纤维化及围生期肺发育不良。病变累及双侧肾，表现为肾体积增大，集合管扩张呈 1 ～ 2 mm 的囊性结构。根据出现初始临床表现时间的不同，可进一步分为 4 种类型：围产期型、新生儿型、婴儿型和少年型。围产期型者，多数在孕晚期发病，胎儿肾体积增大，90% 以上集合管受累，伴有肺发育不全，羊水过少，胎儿多于出生前死亡；新生儿型者，病变累及约 60% 集合管，多于出生后 1 个月内出现症状，伴有轻度门静脉周围纤维化，常于数月至 1 年内死亡；婴儿型者，病变累及约 25% 集合管，出生后 3 ～ 6 个月出现症状，于儿童期死亡；少年型者，受累集合管少于 10%，肾病变较轻或无明显肾变化，虽然出现肾衰竭者少，但是肝内胆管扩张、肝纤维化非常明显。一般地，发病年龄越早，肾病变越重，肝病变越轻；发病年龄越晚，肾病变越轻，肝病变越重[4]。

二、病例分析

病例一

【病史】

男，30 岁，既往高血压病史 10 余年，3 年前体检发现 ADPKD。现妻子自然受孕妊娠中，为行产前诊断就诊。患者为家中独子，其父亲和姑姑均为 ADPKD 患者。

【超声检查】（图 12-1）

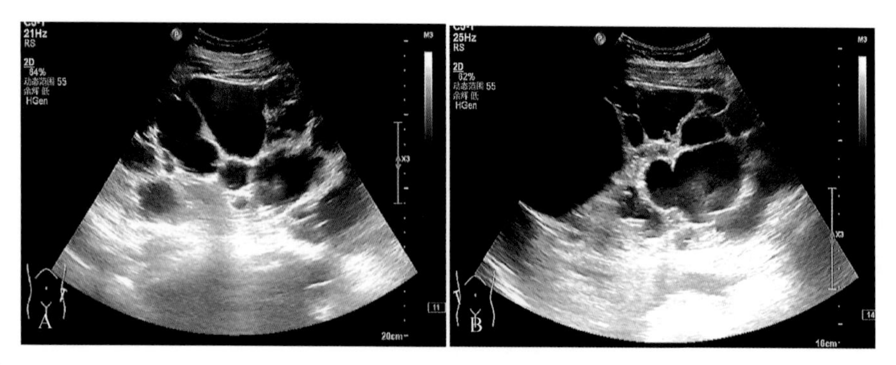

图 12-1　肾超声。**A**. 左肾长轴切面；**B**. 右肾长轴切面。双侧肾外形明显增大，表面不规则呈分叶状，实质内弥漫分布大量大小不等的无回声区，左侧大者约 7.3 cm×5.4 cm，右侧大者约 8.2 cm×6.7 cm，壁薄，其内透声良好，肾窦区被压变形，肾盂肾盏无扩张

【肾 MRI】

多囊肾、多囊肝（图 12-2）。

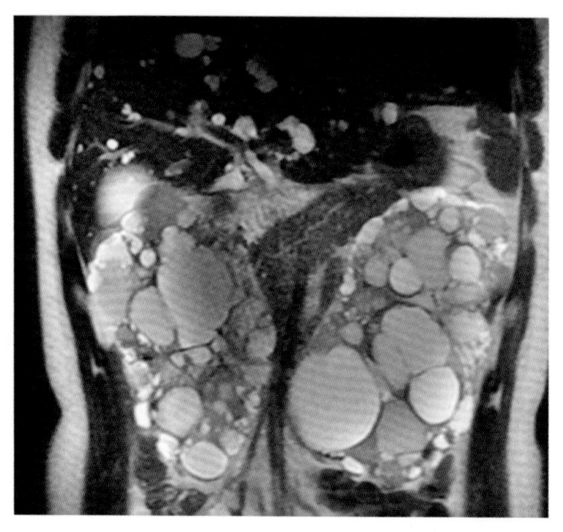

图 12-2　上腹部 MRI 冠状面 T2WI。双肾失去正常形态，左肾大小约 17.3 cm×15.0 cm×10.5 cm，右肾大小约 18.6 cm×13.5 cm×11.5 cm，双肾实质内可见多发大小不等的类圆形异常信号影，左侧大者直径约 7.5 cm，右侧大者直径约 8.0 cm。肝内可见多发囊状长 T2 信号影，部分可见分隔

病例二

【病史】

宫内孕 22⁺周，单绒毛膜囊双羊膜囊双胎，其中一胎儿考虑 ARPKD。

【超声检查】

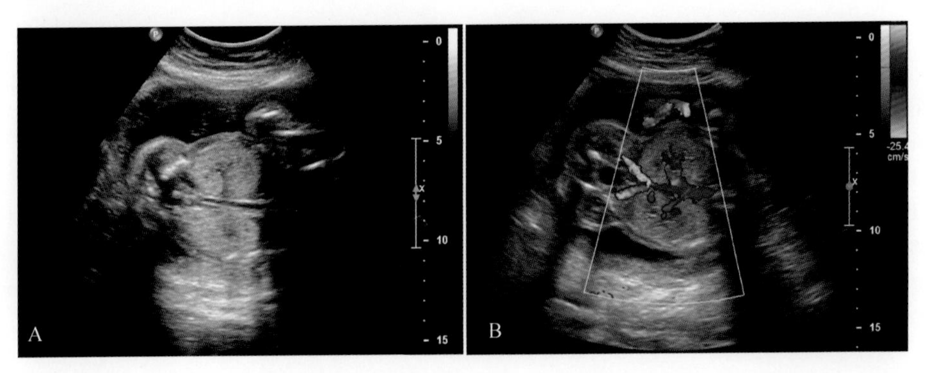

图 12-3　肾超声。**A**. 双肾长轴切面；**B**. 双侧肾动脉。双侧肾体积增大，回声增强，左肾大小约 5.0 cm×2.6 cm×2.6 cm，右肾大小约 5.4 cm×2.5 cm×2.5 cm，膀胱可见，羊水过少

三、超声表现

ADPKD：早期肾体积仅轻度增大，随着囊肿的增大，肾外形显著增大，甚至超出探头扫查范围而无法准确测量其大小。肾实质内充满大小不等的囊状无回声区，难以计数。当合并出血或感染时，声像图表现为囊肿内部的密集细点状低回声、液-液平面或囊内类实性回声。囊壁钙化及肾结石也很常见，表现为斑块样强回声伴后方声影。

ARPKD：从围产期型到少年型，声像图表现不一。典型的围产期型肾声像图表现为双侧肾体积增大伴肾实质回声增强（大量微囊结构形成丰富的界面反射所致），呈“大白肾”改变，羊水过少，膀胱小或不显示。对于 ARPKD 患儿，需要仔细寻找是否存在肝内胆管的囊性扩张；此外，随着肝纤维化进展，肝实质回声增粗、增强，以门静脉周围最为显著[5]。

四、讨论

ADPKD 是人类最常见的具有潜在致死性的单基因遗传病，可累及全身多个脏器，以肾表现最为多见且严重[6]。超声检查既可用于进行初步诊断，也可用于监测疾病进展及相关并发症的发生，如复杂囊肿、结石、囊肿破裂、肾周出血。有研究提示，肾总体积（total kidney volume，TKV）的年增长率可作为评估病情进展的重要指标，可以直观反映囊肿增大和增殖的情况。TKV 的测量可以通过超声、MRI、CT 等多种方式进行[7]，其中超声检查简便易行，是测量肾体积最常用的工具。值得注意的是，在测量显著增大的肾时，超声检查往往会高估 TKV 值，其准确性和可重复性有所下降。

ARPKD 预后视病变的严重程度而定。发病越早，预后越差。围产期发病预后极差，死因多是肺发育不良及严重肾衰竭，少年型患者由于肾本身病变较轻，常可存活至成年。有生机儿前诊断 ARPKD 者应终止妊娠。如果晚期妊娠做出诊断，同时伴有严重羊水过少、膀胱不显示，也可考虑及早终止妊娠。

参考文献

[1] Kim DY，Park JH. Genetic Mechanisms of ADPKD［J］. Adv Exp Med Biol，2016，933：13-22.

[2] Ghata J，Cowley BD Jr. Polycystic Kidney Disease［J］. Compr Physiol，2017，7（3）：945-975.

[3] Cornec-Le Gall E，Alam A，Perrone RD. Autosomal dominant polycystic kidney disease［J］. Lancet，2019，393（10174）：919-935.

[4] 吴燕京，丁惠国. 遗传性多囊肾病：被忽略的肝硬化病因［J］. 中华肝脏病杂志，2016，24（10）：728-731.

[5] Turkbey B，Ocak I，Daryanani K，et al. Autosomal recessive polycystic kidney disease and congenital hepatic fibrosis（ARPKD/CHF）［J］. Pediatr Radiol，2009，39（2）：100-111.

[6] 中华医学会医学遗传学分会遗传病临床实践指南撰写组，多囊肾病的临床实践指南［J］. 中华医学遗传学杂志，2020，37（3）：277-283.

[7] Al Salmi I，Al Hajriy M，Hannawi S. Ultrasound measurement and kidney development：a mini-review for nephrologists［J］. Saudi J Kidney Dis Transpl，2021，32（1）：174-182.

第五部分 淋巴及血液系统

第十三章

Castleman 病

一、概述

Castleman 病（castleman disease，CD）也称血管滤泡性淋巴结增生，是一组原因未明的、具有共同组织病理学特征的罕见淋巴组织异常增生性疾病，1954 年该病由 Castleman 等人首次正式提出，故以其命名。依据其典型的组织病理学特征分为透明血管型（退化的生发中心通常呈透明样化，滤泡间含有大量小血管）、浆细胞型（滤泡间浆细胞增多，滤泡间也含有大量小血管）和混合型（同时具有透明血管型和浆细胞型特征）三种[1]。根据具有典型组织病理学特征的肿大淋巴结区域数量，可分为单中心型 CD（unicentric CD，UCD）和多中心型 CD（multicentric CD，MCD）。

UCD 为躯体的某一个区域存在 1 个或多个具有 CD 组织病理学特征的淋巴结肿大，大多数 UCD 患者无伴随症状，少数 UCD 患者可伴淋巴结压迫症状、全身症状（如发热、盗汗、体重下降、贫血）。MCD 为多个区域出现具有 CD 组织病理学特征的淋巴结肿大，组织病理学特征同 UCD。与 UCD 不同，除淋巴结肿大外，MCD 患者往往还伴有发热、盗汗、乏力、体重下降、贫血、肝功能不全、肾功能不全、容量负荷过多（水肿、胸腔积液、腹水等）等全身表现。UCD 在三种亚型中占比最多（约 70%），组织病理学特征大多为透明血管型；MCD 绝大多数对应浆细胞型；CD 的组织病理学分型的临床意义尚不明确，有学者认为是同一病变的不同阶段[2]。

MCD 又可根据是否存在人疱疹病毒 8 型（human herpesvirus 8，HHV-8；也称 Kaposi 肉瘤相关疱疹病毒）感染，分为两类：HHV-8 相关 MCD 和 HHV-8 阴性 / 特发性多中心型 CD（idiopathic multicentric CD，iMCD）。前者出现在 HIV 阳性或其他原因导致免疫功能受损的 MCD 患者中，大约占 MCD 的 1/2，另外 1/2 的 MCD 患者为 HHV-8 阴性。所有 CD 病例在诊断时应分为 UCD、HHV-8 相关 MCD 或 HHV-8 阴性 MCD/iMCD，上述 3 种亚型的临床特征、治疗方案和预后不同[3]。

UCD 的预后良好，5 年生存率超过 90%[4]，几乎不影响远期生存。而 MCD 预后较差，文献报道 iMCD 患者 5 年生存率仅为 51% ～ 77%[5]；HHV-8 相关 MCD 患者结局更差，有文献报道其中位生存期为 14 个月[6]。

【发病率】

CD的发病率极低，在美国，CD的年发病率估计为每百万人5.8例，相当于每年大约有1904例病例[7]。国内暂无CD的流行病相关的数据统计。本病可发生于任何年龄，但通常年轻人多见，发病中位年龄为30～35岁，但1岁和超过60岁的患者也有报道[1]。

【发病机制】

UCD和HHV-8阴性MCD发病机制仍未明确。UCD典型组织病理学特征一般见于抗原刺激导致的过度反应性改变，或者见于低级别肿瘤的形成过程。HHV-8阴性MCD的发生也和免疫细胞中炎症通路过度激活相关，最终导致淋巴结组织病理学改变和出现全身性症状[8]。

未控制的HHV-8感染是HHV-8相关MCD的明确病因：在免疫缺陷（HIV或其他原因导致）患者中，HHV-8逃逸宿主免疫控制，在淋巴结浆母细胞中复制，并释放细胞因子发出信号，诱发病理改变和产生相应临床症状[9]。

二、病例分析

【主诉】

女，22岁，发现颈部淋巴结肿大4月余。

【查体】

触诊发现右侧颈部5.0 cm×4.0 cm大小肿物，活动差。

【超声检查】

右颈部多发肿大淋巴结（结构不清、内部血流信号丰富）（图13-1），建议穿刺除外淋巴瘤。

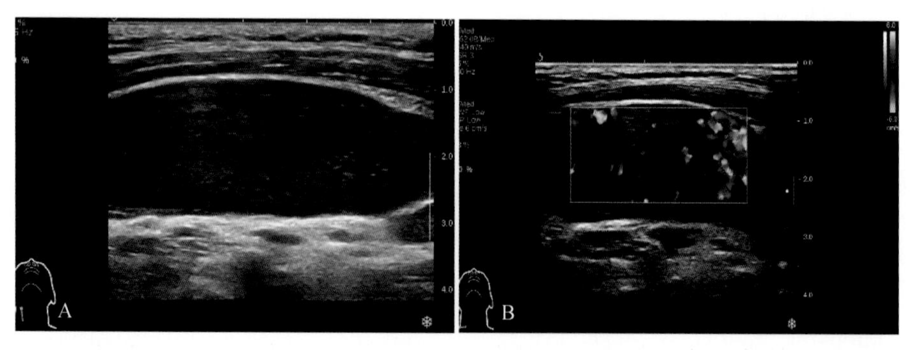

图13-1　颈部淋巴结超声。**A.** Ⅲ、Ⅳ区见多发肿大淋巴结，大者大小约6.9 cm×4.1 cm×2.0 cm，门样结构不清，内部呈不均匀中低回声，可见细小网格样分隔及细小极低回声区；**B.** CDFI：内可见较丰富血流信号

【病理】

组织形态提示Castleman病，透明血管型，免疫组化提示Castleman病，透明血管

型。分子病理结果：原位杂交 -EBV-EBER（－）；免疫组化结果：CD3（T 区＋），CD20（灶性＋），CD21（FDC＋），Ki-67（GC＋，周围热点 5%＋），BCL2（小细胞＋），BCL6（GC＋），CD10（＋），CD34（血管＋），TdT（散在个别＋），CD138（个别＋）。

【治疗】

患者 Castleman 病透明血管型诊断明确，PET-CT 提示为单中心型，患者现已行局部切除（一线推荐治疗）。

三、超声表现

二维超声表现为肿大淋巴结形态规则，边界清晰，但缺乏淋巴结形态特征；内部呈低回声，其中可见散在的短线状高回声。探头加压可见病灶发生形变[10]。

超声多普勒表现为淋巴结周边呈环形、半环形包绕样血流信号。内部血流信号极其丰富，且分布较均匀，类似甲亢“火海征”改变，呈点状、短条状，血流分布失去淋巴结门样血供特征。频谱多普勒形态呈低速低阻力频谱，阻力指数（RI）0.40 ～ 0.62[10]。

四、讨论

CD 通常表现为纵隔或头颈部淋巴结肿大，可累及全身单一区域（UCD）或多个区域（MCD）的淋巴结，因其发病率低，易误诊，常见容易混淆的疾病包括淋巴瘤、感染性和炎症性疾病以及神经源性肿瘤（如副神经节瘤）。本章病例青年女性患者短期内发现头颈部局限性肿物，结合患者的超声表现，与淋巴瘤的临床影像特征相似，穿刺活检是必要检查。此外，淋巴瘤和 UCD 都可以表现为 CD 样组织病理学特征，因此，病理医生通过病理组织形态特征区分 CD 和淋巴瘤也存在一定困难[2]。

UCD 和淋巴瘤的累及范围有助于二者的鉴别诊断，UCD 的显著特征之一是肿大淋巴结仅累及单侧颈部，Li 等[11]的研究纳入了 34 例 UCD 病例，均表现为单侧颈部受累，并且多表现为单发的肿大淋巴结（28/34，82.4%），而 55 例淋巴瘤病例多表现为双侧受累，且大多表现为多发淋巴结（43/55，78.2%）；其次，二者在影像学中的增强模式中也存在显著差异，UCD 增强更明显，在增强 CT 中，UCD 更多为显著强化（29/34，85.3%），淋巴瘤多为中等强化（43/55，78.2%）；此外，UCD 在增强 CT 中多可观察到进入肿大淋巴结的供血动脉，而淋巴瘤则无 CT 增强特征。

CD 患者继发性恶性肿瘤并不少见，对于 UCD 患者，发生滤泡树突状细胞肉瘤以及霍奇金淋巴瘤、非霍奇金淋巴瘤的风险更高，目前手术切除是 UCD 首选方式，几乎可以治愈 UCD 患者的所有症状并且使实验室异常指标恢复正常[4]。有研究表明，切除 UCD 患者部分较大的肿大淋巴结可使其余较小的受累淋巴结体积缩小，可能的机制为 UCD 患者的淋巴结肿大和组织病理学特征是对细胞因子风暴的反应性改变，手术切除较大的淋巴结导致整体炎症水平下降[12]。本例患者在进行手术切除后超声复查图像可见右颈部未切除的较小的受累淋巴结较 5 个月之前体积减小，血流信号稀少，与之前饱满的形态相比，呈“萎缩”状态（图 13-2）。这可能和 UCD 患者完全切除较大的肿大淋巴结后系统性炎

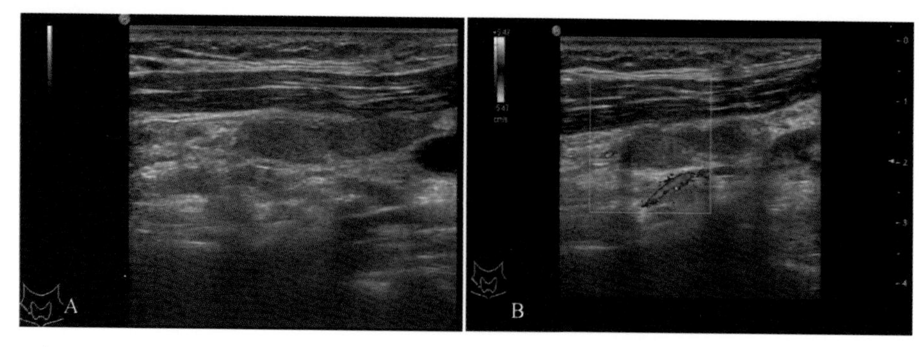

图 13-2　术后 5 个月复查超声。**A**. 手术切除大者淋巴结后，复查右侧颈部淋巴结，体积减小，回声增高；**B**. CDFI：未探及血流信号

症水平降低有关。

由于 UCD 多发生于头颈部，且容易靠近气管和头颈部大的血管和神经，在对 UCD 患者进行超声检查时，应提示病变和邻近组织器官的结构关系，提供可切除性的评判依据。

参考文献

［1］Talat N，Belgaumkar AP，Schulte K-M. Surgery in Castleman's disease：a systematic review of 404 published cases［J］. Ann Surg，2012，255（4）：677-684.

［2］Dispenzieri A，Fajgenbaum DC. Overview of Castleman disease［J］. Blood，2020，135（16）：1353-1364.

［3］González-García A，Patier de la Peña JL，García-Cosio M，et al. Clinical and pathological characteristics of Castleman disease：an observational study in a Spanish tertiary hospital［J］. Leuk Lymphoma，2019，60（14）：3442-3448.

［4］Van Rhee F，Oksenhendler E，Srkalovic G，et al. International evidence-based consensus diagnostic and treatment guidelines for unicentric Castleman disease［J］. Blood Adv，2020，4（23）：6039-6050.

［5］Zhang L，Zhao AL，Duan MH，et al. Phase 2 study using oral thalidomide-cyclophosphamide-prednisone for idiopathic multicentric Castleman disease［J］. Blood，2019，133（16）：1720-1728.

［6］Oksenhendler E，Duarte M，Soulier J，et al. Multicentric Castleman's disease in HIV infection：a clinical and pathological study of 20 patients［J］. AIDS，1996，10（1）：61-67.

［7］Mukherjee S，Martin R，Sande B，et al. Epidemiology and treatment patterns of idiopathic multicentric Castleman disease in the era of IL-6-directed therapy［J］. Blood Adv，2022，6（2）：359-367.

［8］Fajgenbaum DC，van Rhee F，Nabel CS. HHV-8-negative，idiopathic multicentric Castleman disease：novel insights into biology，pathogenesis，and therapy［J］. Blood，2014，123（19）：2924-2933.

［9］Suda T，Katano H，Delsol G，et al. HHV-8 infection status of AIDS-unrelated and AIDS-associated multicentric Castleman's disease［J］. Pathol Int，2001，51（9）：671-679.

［10］轩维锋. 颈部局限型 Castleman 病的超声表现［J］. 国际医药卫生导报，2011，17（23）：2884-2887.

［11］Li J，Wang J，Yang Z，et al. Castleman disease versus lymphoma in neck lymph nodes：a comparative study using contrast-enhanced CT［J］. Cancer Imaging，2018，18（1）：28.

［12］Zhang MY，Jia MN，Chen J，et al. UCD with MCD-like inflammatory state：surgical excision is highly effective［J］. Blood Adv，2021，5（1）：122-128.

第十四章

噬血细胞综合征合并组织细胞性坏死性淋巴结炎

一、概述

噬血细胞综合征（hemophagocytic syndrome，HPS），又称噬血细胞性淋巴组织细胞增生症（hemophagocytic lymphohistiocytosis，HLH），是原发性或继发性免疫异常导致的过度炎症反应综合征。原发性 HLH 是一种常染色体或性染色体隐性遗传病。继发性 HLH 的原因为感染、恶性肿瘤、巨噬细胞活化综合征等[1]。临床以持续发热、肝脾大、全血细胞减少以及骨髓、肝、脾、淋巴结组织发现噬血现象为主要特征。由于 HPS 相对罕见，且临床表现与其他过度炎症性疾病（如脓毒症）常有重叠，故 HPS 易漏诊和误诊[2]，因此早期诊断至关重要。

【发病率】

由于人群的异质性和不同的潜在诱因，关于 HPS 的流行病学报道有很大的差异，尚不清楚 HPS 的总体发生率[2]。一篇关于成人 HPS 的大型文献综述报告，HPS 的平均发病年龄为 49 岁（63% 为男性）。与恶性肿瘤相关的 HPS 发生率从血液系统恶性肿瘤患者的 1%（每年 0.36/10 万人）到恶性淋巴瘤患者的 2.8% 和强化诱导治疗后急性髓系白血病（acute myelogenous leukemia，AML）患者的 9% 不等[3]。

【发病机制】

原发性 HPS 的病因包括细胞毒性 T 细胞和（或）自然杀伤细胞（natural killer cell，NK 细胞）的溶细胞功能缺陷以及炎症小体调节缺陷两类，继发性 HPS 的诱因包括感染（主要是病毒，但也包括细菌、寄生虫和真菌）、恶性肿瘤（主要是恶性淋巴瘤）、自身炎症或自身免疫性疾病中的巨噬细胞活化综合征以及其他原因（器官或干细胞移植，代谢性、创伤性、医源性原因，以及罕见情况下怀孕）[3]。

原发性和继发性 HPS 的共同发病机制都是高细胞因子血症。组织细胞、NK 细胞及细胞毒性 T 淋巴细胞（cytotoxic T lymphocyte，CTL）相互作用，分泌、激活大量炎性介质，使 CTL 及巨噬细胞处于活化状态而引起一系列炎症反应[4]。

【诊断标准】

目前 HLH 诊断标准采用国际组织细胞协会制定的 HLH–2004 诊断标准[5]：

1. 发热持续 1 周以上，体温≥ 38.5℃。

2. 脾大（肋下≥ 3 cm）。

3. 血细胞减少（累及外周血两系或三系）；血红蛋白＜ 90 g/L，血小板计数＜ 100×10^9/L，中性粒细胞计数＜ 1.0×10^9/L 且非骨髓造血功能减低所致。

4. 高甘油三酯血症和（或）低纤维蛋白原血症（空腹甘油三酯＞ 3 mmol/L，纤维蛋白原＜ 1.5 g/L）。

5. 骨髓、肝、脾或淋巴结中发现噬血现象。

6. NK 细胞活性降低或缺如。

7. 铁蛋白≥ 500 μg/L。

8. 血浆可溶性 CD25 升高至＞ 2400 U/ml。

满足上述 8 条指标中的 5 条，诊断即可成立。由于 HPS 临床表现常有重叠，HPS 易漏诊和误诊，因此早期诊断至关重要。

二、病例分析

【病史及主诉】

女，42 岁，出现无明显诱因全身广泛性皮疹伴严重瘙痒 2 月，呈进行性加重，外用药物后不能控制。同时出现反复发热 1 月，最高温度达 38.9℃，伴畏寒、寒战，咳嗽，咳痰。

【查体】

皮肤色素沉着。全身泛发性点片状斑丘疹。

【实验室检查】

丙氨酸转氨酶 677 U/L ↑、γ 谷氨酰转移酶 84 U/L ↑、乳酸脱氢酶 2137 U/L ↑。
铁蛋白增高，10802 ng/ml ↑。
甘油三酯升高，2.07 mmo1/L ↑。
凝血示凝血酶原时间延长，15.2 s。
可溶性 CD25 20559 pg/ml ↑。
EB 病毒 DNA、EB 病毒抗体、巨细胞病毒抗体均为阴性。

【骨髓穿刺】

骨髓穿刺涂片形态偶见噬血细胞，考虑噬血细胞综合征。EB 病毒、巨细胞病毒均为阴性，病毒感染所致噬血细胞综合征可能性小；完善淋巴结穿刺活检。

【超声检查】（图 14-1）

【PET-CT】

全身多发代谢增高的淋巴结，脾大，代谢增高，全身骨代谢轻度增高，均考虑反应性改变，淋巴瘤待除外，建议淋巴结活检（图 14-2）。

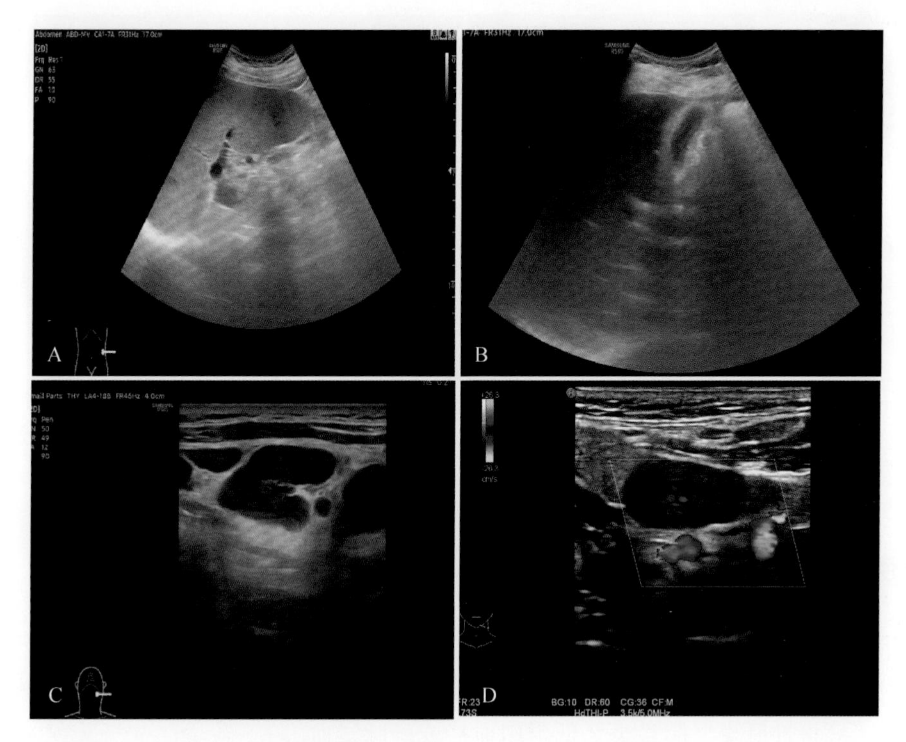

图 14-1　超声检查。A. 脾大；B. 胆囊壁增厚，胆囊不充盈；C. 双侧颈部淋巴结肿大；D. 内可见丰富血流信号

【病理诊断】

活检证实为组织细胞性坏死性淋巴结炎。

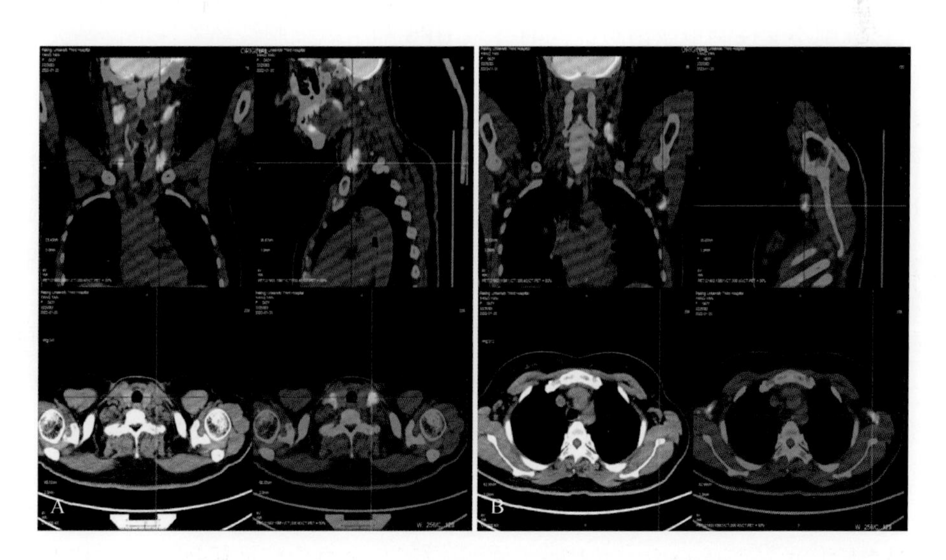

图 14-2　PET-CT。A. 双侧颈部及锁骨上区多发摄取增高的淋巴结；B. 双侧腋窝多发摄取增高的淋巴结；C. 骨代谢轻度增高；D. 脾体积明显增大，内可见类圆形低密度影，约 2.0 cm×1.7 cm，放射性分布稀疏

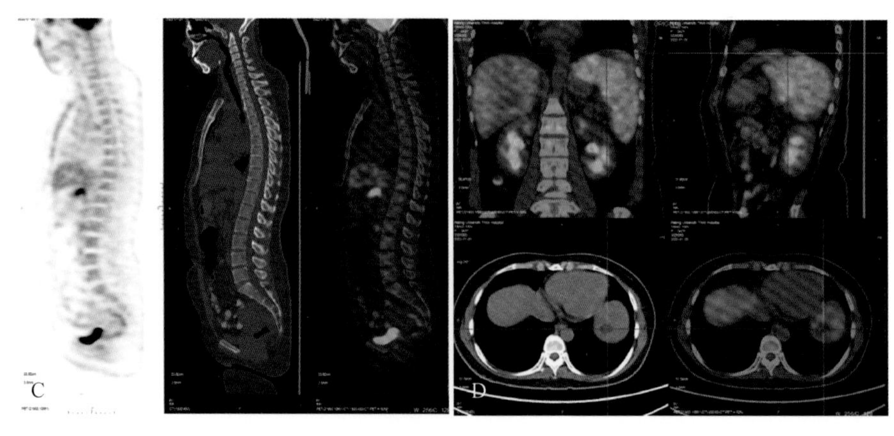

图 14-2 （续）

三、超声表现

有研究显示，HPS 腹部超声检查可发现胆囊壁增厚，肝门部淋巴结肿大、门静脉壁周围回声增强，也可发现肝大、脾大、腹水和肾回声增强[6-7]，上述影像学检查没有特异性，也见于病毒性肝炎、胆囊炎、低蛋白血症或静脉淤血。

四、讨论

本章病例为噬血细胞综合征合并组织细胞性坏死性淋巴结炎。一些研究认为 HPS 为各种感染引起细胞因子风暴，从而激活淋巴细胞和组织细胞，而组织细胞性坏死性淋巴结炎病理特征是活化的 CD8＋T 淋巴细胞和组织细胞的增殖以及核碎片的出现，因此，细胞毒性 T 淋巴细胞不受控制地激活可能同时导致 HPS 和组织细胞性坏死性淋巴结炎[8]。

1. 组织细胞性坏死性淋巴结炎　组织细胞性坏死性淋巴结炎，也称菊池病，1972 年首先由日本学者 Kikuchi 提出，同年另一位学者 Fujimoto 也报道了该疾病，因此很多文献将该病称为菊池-藤本病（Kikuchi-Fujimoto disease，KFD）[9]。该病在亚裔中的发病率更高，女性受累的可能性是男性的 4 倍[10]，在非洲黑人人群中很少报道，是一种病因不明的罕见、良性疾病，多数患者呈自限性，通常表现为颈部淋巴结肿大和发热。发病率尚缺乏流行病学调查数据。

组织细胞性坏死性淋巴结炎根据病变进展分为 3 个亚型：增殖型、坏死型、黄色瘤型。第一阶段为增殖型，特点是副皮质区扩张，内含片状的组织细胞和浆细胞样树突状细胞，夹杂着小淋巴细胞和核碎屑。第二阶段为坏死型，特征是出现坏死。第三阶段为黄色瘤型，特征是病变中均以泡沫组织细胞为主，无论是否出现坏死[9]。

许多研究试图阐明组织细胞性坏死性淋巴结炎的病因，但目前尚不清楚。最常见的两种理论是感染和自身免疫。组织细胞性坏死性淋巴结炎的临床表现和病理学特征与病毒感染相似。许多病毒可能是组织细胞性坏死性淋巴结炎的病原，包括 EB 病毒、单纯疱疹病毒、水痘-带状疱疹病毒、人类疱疹病毒 6/7/8、细小病毒 B19、副黏病毒、副流感病毒、风疹病毒、巨细胞病毒、乙型肝炎病毒、人类免疫缺陷病毒、人类嗜T淋巴细胞病毒-1和登革热病毒[9]。然而，没有研究明确证明病毒与组织细胞性坏死性淋巴结炎之间存在因果关系[11]，也没有研究在超微结构上鉴定出病毒颗粒。其他可能的传染因子包括布鲁菌、亨塞巴尔通体、小肠结肠炎耶尔森菌、刚地弓形虫、溶组织内阿米巴和苏尔加分枝杆菌。

据推测，在遗传易感人群中，一种T细胞介导的对多种抗原的免疫反应可能参与了组织细胞性坏死性淋巴结炎的发生。与一般人群相比，组织细胞性坏死性淋巴结炎患者更多地具有特定的Ⅱ类人类白细胞抗原（human leukocyte antigen，HLA）等位基因，特别是*HLA-DPA1*和*HLA-DPB1*。这些等位基因在亚洲人中更为普遍，而在白人中极为罕见，这可能是亚洲人患这种疾病更为常见的原因。组织细胞性坏死性淋巴结炎也与许多全身性疾病有关，最常见的是自身免疫性疾病，如系统性红斑狼疮（systemic lupus erythematosus，SLE）、韦格纳肉芽肿（Wegener granulomatosis）、干燥综合征、格雷夫斯病（Graves disease）、Still病等[9]。

组织细胞性坏死性淋巴结炎目前尚无统一的诊断标准，其主要症状是不明原因的发热和淋巴结肿大。出现以下临床表现时，需要考虑组织细胞性坏死性淋巴结炎的诊断[12]：第一，抗生素治疗后仍长期发热；第二，浅表淋巴结较大，但肝脾无肿大；第三，血液检查和骨髓穿刺结果呈阴性。

多数患者的超声检查表现为单侧颈部淋巴结肿大。受累淋巴结的声像图表现为长或卵圆形低回声的淋巴结（图14-3和图14-4），体积较小，多呈聚集性分布，淋巴门结构存在，周围脂肪组织肿胀伴回声增强，淋巴结内钙化[12-13]。

一般认为组织细胞性坏死性淋巴结炎需要通过淋巴结活检确诊。目前通常利用超声引导细针抽吸活检（ultrasound-guided fine-needle aspiration cytology，US-FNAC）作为替代诊断方法，观察到新月体组织细胞、浆细胞样单核细胞、核碎裂和坏死时可以确诊。然而，US-FNAC的缺陷在于诊断准确率较低。有文献提出使用超声引导下粗针活检（ultrasound-guided core needle biopsy，US-CNB）[14-15]代替US-FNAC。与US-FNAC相比，US-CNB具有更高的准确率，且相比手术切除活检安全性更高。

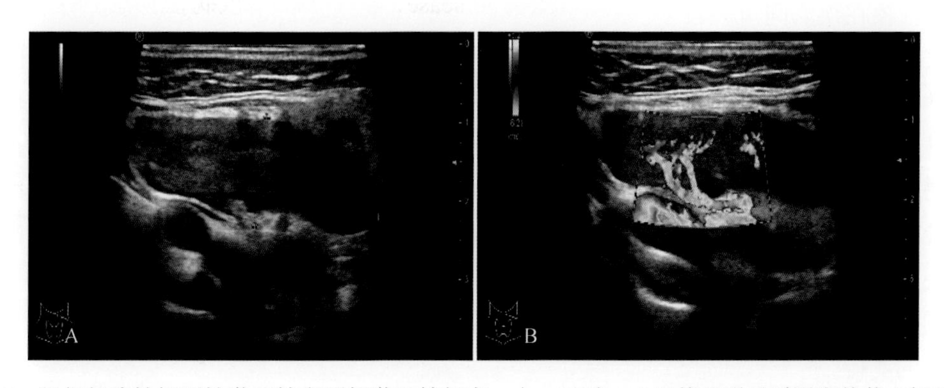

图14-3 组织细胞性坏死性淋巴结炎颈部淋巴结超声。女，23岁，5天前无明显诱因发热伴左侧颈部淋巴结肿大，最高38.8℃，伴头痛、乏力、畏寒，口服阿莫西林及中药治疗无效。**A.** 左侧颈部及左侧锁骨上可见多发肿大淋巴结，大者约4.4 cm×1.4 cm；**B.** CDFI内可见丰富血流信号。超声提示双侧颈部多发肿大淋巴结

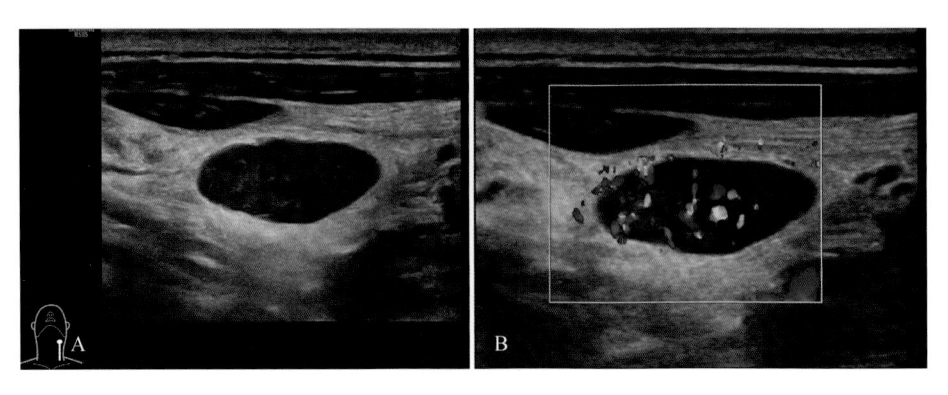

图 14-4　组织细胞性坏死性淋巴结炎颈部淋巴结超声。男，34 岁，患者 11 天前无明显诱因出现发热，体温 37.8℃。**A.** 左颈部Ⅰb、Ⅱ、Ⅲ、Ⅳ、Ⅴ区可见多发肿大淋巴结，较大者位于Ⅰb 区，大小约 2.2 cm×1.3 cm，皮质增厚，结构欠清，周围软组织肿胀；**B.** CDFI：血流信号较丰富。左颈部淋巴结穿刺：组织细胞性坏死性淋巴结炎

虽然多数研究认为该淋巴结炎为良性、自限性疾病，但是也有报道组织细胞性坏死性淋巴结炎常合并系统性疾病，比如 SLE、干燥综合征、格雷夫斯病，韦格纳肉芽肿[16]，需要更多的研究以阐释这类疾病的临床意义。

2. 淋巴结异常增大　噬血细胞综合征和组织细胞性坏死性淋巴结炎的超声表现包括肝、脾大，多部位淋巴结增大。除组织细胞性坏死性淋巴结炎外，化脓性淋巴结炎、结核性淋巴结炎、淋巴瘤等疾病也存在淋巴结异常增大的临床表现。值得关注的是，上述疾病的治疗手段和预后均不相同，因此，超声医师对于淋巴结异常增大的患者需要谨慎诊断。

可以通过若干超声征象鉴别组织细胞性坏死性淋巴结炎和其他疾病：

（1）结核性淋巴结炎常可引起淋巴结内干酪样坏死和钙化[17]；组织细胞性坏死性淋巴结炎多发生皮质旁凝固性坏死，这些坏死主要为细胞成分，超声成像不会产生明显的无回声区，淋巴结多表现为明显的均质低回声[18]。

（2）有研究认为淋巴结周围脂肪回声增高是组织细胞性坏死性淋巴结炎较特异的征象[13]，但是结核性淋巴结炎和化脓性淋巴结炎也常发生淋巴结周围组织回声增高[18]，因此这些征象在疾病间重叠较多。

（3）肿大淋巴结的大小和分布特征也是鉴别的要点之一。与反应性增生、淋巴瘤、化脓性淋巴结炎不同，组织细胞性坏死性淋巴结炎的肿大淋巴结大小均一且常见颈后区受累；淋巴瘤和化脓性淋巴结炎的肿大淋巴结短径较大，而组织细胞性坏死性淋巴结炎和反应性增生的肿大淋巴结短径较小[19]。

此外，本章病例胆囊壁增厚（图 14-1）可能是由肝功能受损所致，或者是胆囊继发免疫性炎症。文献报道噬血细胞综合征病例胆囊壁增厚，而本病例未进行高频超声成像。重新回顾图像，本病例胆囊壁增厚，同时胆囊壁周围回声明显增高，其病理学意义还需要更多研究的支持。

参考文献

[1] Ramos-Casals M, Brito-Zerón P, López-Guillermo A, et al. Adult haemophagocytic syndrome [J]. Lancet, 2014, 383 (9927): 1503-1516.

[2] Hines MR, von Bahr Greenwood T, Beutel G, et al. Consensus-Based Guidelines for the Recognition, Diagnosis, and Management of Hemophagocytic Lymphohistiocytosis in Critically Ill Children and Adults [J]. Crit Care Med, 2022, 50 (5): 860-872.

[3] La Rosée P, Horne A, Hines M, et al. Recommendations for the management of hemophagocytic lymphohistiocytosis in adults [J]. Blood, 2019, 133 (23): 2465-2477.

[4] Knaak C, Nyvlt P, Schuster FS, et al. Hemophagocytic lymphohistiocytosis in critically ill patients: diagnostic reliability of HLH-2004 criteria and HScore [J]. Crit Care, 2020, 24 (1): 244.

[5] Henter JI, Horne A, Aricó M, et al. HLH-2004: Diagnostic and therapeutic guidelines for hemophagocytic lymphohistiocytosis [J]. Pediatr Blood Cancer, 2007, 48 (2): 124-131.

[6] Chateil J, Brun M, Perel Y, et al. Abdominal ultrasound findings in children with hemophagocytic lymphohistiocytosis [J]. Eur Radiol, 1999, 9 (3): 474-477.

[7] Al-Shaalan HM, Al-Qahtani HM, Al-Okaili RN, et al.Thoracic, abdominal and pelvic CT and US imaging features in children with hemophagocytic lymphohistocytosis [J].International Journal of Diagnostic Imaging, 2015, 3 (1): 34-39.

[8] Sopeña B, Rivera A, Chamorro A, et al. Clinical association between Kikuchi's disease and systemic lupus erythematosus: A systematic literature review [J]. Semin Arthritis Rheum, 2017, 47 (1): 46-52.

[9] Perry AM, Choi SM. Kikuchi-Fujimoto Disease: A Review [J]. Arch Pathol Lab Med, 2018, 142 (11): 1341-1346.

[10] Dalton J, Shaw R, Democratis J. Kikuchi-Fujimoto disease [J]. Lancet, 2014, 383 (9922): 1098.

[11] Rosado FG, Tang YW, Hasserjian RP, et al. Kikuchi-Fujimoto lymphadenitis: role of parvovirus B-19, Epstein-Barr virus, human herpesvirus 6, and human herpesvirus 8 [J]. Hum Pathol, 2013, 44 (2): 255-259.

[12] Xu S, Sun W, Liu J. Kikuchi-Fujimoto disease: a case report and the evaluation of diagnostic procedures [J]. BMC Oral Health, 2019, 19 (1): 223.

[13] Lee JM, Hwang JY, Bae J, et al. Acoustic radiation force impulse imaging of biopsy-proven Kikuchi disease: initial experiences for evaluating feasibility in pediatric patients [J]. Ultrasonography, 2019, 38 (1): 58-66.

[14] Park SG, Koo HR, Jang K, et al. Efficacy of Ultrasound-Guided Needle Biopsy in the Diagnosis of Kikuchi-Fujimoto Disease [J]. Laryngoscope, 2021, 131 (5): E1519-E1523.

[15] Yu SC, Chen CN, Huang HI, et al. Diagnosis of Kikuchi-Fujimoto disease: a comparison between open biopsy and minimally invasive ultrasound-guided core biopsy [J]. PLoS One, 2014, 9 (5): e95886.

[16] Sopeña B, Rivera A, Chamorro A, et al. Clinical association between Kikuchi's disease and systemic lupus erythematosus: A systematic literature review [J]. Semin Arthritis Rheum, 2017, 47 (1): 46-52.

[17] Ryoo I, Suh S, Lee YH, et al. Comparison of Ultrasonographic Findings of Biopsy-Proven Tuberculous Lymphadenitis and Kikuchi Disease [J]. Korean J Radiol, 2015, 16 (4): 767-775.

[18] Park S, Kim JY, Ryu YJ, et al. Kikuchi Cervical Lymphadenitis in Children: Ultrasound Differentiation From Common Infectious Lymphadenitis [J]. J Ultrasound Med, 2021, 40 (10): 2069-2078.

[19] Park JE, Ryu YJ, Kim JY, et al. Cervical lymphadenopathy in children: a diagnostic tree analysis model based on ultrasonographic and clinical findings [J]. Eur Radiol, 2020, 30 (8): 4475-4485.

第十五章

非特指 EB 病毒阳性弥漫大 B 细胞淋巴瘤

一、概述

弥漫大 B 细胞淋巴瘤（diffuse large B-cell lymphoma，DLBCL）是最常见的恶性 B 细胞淋巴瘤，占非霍奇金淋巴瘤（non-Hodgkin's lymphoma，NHL）的 33.3% ～ 36.2%，目前认为，EB 病毒感染在 EB 病毒阳性 DLBCL（EBV positive DLBCL，EBV＋DLBCL）患者的疾病发生过程中发挥重要作用[1]。2008 年，世界卫生组织将患者年龄大于 50 岁、EB 病毒阳性且无免疫缺陷病史的弥漫大 B 细胞淋巴瘤定义为老年 EB 病毒阳性弥漫大 B 细胞淋巴瘤。由于年轻人群中也会出现 EBV＋DLBCL 患者，在 2016 年 WHO 修订版中，将老年 EBV＋DLBCL 的命名修订为非特指 EBV＋DLBCL（EBV＋DLBCL，not otherwise specified；EBV＋DLBCL-NOS）[2]。

二、病例分析

【病史及主诉】

女，51 岁，发现左侧锁骨上区肿物 3 月。混合性结缔组织病 20 年，服用免疫抑制剂 20 年。

【超声检查】

右侧锁骨上区多发肿大淋巴结（图 15-1）——考虑淋巴瘤可能。

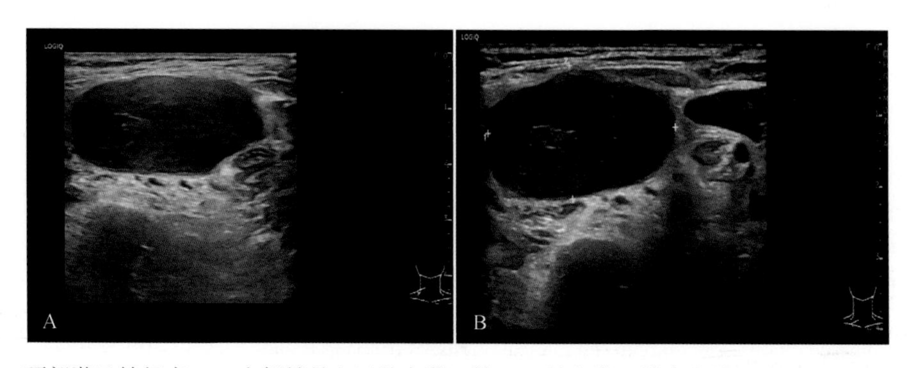

图 15-1 颈部淋巴结超声。**A.** 右侧锁骨上区肿大淋巴结；**B.** 肿大淋巴结大者约 3.2 cm×1.7 cm，门样结构不清晰；**C**、**D.** CDFI：右侧锁骨上区肿大淋巴结内可见少量血流信号

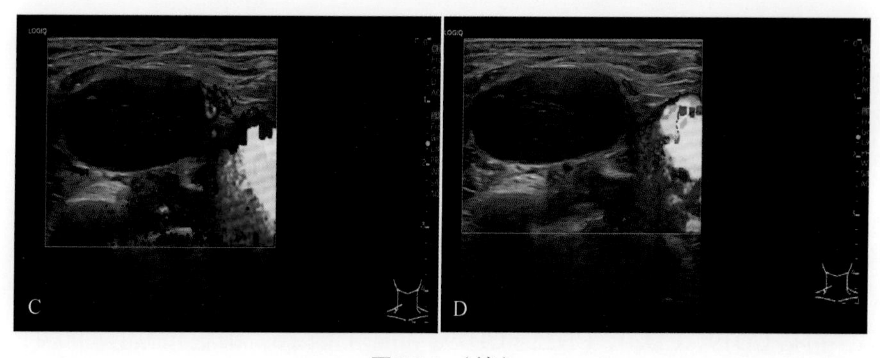

图 15-1 （续）

【病理诊断】

患者于右侧颈部行超声引导下穿刺活检。

【免疫组化结果】

EB 病毒阳性弥漫大 B 细胞淋巴瘤，非特指型，伴片状凝固性坏死。免疫组化结果：CD20（＋），PAX-5（＋），CD3（－），CD21（＋），Ki-67（80%＋），CD10（－），BCL6（弱＋），MUM1（＋），BCL2（＞80%＋），C-MYC（20%＋），CD5（－），CyclinD1（－），CD19（80%＋），P53（野生型表达模式），CD30（20%＋）。原位杂交结果：EBV-EBER（60%＋）。

【分子病理结果】

C-MYC 基因位点 FISH 检测（－），基因位点不存在断裂及易位，但存在多拷贝。备注：约 10%～15% 的细胞存在 3～4 多拷贝。

三、超声表现

非特指 EB 病毒阳性弥漫大 B 细胞淋巴瘤缺乏特异性超声表现，与非 EB 病毒阳性弥漫大 B 细胞淋巴瘤在声像图中均表现为低回声或极低回声内伴有条状或片状高回声区，部分受累淋巴结表现为网格状改变。CDFI：正常淋巴结的门样血流信号消失或部分消失，其内血流信号稀疏或较丰富。

四、讨论

EB 病毒（epstein-barr virus，EBV）属于 γ 疱疹病毒亚科，其名称是人类疱疹病毒 4 型[1]（human herpesvirus 4，HHV-4），EBV 主要通过唾液传播，普通人群中隐性感染率为 30%，感染人体后，可长期潜伏于静息记忆 B 淋巴细胞或幼稚 B 淋巴细胞中。EBV 感染幼稚 B 淋巴细胞主要依赖于 CD 21 介导，在一定条件下，可促使 B 淋巴细胞增殖和恶变。抗原特异性 T 淋巴细胞可清除 EBV 感染的 B 淋巴细胞，而 EBV 潜伏于不表达病毒蛋白抗原的静息记忆 B 淋巴细胞中则可逃避免疫系统的监视，成为隐性 EBV 感染者。随着年龄增长和免疫系统的衰老，特别是 T 淋巴细胞免疫功能下降，隐性 EBV 感染者罹患 EBV

相关恶性肿瘤的风险显著增加[3]。

有研究表明，EBV 癌基因可显著改变肿瘤细胞的基因表达，并诱导化疗耐药。EB 病毒基因编码的蛋白质和非编码 RNA 可激活细胞内多种致癌信号转导通路，包括 NF-κB、磷脂酰肌醇 3- 激酶 / 蛋白激酶 B、Janus 激酶 / 信号转导和转录激活因子、丝裂原活化蛋白激酶、转化生长因子 β 等[4]。

大体形态上，肿瘤细胞可能表现出大细胞、中心母细胞、免疫母细胞或霍奇金样细胞的特征，呈弥漫性分布，或散在分布于大量反应性细胞背景中，肿瘤细胞表面通常表达 B 细胞抗原，包括 CD19、CD20、CD22、CD79a 和配对蛋白 5。细胞起源上，90% 的 EBV＋DLBCL-NOS 为非生发中心来源亚型，诊断需要排除某些特殊类型的 EBV 相关淋巴瘤，如浆母细胞淋巴瘤（plasmoblastic lymphoma，PBL）[5]。病理检查中金标准为 EBER 检查 EBV（＋）。

综上所述，EBV 感染和机体免疫功能异常在 EBV＋DLBCL-NOS 的发生、发展过程中发挥关键性作用。在本章病例中，结合患者 EBV 阳性及混合性结缔组织病史，提示与免疫失调相关。

参考文献

[1] Okuno Y，Murata T，Sato Y，et al. Defective Epstein-Barr virus in chronic active infection and haematological malignancy [J]. Nat Microbiol，2019，4（3）：404-413.

[2] Suarez F，Lecuit M. Infection-associated non-Hodgkin lymphomas [J]. Clin Microbiol Infect，2015，21（11）：991-997.

[3] Vockerodt M，Yap LF，Shannon-Lowe C，et al. The Epstein-Barr virus and the pathogenesis of lymphoma [J]. J Pathol，2015，235（2）：312-322.

[4] Gandhi MK. Epstein-Barr virus-associated lymphomas [J]. Expert Rev Anti Infect Ther，2006，4（1）：77-89.

[5] Marques-Piubelli ML，Salas YI，Pachas C，et al. Epstein-Barr virus-associated B-cell lymphoproliferative disorders and lymphomas：a review [J]. Pathology，2020，52（1）：40-52.

第十六章

肝豆状核变性

一、概述

肝豆状核变性，也称为威尔森病（Wilson’s disease，WD），是一种常染色体隐性遗传的代谢性疾病，由于位于第 13 号染色体的 *ATP7B* 基因突变导致体内铜离子转运及排泄障碍，机体无法处理饮食中的铜离子而导致铜聚集在身体的各个器官中，主要是在肝、神经系统、眼、肾等部位，进而导致这些器官的损害和功能障碍。该病临床表现复杂，主要为肝和神经系统病变，易漏诊或误诊。

WD 可在任何年龄发病，主要以儿童、青少年多见，5 ～ 35 岁多发，发病年龄＜ 10 岁的患者多以肝病相关表现为首发症状。性别方面，男性和女性患病率相当。有研究显示，表现为神经精神症状的 WD 患者中，男性相对多见，且发病年龄更小；表现为肝症状的 WD 患者中，女性较为多见。全球 *ATP7B* 突变基因携带者概率为 1/90，WD 患病率约为 0.25/10 000 ～ 4/10 000。中国的 WD 发病率高于西方国家，基因诊断起着重要作用，并逐渐成为我国的常规检测[1]。

有 20% 的患者为基因突变引起的自发性 WD，多数是儿童和青春期患者。该病早期无特异性表现，铜质代谢障碍反复发作，可有不同程度的肝功能异常。儿童和青年时期表现出精神症状，例如，焦虑、抑郁、认知障碍、抽搐。如果不及时治疗，可能发展至肝硬化、肝性脑病、失明等。

WD 的治疗以长期使用抗铜药物为主，如 D- 青霉胺和 β - 巯乙胺，治疗的终止以盐酸吡哆醇试验为准。同时，也可通过饮食控制来减少铜的摄入量，如杏仁、豆子、麦芽、巧克力等富含铜的食品须避免食用。

肝是 WD 最常累及的器官之一，患者在诊断时通常都存在不同程度的肝损伤，根据轻重程度以及病程长短不同，肝功能障碍临床上可表现为无症状、急性肝炎、急性肝衰竭、慢性肝炎、肝硬化、肝性脑病等多种形式。无神经系统表现的患者很可能被误诊。统计数据显示，只有 33.1%（44/133）的患者在初次就诊时能够被诊断出来。

WD 的神经系统症状通常始于 20 岁或 30 岁[2]。WD 神经系统表现多种多样，大多为锥体外系功能障碍，早期症状可轻微，进展缓慢，可有阶段性缓慢缓解或加重，也可快速进展，在数月内导致严重失能，尤其是年轻患者。肝硬化患者的神经精神症状可能被误诊为肝性脑病。多个神经精神症状常同时出现，各个症状的轻重可能不同。以神经系统症状为主的 WD 患者的脑脊液铜浓度升高，是正常人群或无神经系统表现的 WD 患者的 3 ～ 4 倍。有中枢神经系统症状的患者大多有肝受累表现。神经系统的常见表现有肌张力障碍、震颤、不自主运动、运动迟缓、肢体僵硬和强直、精神行为异常等。口咽功能障碍（如口齿不清和发音困难）是最常见和明显的症状，出现在早期，表现为吞咽困难导致不同程度的流涎而张嘴，以及肌肉僵硬导致的痉挛性笑声[3]。其他症状，包括肌张力障碍、书写障碍、步态异常、共济失调、自主神经功能障碍、记忆力下降、注意力和认知受损以及敌意，在中国 WD 患者中并不罕见。精神行为异常通常是非特异性的，包括焦虑、抑郁、躁狂、人格改变和智力紊乱等。

【诊断】

WD 的诊断主要依据裂隙灯检查眼部 Kayser-Fleischer（K-F）环，血清铜蓝蛋白和尿铜检测，必要时使用青霉胺激发试验或者肝活检进行确诊。表 16-1 为欧洲肝研究协会收

表 16-1　2001 年莱比锡第 8 届 Wilson 病国际会议的诊断标准（Leipzig 评分系统）

典型临床症状和体征	赋值情况	
Kayser-Fleischer 环	有	2 分
	无	0 分
神经系统症状 **	重度	2 分
	轻度	1 分
	无	0 分
血清铜蓝蛋白	正常（＞ 0.2 g/L）	0 分
	0.1 ～ 0.2 g/L	1 分
	＜ 0.1 g/L	2 分
溶血	有	1 分
	无	0 分
其他检测——肝铜（无胆汁淤积）	＞ 5 倍 ULN（＞ 4 μmol/g）	2 分
	0.8 ～ 4 μmol/g	1 分
	正常（＜ 0.8 μmol/g）	－1 分
	罗丹宁阳性颗粒 *	1 分
其他检测——尿铜（无急性肝炎）	正常	0 分
	1 ～ 2 倍 ULN	1 分
	＞ 2 倍 ULN	2 分
	正常，但青霉胺激发试验后＞ 5 倍 ULN	2 分
其他检测——基因突变	2 条染色体均检测到	4 分
	1 条染色体检测到	1 分
	未检测到突变	0 分

* 没有肝铜定量结果时；** 或脑部磁共振成像的典型异常。ULN，正常值上限

录的 2001 年在德国莱比锡举行的国际 WD 会议上提出的 WD 诊断的评分系统[4]。根据表格症状与体征的赋值情况进行总分加和，总分大于等于 4 分，诊断成立；总分等于 3 分，可以诊断，但需要更多检测；总分小于等于 2 分，则诊断不太可能成立。

二、病例分析

【主诉】

女，40 岁，确诊肝豆状核变性 3 年余，腹胀 2 月。

【病史】

4 年前体检发现脾大，3 年前行肝穿刺提示肝纤维化 Ⅰ 期，基因检测提示 *ATP7B* 基因突变，铜蓝蛋白 0.02 g/L，尿铜 71 μg/24h，确诊“肝豆状核变性”。

【实验室检查】

白细胞 1.69×10^9/L，红细胞 3.38×10^9/L，血红蛋白 95 g/L，血小板 46×10^9/L。

【超声检查】

肝弥漫性病变——肝硬化，胆囊壁增厚，脾大、脾静脉增宽，盆腔积液（图 16-1）。

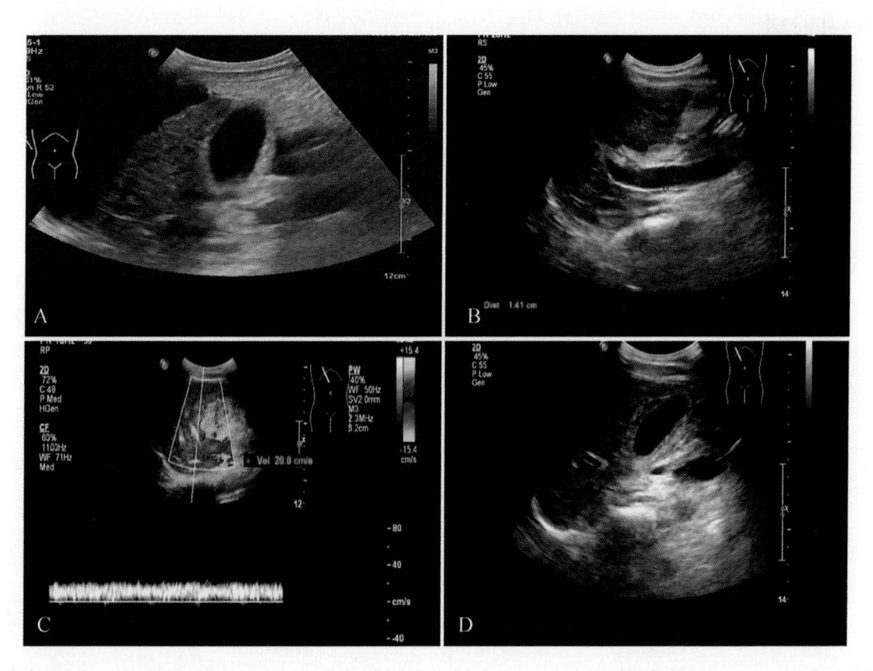

图 16-1　腹部超声。**A.** 肝包膜不光整，肝实质回声不均匀；**B**、**C.** 门静脉宽约 1.4 cm，为入肝血流，流速约 20 cm/s；**D.** 胆囊壁水肿增厚，厚约 0.74 cm；**E.** 脾大，厚约 6.5 cm；**F.** 肋下厚 3.7 cm，肋下长 7.7 cm（下极平脐），包膜完整，回声均匀；**G.** 脾静脉宽约 1.25 cm；**H.** 盆腔积液

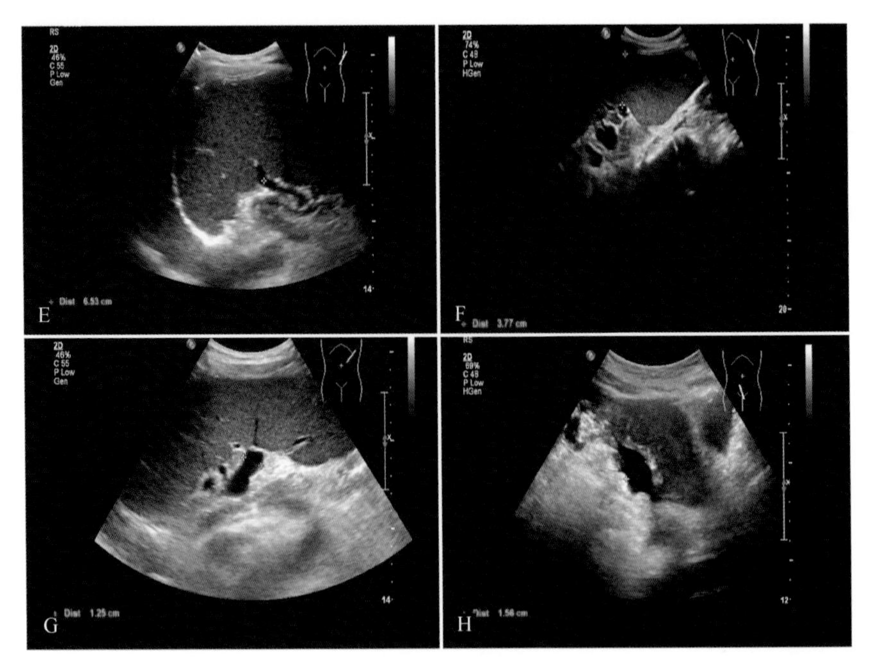

图 16-1 （续）

【头颅 MRI】

双侧基底节区皮质脊髓束信号对称性增高，不能除外肝豆状核变性所致（图 16-2）。

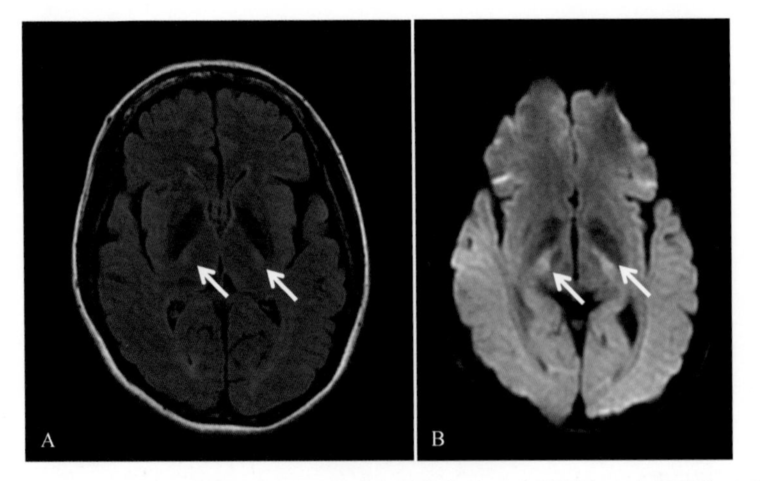

图 16-2　头颅 MRI。**A**、**B**. 双侧基底节区皮质脊髓束信号对称性增高，未见强化（箭头所示）

【胃镜】

胃镜显示食管胃底静脉曲张：食管四壁有静脉隆起，呈串珠状，最大直径 0.8 cm，曲张静脉表面呈蓝色，有红色征，程度 ++ 。

【病理诊断】

肝穿刺标本：肝小叶结构存在。肝小叶内 1/3 肝细胞明显水肿，以中央静脉周围为著；1/3 肝细胞大小泡混合性脂肪变性；点状肝细胞坏死和很少量单核淋巴细胞灶状浸润；局灶肝血窦扩张；少数肝细胞核糖原化。肝细胞界板基本完整，局灶破坏，可见轻度界板性肝炎。汇管区纤维结缔组织中度增生，小叶间胆管增生，少量单核淋巴细胞灶状浸润。病变符合慢性肝炎伴轻度肝细胞脂肪变性（肝炎分级：Ⅱ级；肝纤维化分期：Ⅱ期；肝细胞脂肪变性分度：Ⅱ度。G2S2F2）。电镜：肝细胞排列尚整齐，汇管区结构尚清，毛细胆管扩张，微绒毛减少；肝细胞内细胞器丰富，粗面内质网呈层状排列，可见多量初级溶酶体及次级溶酶体，溶酶体内可见高电子致密物沉积及泡状小体混合存在，糖原未见明显增多，线粒体大小各异。结合光镜，形态符合 Wilson 病。

三、超声表现

WD 的超声表现主要是肝病变，急性肝炎、急性肝衰竭、慢性肝炎、肝硬化和肝性脑病等多种形式。轻者仅表现为肝组织回声增强、减低或不均，还可以表现为肝实质回声增粗、肝增大以及结节改变、脂肪变及纤维化等。WD 的肝实质异质性主要表现为三种模式：①实质异质性；②实质异质性伴多个低回声结节；③实质异质性伴多个高回声和等回声结节。此外，发生肝硬化时可伴有脾大、门脉增宽、腹腔积液等表现[5]。

也有文献报道了经颅超声检查（transcranial sonography，TCS）在 WD 中的应用，其对于脑部微量金属沉积的灵敏度优于 MRI。TCS 检查使用频率为 2 ～ 3 MHz，穿透深度为 16 cm，机械指数为 1.6，动态范围为 55 dB 的超声探头。WD 患者神经系统高回声常见于基底核部位，尤其是豆状核、黑质和尾状核区域，通过测量回声区域的大小以及回声区域内感兴趣区的亮度进行评估和量化[6]。

四、讨论

WD 的早期诊断尤为重要，超声作为肝疾病的重要检查手段对于 WD 的肝病变进展监控具有重要意义。根据患者青少年起病、典型的锥体外系症状、肝病体征、角膜 K-F 环和阳性家族史等可以诊断 WD。此外，CT 及 MRI 发现双侧豆状核区对称性影像改变，血清铜蓝蛋白显著降低和尿铜排出量增高则更支持本病。对于诊断困难者，应争取肝穿刺做肝铜检测，若患者亲属有诊断为 WD 的应予以诊断。本章病例经过基因检测及活检确诊，3 年后发现弥漫性肝硬化。据文献报道，WD 患者肝活检的超微结构改变的特征是严重的线粒体改变，与过氧化物酶体数量增加和大量自由基存在有关[7]。

线粒体是 WD 患者铜毒性的主要靶标，在 WD 的中晚期，铜大量沉积在线粒体中，其诱导产生的过量活性氧抑制了丙酮酸脱氢酶和 α - 酮戊二酸脱氢酶的活性，导致线粒体膜崩解，最终引发肝细胞死亡。研究者 Sheline 发现 Atp7b 小鼠肝损伤模型中肝丙酮酸脱氢酶和 α - 酮戊二酸脱氢酶活性降低，口服硫胺素补充剂有助于其恢复。因此，硫胺素或硫辛酸可能是保护 WD 患者肝的潜在治疗药物[7]。

参考文献

[1] Xie JJ，Wu ZY. Wilson's Disease in China [J]. Neurosci Bull，2017，33（3）：323-330.
[2] Machado A，Chien HF，Deguti MM，et al. Neurological manifestations in Wilson's disease：Report of 119 cases [J]. Mov Disord，2006，21（12）：2192-2196.
[3] 刘焯霖，梁秀龄，张成. 神经遗传病学. 3 版. 北京：人民卫生出版社，2011.
[4] European Association for Study of Liver. EASL Clinical Practice Guidelines：Wilson's disease [J]. J Hepatol，2012，56（3）：671-685.
[5] Akpinar E，Akhan O. Liver imaging findings of Wilson's disease [J]. Eur J Radiol，2007，61（1）：25-32.
[6] Tribl GG，Trindade MC，Almeida KJ，et al. Quantitative transcranial sonography in Wilson's disease and healthy controls：Cut-off values and functional correlates [J]. J Neurol Sci，2018，385：69-74.
[7] Sheline CT，Choi DW. $Cu2^{+}$ toxicity inhibition of mitochondrial dehydrogenases in vitro and in vivo [J]. Ann Neurol，2004，55（5）：645-653.

第十七章

甲状旁腺癌

一、概述

甲状旁腺癌（parathyroid carcinoma，PC）是一种罕见的内分泌恶性肿瘤，占所有原发性甲状旁腺功能亢进病例的1%以下[1]。PC在男性和女性中发病率相近[2]，其发病的中位年龄为44～65岁[3]。在目前的文献中，没有显示出PC与种族、地理区域或社会经济水平的显著相关性。

PC的发病率正在增加，可能是因为更广泛的常规血清钙筛查[4]。高钙血症是由甲状旁腺激素（parathyroid hormone，PTH）分泌增加和异常引起的。与良性甲状旁腺腺瘤（benign parathyroid adenomas，BPA）患者相比，PC患者症状更明显，血钙和PTH浓度升高更明显。值得注意的是，PC的诊断具有挑战性，通常只有在术后通过组织病理学才能确诊。某些组织病理学特征提示PC，但确诊取决于是否侵犯周围组织或远处转移[5]。手术是主要的初始治疗方法。*CDC73*突变已被认为在分子发病机制中发挥重要作用，并与某些散发性PC的易感性以及遗传综合征［如甲状旁腺功能亢进–颌骨肿瘤综合征（hyperparathyroidism jaw tumor syndrome，HPT-JT）］相关[6]。

PC患者最常见的症状和体征包括骨骼和肌肉疼痛、神经精神症状、肾结石、高钙危象、骨量减少/骨质疏松、病理性骨折和颈部肿块。有一项综合了27项研究、932例患者的荟萃分析总结了PC患者的临床表现[7]：45.8%（427/932）的患者出现骨质疏松/骨量减少、骨折及骨骼和肌肉疼痛或无力，37.2%（47/932）的患者有肾或泌尿系结石、肾衰竭等肾表现，其次为乏力（13.6%，127/932）、颈部包块（11.9%，111/932）和神经精神症状（11.2%，104/932），只有3%（28/932）的患者无症状。

二、病例分析

【病史】

男，68岁，患者1年前发现高钙血症，未重视。1月前体检发现甲状旁腺肿物，后因右下肢无力就诊。无颈部疼痛等不适。

【超声检查】

右侧甲状腺中部背侧实性结节——甲状旁腺来源，腺瘤可能，癌不除外（图17-1）。

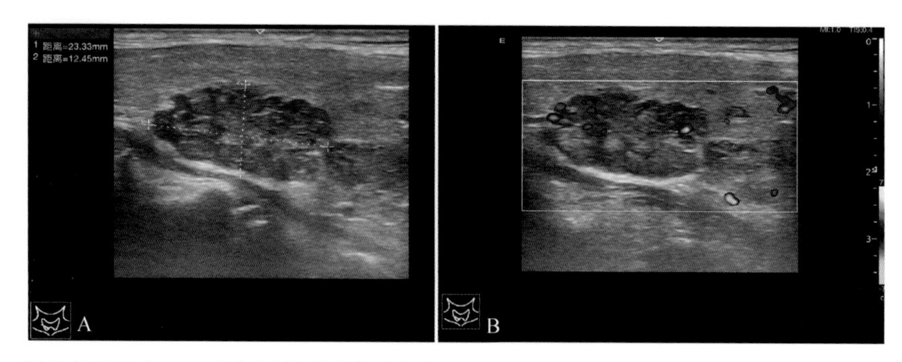

图 17-1　甲状旁腺超声。**A**. 右侧甲状腺中部背侧低回声结节，大小约 2.3 cm×1.2 cm，边界清，形态欠规则；**B**. CDFI：结节内可见丰富血流信号

【颈部增强 CT】

甲状腺右叶后方结节（图 17-2）。

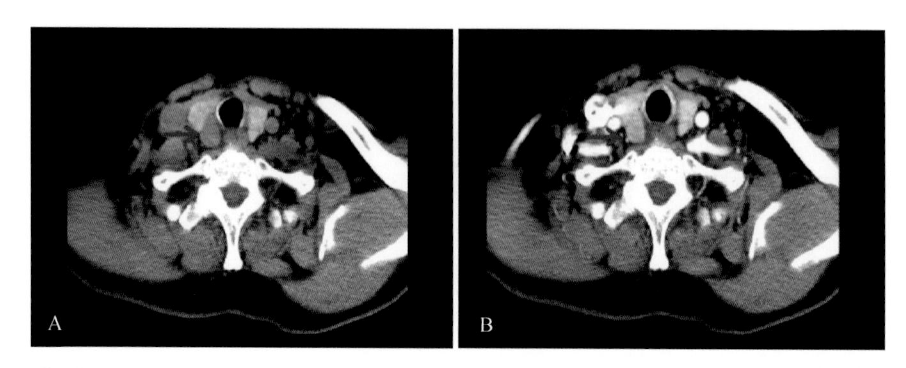

图 17-2　颈部增强 CT。**A**. 平扫轴位。甲状腺右叶后方见类圆形低密度结节，大小约 2.0 cm×1.8 cm；**B**. 增强轴位。病变较均匀强化（箭头所示），邻近的甲状腺受推挤向前外侧移位，相应节段主支气管略受压

【甲状旁腺核素显像】

甲状腺右叶后方结节，代谢增高，结合临床（图 17-3 至图 17-5）。

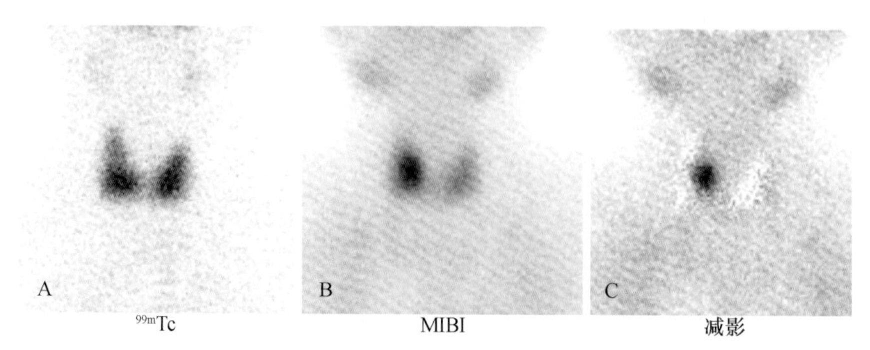

图 17-3　甲状旁腺核素显像。**A** ~ **C**. 减影法。静脉注射 ^{99m}TcO4- 1 mCi 后 20 分钟行甲状腺区显像，继之注射 ^{99m}TC-MIBI 20 mCi 后行甲状腺区显像。**D**、**E**. 双时相法。于注射 ^{99m}TC-MIBI 后 20 分钟及 2 小时采集静态图像，甲状腺洗脱不对称，右叶中部见放射性延迟洗脱

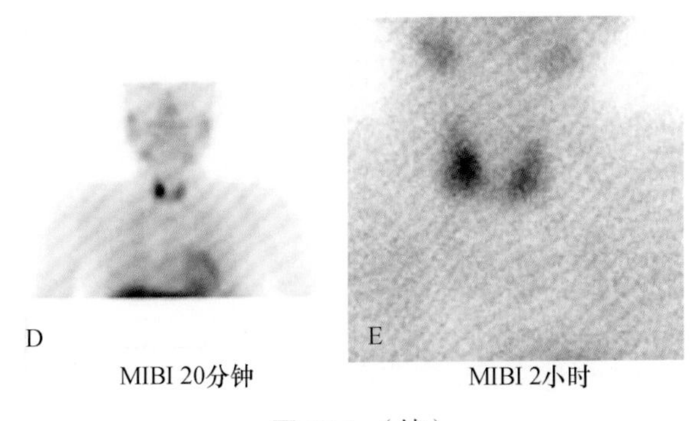

图 17-3 （续）

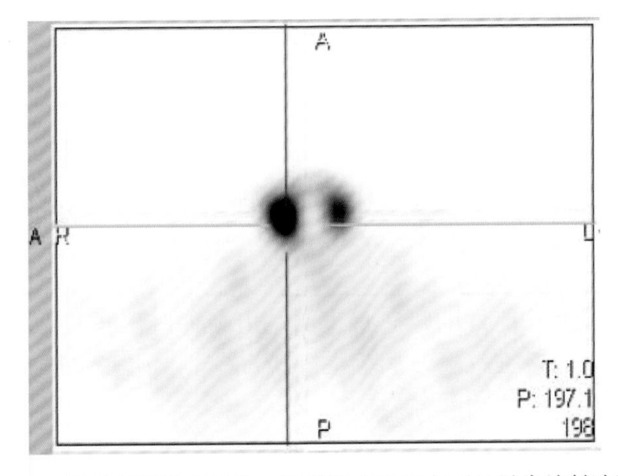

图 17-4　甲状旁腺核素显像。甲状腺右叶后方可见异常放射浓聚灶

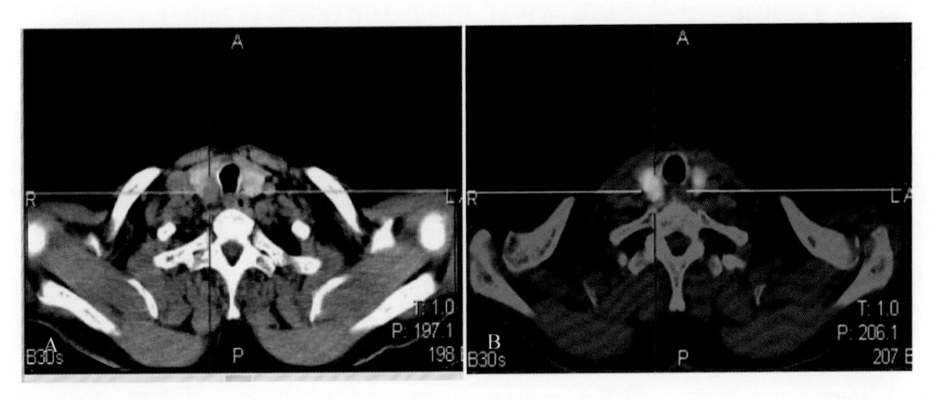

图 17-5　甲状旁腺核素断层显像示甲状腺右叶后方类圆形低密度结节，大小约 2.0 cm×1.8 cm，可见放射性浓聚

【术后病理】

甲状旁腺癌。

三、超声表现

甲状旁腺癌通常体积大于甲状旁腺腺瘤，前者直径通常大于 2 cm，而后者平均直径

约为 1 cm。在超声检查中，甲状旁腺癌也经常有小叶状分叶、不均匀的内部结构和内部囊性成分。然而，较大的腺瘤也可能具有这些特征。在许多病例中，超声检查难以与大的良性腺瘤鉴别。虽然超声发现邻近结构（如血管或肌肉）受侵是术前超声诊断恶性肿瘤的可靠标准，但这并不是一种常见的表现[8]。

四、讨论

PC 的病因尚不明确。PC 通常是一种散发性疾病，但它可能作为家族性原发性甲状旁腺功能亢进症（primary hyperparathyroidism，PHPT）中特定综合征的一部分出现，特别是 HPT-JT，以及罕见的多发性内分泌肿瘤 1 型（MEN1）和 2A 型（MEN2A）[9]。

HPT-JT 是一种罕见的常染色体显性遗传病，其特征为多发性甲状旁腺肿瘤伴有 PC 风险增加（15%）、颌骨 / 下颌骨骨化纤维瘤（15%）、肾异常（25% ～ 50%）和子宫肿瘤（在女性患者中高达 75%）。*CDC73* 基因的生殖系突变（位于 1q32.1）已在 HPT-JT 中得到确认。对于诊断为甲状旁腺癌的患者，建议进行基因检测，与 *CDC73* 相关的生殖细胞系疾病以常染色体显性方式遗传，大约 20% 的散发性甲状旁腺癌患者携带 *CDC73* 突变，而大约 15% 的 *CDC73* 生殖细胞系突变患者表现为甲状旁腺癌[10]。

大多数甲状旁腺癌是功能性的，症状主要是由高钙血症和 PTH 水平升高引起。在某些患者中，高钙血症同时发现可触及的颈部肿块和（或）喉神经麻痹，则应考虑存在 PC 可能。大多数 PC 患者表现为血钙明显升高（＞ 13 ～ 15 mg/dl），并伴有高钙血症症状（通常伴有多尿、多饮、乏力、厌食、呕吐、体重减轻等）。PTH 水平也高于正常上限的 2 倍以上，通常是正常上限的 3 ～ 10 倍[11]。超声和 ^{99m}Tc-MIBI 显像是最常用的影像学诊断方法。有文献报道一些超声特征可以在术前鉴别甲状旁腺癌和甲状旁腺瘤。当病变较大（大于 3 cm）、边缘不规则伴局部组织侵犯、内部回声不均匀、有钙化时，为 PC 的可能性大。超声诊断甲状旁腺肿瘤的敏感性为 100%，特异性为 96.9%，准确性为 97.4%[12]。

手术是 PC 的主要治疗方式。通过完全肿物手术切除合并显微镜下阴性切缘，是实现最佳治愈的机会。然而，关于是否有必要对中央区进行选择性颈部淋巴结清扫尚无共识。手术治疗后，随访的目的是早期检测局部复发和（或）转移。PC 患者应终身随访，密切监测血清钙和 PTH（即前 5 年每半年一次，之后每年一次），并每年进行颈部超声检查[13]。

参考文献

[1] Ruda JM，Hollenbeak CS，Stack BC Jr. A systematic review of the diagnosis and treatment of primary hyperparathyroidism from 1995 to 2003 [J]. Otolaryngol Head Neck Surg，2005，132（3）：359-372.

[2] Lo WM，Good ML，Nilubol N，et al. Tumor Size and Presence of Metastatic Disease at Diagnosis are Associated with Disease-Specific Survival in Parathyroid Carcinoma [J]. Ann Surg Oncol，2018，25（9）：2535-2540.

[3] Sadler C，Gow KW，Beierle EA，et al. Parathyroid carcinoma in more than 1，000 patients：A population-level analysis [J]. Surgery，2014，156（6）：1622-1629.

［4］Lee PK，Jarosek SL，Virnig BA，et al. Trends in the incidence and treatment of parathyroid cancer in the United States［J］，Cancer，2007，109（9）：1736-1741.
［5］Erickson LA，Mete O，Juhlin CC，et al. Overview of the 2022 WHO Classification of Parathyroid Tumors［J］. Endocr Pathol，2022，33（1）：64-89.
［6］Gill AJ. Understanding the genetic basis of parathyroid carcinoma［J］. Endocr Pathol，2014，25（1）：30-34.
［7］Roser P，Leca BM，Coelho C，et al. Diagnosis and management of parathyroid carcinoma：a state-of-the-art review［J］. Endocr Relat Cancer，2023，30（4）：e220287.
［8］Carol M. Rumack，Deborah Levine. Diagnostic ultrasound［M］. 5th ed. Philadelphia：Elsevier，2018：732-758.
［9］Cinque L，Pugliese F，Salcuni AS，et al. Molecular pathogenesis of parathyroid tumours［J］. Best Pract Res Clin Endocrinol Metab，2018，32（6）：891-908.
［10］Cetani F，Pardi E，Marcocci C. Update on parathyroid carcinoma［J］. J Endocrinol Invest，2016，39：595-606.
［11］Schulte KM，Talat N. Diagnosis and management of parathyroid cancer［J］. Nat Rev Endocrinol，2012，8：612-622.
［12］Nam M，Jeong HS，Shin JH. Differentiation of parathyroid carcinoma and adenoma by preoperative ultrasonography［J］. Acta Radiol，2017，58：670-675.
［13］Rodrigo JP，Hernandez-Prera JC，Randolph GW，et al. Parathyroid cancer：An update［J］. Cancer Treat Rev，2020，86：102012.

第十八章

黏多糖贮积症

一、概述

黏多糖贮积症（mucopolysaccharidosis，MPS）是一组复杂的、进行性多系统受累的溶酶体病，是由于降解糖胺聚糖［glycosaminoglycan，GAG；又称黏多糖（mucopolysaccharide）］的相关酶（溶酶体酶）缺乏所致。不能完全降解的黏多糖在溶酶体和细胞基质中贮积，导致组织和器官功能损害，可造成面容异常、神经系统受累、骨骼畸形、肝脾大、心脏病变、角膜混浊等。心脏瓣膜改变多出现在疾病后期，严重时可导致充血性心力衰竭。MPS共分为7型，分别为MPS Ⅰ、Ⅱ、Ⅲ、Ⅳ、Ⅵ、Ⅶ、Ⅸ型。涉及11个基因编码的11种溶酶体酶，除MPS Ⅱ型为X连锁遗传外，其余皆属常染色体隐性遗传[1-2]。

【发病率】

MPS患病率约为1/100 000，亚洲人群中MPS Ⅱ型患者最多，但缺乏大样本流行病学数据。

【发病机制】

黏多糖是一种长链复合糖分子，用于构建体内骨骼、软骨、皮肤、肌腱和许多其他组织。在微观水平上，该疾病的特征在于所有组织中都存在富含GAG的细胞，主要为巨噬细胞和成纤维细胞，还包括骨骼、肌肉细胞和神经细胞。细胞外的GAG沉积物会因组织吸收更多的水分而膨胀。GAG沉积物和富含GAG的细胞也会干扰胶原蛋白和弹性纤维组织[3]。

1. 瓣膜异常　GAG是心脏瓣膜和大血管的正常组成部分。因此，MPS与心脏瓣膜疾病之间存在很强的相关性，最常受累的瓣膜是二尖瓣和主动脉瓣。瓣膜被含有GAG的活化瓣膜间质细胞浸润，以及过多的胶原蛋白沉积，致使二尖瓣和主动脉瓣增厚。功能结局包括瓣膜活动性差、反流以及狭窄，可导致心房和（或）心室容量超负荷、心腔扩张，最终发生收缩和舒张功能障碍[4]。

2. 冠状动脉疾病　血管中的GAG沉积也会导致冠状动脉狭窄。肌内膜胶原蛋白的积累进一步导致管腔变窄。目前尚不清楚为何冠状动脉优先受累，而其他动脉则不受影响。

3. 其他血管变化　部分还伴有大血管壁增厚，导致管腔变窄。主动脉弹性减低可能与GAG介导的弹性蛋白纤维破坏有关，导致弹性蛋白含量降低和结构异常。

4. GAG可以贮积于心肌细胞、心内膜细胞和间质中，导致室壁增厚和心室质量增加。

组织学显示心肌细胞肿胀、大量胶原和空泡化的间质细胞。

【临床表现】

MPS 根据缺乏的酶和积累的底物分为七种类型（Ⅰ、Ⅱ、Ⅲ、Ⅳ、Ⅵ、Ⅶ和Ⅸ型），各型 MPS 的临床表现既有共同之处，又有各自的特点[1, 5]。

1. 头颈部　粗糙面容，多毛症 / 毛发浓密，听力下降，大头畸形 / 舟状头畸形，角膜混浊，牙列异常，J 形蝶鞍。

2. 骨关节　身材矮小，鸡胸或短颈的桶状胸，楔形锥体，扁平椎，脊柱后凸（胸椎、腰椎）、前凸（腰椎），肋骨前部"飘带样"增宽，关节僵直，髋关节发育不良，膝外翻，齿突发育不良，爪形手，子弹形指骨，腕管综合征，关节松弛。

3. 心血管　心脏瓣膜增厚 / 功能障碍，左心室心肌肥厚，先天性心脏缺陷。

4. 神经系统　发育迟缓 / 智力障碍，脑室扩大，血管周围间隙扩张，肌张力减退，腱反射差，多动 / 攻击性行为。

5. 呼吸系统　支气管阻塞，复发的呼吸道感染，阻塞性气道疾病。

6. 腹部　肝大 / 脾大，脐疝 / 腹股沟疝。

【确诊标准】

各型 MPS 的临床症状相互重叠导致诊断较为困难，需要结合临床表现、实验室检查、酶活性测定和相应的基因分析。首先对可疑患者尿样或血样中的氨基葡聚糖和寡糖进行初步筛查分析，再通过对外周血细胞、皮肤成纤维细胞、骨髓抽提物等标本中特异性溶酶体酶的活性检测，对该组疾病进行鉴别诊断和确诊。该组疾病的基因突变谱非常明确，运用基因检测分析，可以在早期发现潜在的致病因素，在产前诊断中起重要作用。但基因分析方法本身也有一定的局限性，还不能对所有的 MPS 做出明确诊断，而相应的酶学检测是从蛋白质功能的角度直接检测功能是否正常，是该病诊断的金标准。

二、病例分析

【主诉】

女，48 岁，黏多糖贮积症Ⅳ型。跌倒后双手麻木，无力 5 月余，加重伴左下肢无力 2 周。

【病史】

患者于 5 个月前不慎摔倒，右侧肢体着地，右肘关节软组织损伤，进行抗炎、止痛、理疗治疗。右肘关节疼痛有所缓解，但双手指麻木，双手无力、笨拙，未经治疗，症状呈渐进性加重，麻木向上肢近端发展。2 周前出现左下肢无力，走路不稳就诊。双髋关节置换，四肢关节变形多年。

【查体】

颈椎生理曲度变直，颈椎活动明显受限。四肢各大关节及双手指间关节粗大、增生变形，肘关节及膝关节呈屈曲挛缩畸形、僵硬，各关节活动受限。左手及左前臂、左上臂外侧皮肤针刺觉减退，右手及右前臂皮肤针刺觉减退。

【超声检查】

主动脉瓣反流（图 18-1）。

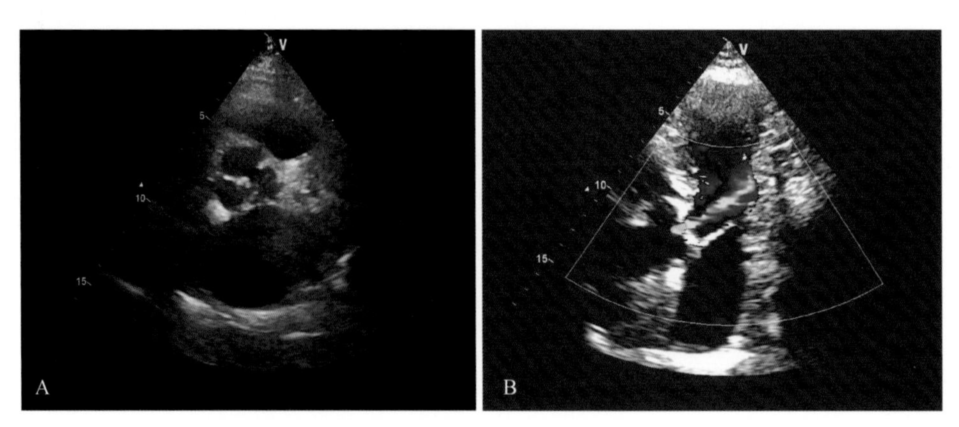

图 18-1　超声心动图。**A.** 大动脉短轴切面。主动脉瓣增厚，回声增强；**B.** 心尖五腔心切面。主动脉瓣反流

【颈椎胸椎 MRI】

多发椎体变扁，发育不良；胸椎退行性变，楔形变；颈椎变扁，C1～2 阻滞椎；脊髓水肿或变性（图 18-2）。

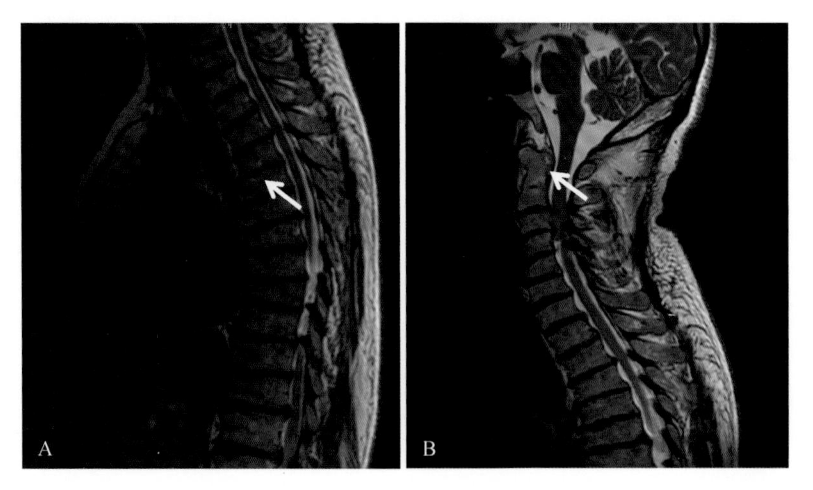

图 18-2　颈椎胸椎 MRI。**A.** 胸椎楔形改变，可见 Schmor 结节（箭头所示）；**B.** 颈椎椎体变窄，寰枢关节融合（箭头所示），椎小关节肥大

三、超声表现

超声心动图可见瓣膜病变（依次为二尖瓣、主动脉瓣、三尖瓣和肺动脉瓣），可见瓣膜明显增厚，回声增强，以瓣尖为著，启闭异常，进行性加重。心肌亦可受累，可表现为心肌回声增强、增厚及运动异常，晚期见充血性心力衰竭等。

四、讨论

MPS 是一种罕见的溶酶体疾病，患者因黏多糖酶缺乏，导致进行性 GAG 分解代谢障碍，引发一系列病理改变。瓣膜受累时发生变性、增厚、粘连，失去正常的形态和功能[6]。超声心动图可以观察到瓣膜受累程度和累及范围，轻度或病情稳定的瓣膜病患者应每年接受一次临床评估、心电图和超声心动图检查，重度瓣膜病及药物治疗无法控制心力衰竭症状的患者应增加检查频次。瓣膜病可采用保守方法治疗，当有手术指征时需要有经验的心脏团队进行评估和瓣膜置换。在明确诊断的基础上，对 MPS 进行相应的支持治疗、酶替代疗法及造血干细胞移植。

MPS 患者应进行遗传咨询，除Ⅱ型外均为常染色体隐性遗传病，患者父母再次生育再发风险为 25%，男女患病率相同。MPS Ⅱ型为 X 连锁遗传病，其先证者同胞的患病风险决定于其母亲的携带状态。如果母亲为突变携带者，子代的风险为 50%。通常男性患病，女性多为携带者，女性携带者有少于 10% 的可能性会发病。应对所有患者及其家庭成员提供必要的遗传咨询，对高风险胎儿进行产前诊断[2]。

参考文献

[1] Vasilev F，Sukhomyasova A，Otomo T. Mucopolysaccharidosis-Plus Syndrome [J]. Int J Mol Sci，2020，21（2）：421.

[2] 张抒扬. 罕见病诊疗指南（2019 年版）. 北京：人民卫生出版社，2019.

[3] Hampe CS，Eisengart JB，Lund TC，et al. Mucopolysaccharidosis Type I：A Review of the Natural History and Molecular Pathology [J].Cells，2020，9（8）：1838.

[4] Braunlin E，Tolar J，Mackey-Bojack S，et al. Clear cells in the atrioventricular valves of infants with severe human mucopolysaccharidosis（Hurler syndrome）are activated valvular interstitial cells [J]. Cardiovasc Pathol，2011，20（5）：315-321.

[5] 中华医学会儿科学分会内分泌遗传代谢学组，中国罕见病联盟，中华儿科杂志编辑委员会. 黏多糖贮积症 I 型诊疗专家共识（2022）[J]. 中华儿科杂志，2023，61（3）：203-208.

[6] Boffi L，Russo P，Limongelli G，et al. Early diagnosis and management of cardiac manifestations in mucopolysaccharidoses：a practical guide for paediatric and adult cardiologists [J]. Ital J Pediatr，2018，44（Suppl 2）：122.

第十九章

遗传性血色病

一、概述

遗传性血色病（hereditary hemochromatosis，HH）是一种低外显率的常染色体隐性遗传病，是导致慢性铁过载的主要病因之一。病理特征为受累个体 *HFE* 基因纯合性 C282Y 变异，导致患者终生肠道铁吸收增加，过多的铁沉积于肝、心脏和胰腺等器官中，发生铁过载，铁过载引起氧化应激，从而导致组织损伤，最终产生受累部位的退行性变和纤维化，出现代谢和功能失常。*HFE* 纯合性 C282Y 变异（或极少数情况下，其他调节铁摄取的基因的致病变异）是发生血色病的必要条件，但不是充分条件，要出现有临床意义的组织内铁沉积，通常需要持续几十年的铁过量吸收且不伴有失血。因而 HH 的评估和诊断需要综合考虑遗传信息与组织铁沉积的情况[1]。

【发病率】

在早期研究中，因 HH 仅在重度铁过载患者中得到诊断，其发病率存在低估。直到 20 世纪 80 ～ 90 年代，研究发现铁吸收异常增加在欧洲人群中十分常见，发病率为 0.2% ～ 0.7%[2]。HH 是欧洲最常见的遗传疾病之一，但在其他地区（非洲、亚洲和南美洲）个体中少见[3]。在 1996 年发现 *HFE* 基因后，进一步人群筛查估计发现，该基因存在于 6.4% 的美国白人以及 4% ～ 5% 的欧洲白人中，在东亚人中极为罕见（＜ 0.1%），这一发现和 HH 在不同人群中的发病差异相符合。

【发病机制】

HH 最常由 *HFE* 基因的纯合性 C282Y 变异导致，纯合性 C282Y 变异是 HH 的临床发病基础，上述变异导致此类人群的十二指肠对铁的过度吸收，最终发生全身铁过载[1]。

【确诊标准】

对于存在铁过载的 *HFE* 纯合突变（C282Y）或非 *HFE* C282Y 变异的其他罕见基因变异的患者，可明确诊断 HH；如果没有铁过载，也不存在 *HFE* C282Y 变异及其他罕见突变，可明确排除 HH。除上述的确诊和排除标准外，有许多 *HFE* C282Y 变异个体没有铁过载，此时应该告知患者其基因型和表型，表明潜在风险，并建议定期测定铁蛋白水平，当出现铁过载时再进行干预。

二、病例分析

【主诉及病史】

男，45 岁，腹胀、腹痛、腹泻 6 月余，皮肤和巩膜黄染 5 月余。

【实验室检查】

丙氨酸转氨酶（ALT）277.48 U/L ↑，天冬氨酸转氨酶（AST）359.6 U/L ↑，总胆红素 102.8 umol/L ↑，直接胆红素 98.6 umol/L ↑，糖类抗原 199（CA199）4452 U/ml ↑，血清铁 21.6 μmol/L，铁蛋白 2940 ng/ml ↑，总铁结合力 35.6 μmol/L ↓，不饱和铁结合力 14 μmol/L ↓。

【超声检查】

肝实质弥漫性病变（图 19-1）。

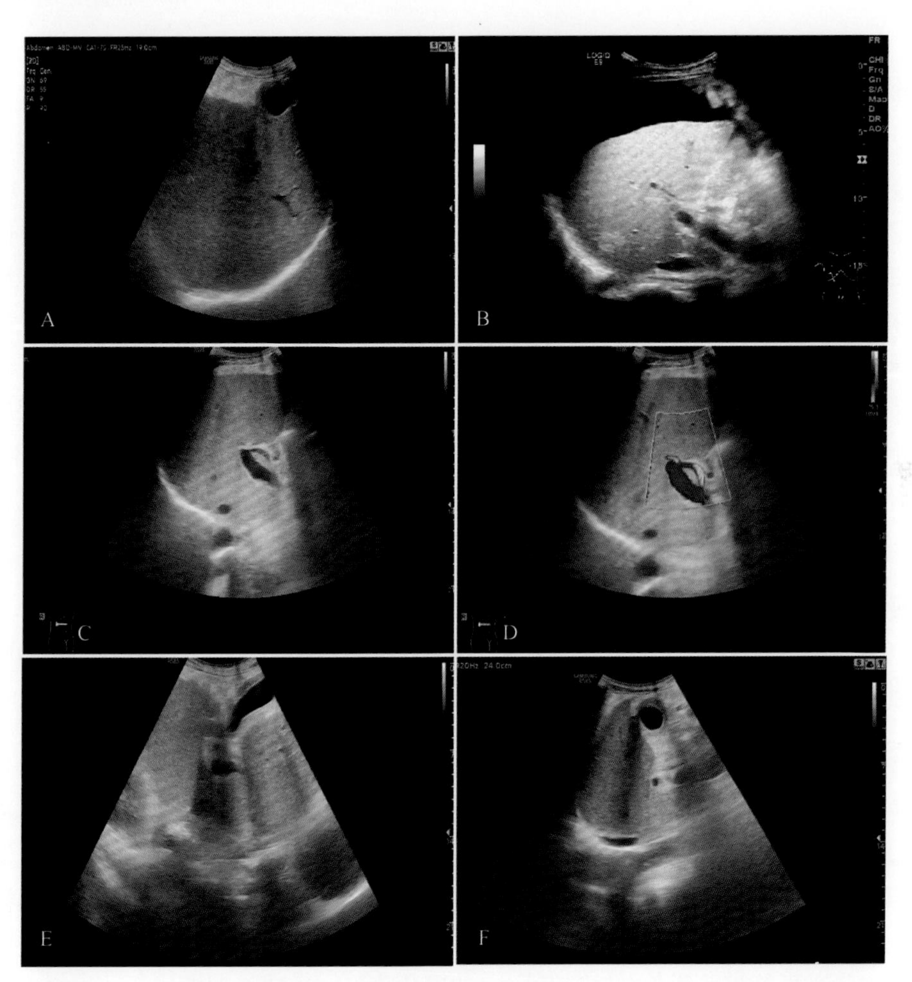

图 19-1　腹部超声。**A.** 肝右叶形态饱满；**B.** 腹腔积液，肝边缘不光滑；**C**、**D.** 第一肝门处可见肝动脉扩张，与门静脉主干一起呈“假双管征”；**E**、**F.** 胆囊壁水肿增厚

【MRI】

肝实质T2加权信号减低（图19-2A）。

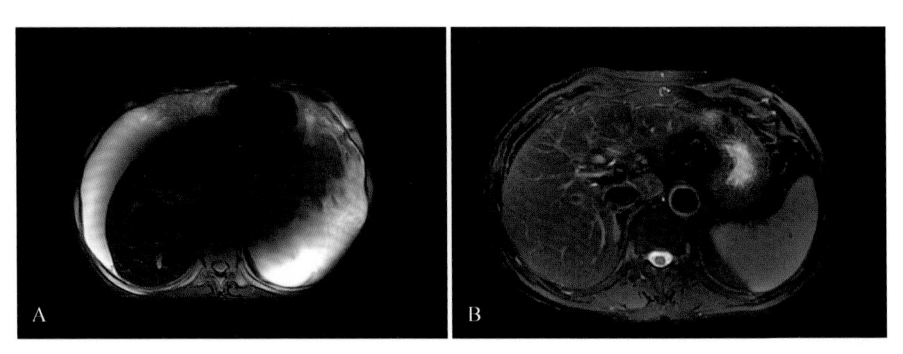

图19-2　腹部MRI。图**A**为本例血色病患者的MRI T2WI图像，对比图**B**（61岁非血色病肝硬化患者的T2WI图像）可见因铁沉积所致的显著肝信号弥漫性减低

【病理】

肝穿刺结果：肝小叶内多数肝细胞质内可见中等量黄褐色色素颗粒沉积；少数肝细胞嗜酸性变，30%肝细胞大小泡混合性脂肪变性；局灶肝血窦明显扩张，肝血窦内Kupffer细胞明显增生肥大。肝细胞界板大部分破坏，可见中度界板性肝炎。病变符合慢性肝炎（肝炎分级：3级，肝纤维化分期：3期，肝细胞脂肪变性分度：2度；G3S3F2），结合临床和特殊染色结果，慢性肝炎的病因考虑为血色病。

特殊染色结果：普鲁士蓝染色，显示多数肝细胞内可见中等量铁颗粒沉积。

电镜报告：肝细胞明显水肿，局灶可见双核肝细胞（肝细胞再生），线粒体明显肿胀且大小不一；多数肝细胞内可见少量-中等量的色素颗粒，颗粒大小不一，形态不规则，电子致密度不一，形态符合铁颗粒。结合临床，病变符合血色病。

【临床诊断】

肝硬化失代偿期Child-Pugh分级C级，门脉高压性腹水、低蛋白血症。

三、超声表现

肝作为富含转铁蛋白受体的器官，是生理状态下铁储存的主要部位，也是HH患者铁沉积的主要部位，心脏、性腺、垂体、皮肤、胰腺和甲状腺也因富含转铁蛋白受体而成为HH累及的主要器官[4]。

由于肝的特殊功能和解剖位置，与肠道物质吸收增加相关的疾病往往首先具有肝表现。铁沉积引起的进行性肝损伤导致肝纤维化并可最终发展为肝硬化，相应超声上表现为肝硬化、门脉高压等相关征象。铁过载还容易累及胰腺，导致2型糖尿病，尽管多达50%有症状的HH患者合并有糖尿病，但影像学上无明显异常表现[5]。

过量的铁沉积于心脏可导致铁过载心肌病（iron overload cardiomyopathy，IOC），定义为心脏中铁沉积增加导致的收缩或舒张性心脏功能障碍。由于心脏铁沉积最初开始于心外膜，然后延伸到心肌，最后累及心内膜，因而超声心动图上舒张功能异常较收缩功能异常出现更早[6]，使用组织多普勒技术可更敏感地发现受累心肌的舒张功能障碍。Shizukuda 等进一步发现，用彩色编码组织多普勒图像后获得的舒张应变率还可较敏感地反映心肌铁沉积所致的氧化应激水平[7]，提示 HH 患者超声心动图检查的舒张期相关参数可以作为心肌铁过载氧化应激水平的标志。相比于心室的舒张异常，心房收缩功能增强可能是提示出现 HH 心脏受累更早的超声心动图表现[8]，这一发现可用于早期监测心肌铁过载所致的心脏损伤，从而及时启动放血疗法等临床治疗措施降低铁负荷，避免心肌铁负荷进一步增加所致的心律失常、限制性心肌病、甚至猝死等不良事件的发生。

HH 也可累及运动系统，关节是最常见的受累部位。一项研究血色病受累关节超声表现的研究报道，大约 2/3 的 HH 患者会出现关节累及，最终导致血色病相关性关节炎（hereditary hemochromatosis arthritis，HH-A），并且 HH-A 患者中都会发现至少一种如下超声异常——骨侵蚀、骨赘、滑膜或肌腱增厚回声减低、滑膜或肌腱内血流信号丰富、软骨损伤、病变内钙质沉着；通过对比 HH-A 和风湿性关节炎（rheumatic arthritis，RA）的超声表现发现，二者大部分超声征象和结构变化的总体程度相似，但显著不同的是，HH-A 患者更容易表现出软骨损伤［HH-A，$n = 22$（84.6%）；RA，$n = 21$（56.8%）；$P = 0.036$］，原因可能与 HH-A 患者受累关节组织中明显增加的中性粒细胞有关[9]。一项研究对 15 例 HH 患者和 39 例骨关节炎患者术中采集的滑膜组织分析后发现，HH 关节病组织中性粒细胞明显浸润，尤其是在铁沉积显著的关节，而中性粒细胞的浸润可增加基质酶的产生，该酶可导致软骨退化并加速关节的进行性损伤[10]。

四、讨论

正常人体内铁含量为 3 ～ 4 g，主要存在形式为循环红细胞内的血红蛋白，当铁摄入增多或铁摄入正常但肠道铁吸收增多时，会发生铁过载，而导致肠道铁吸收增加的最主要原因为 HH。HH 患者每日膳食铁吸收量为 2 ～ 4 mg，是非 HH 者的 2 倍，若每日需 1 ～ 2 mg 的铁来补充正常生理损耗，则 HH 患者增加的铁吸收量可导致每日有大约 3 mg 铁是超出需求的，长此以往，铁蓄积每年可达到 1 g，10 年即 10 g。女性 HH 患者因为月经和（或）妊娠导致的出血，症状和体征出现稍晚，因此和女性患者相比，男性患者更常出现重度铁过载而且出现相应症状及体征通常较早，最常出现症状的年龄为 30 ～ 40 岁左右[3]。

本章病例为 45 岁男性患者，因较长时间的高水平铁负荷使得其肝组织受损明显，已达到肝硬化失代偿期（Child-Pugh 分级 C 级），超声图像上可见肝实质回声粗糙，体积增大，肝动脉扩张，胆囊壁水肿增厚。HH 的治疗方式相对简单且明确，且耐受性好，对于没有合并显著贫血的患者，放血疗法是主流治疗方式，若存在贫血状态，则可使用铁螯合剂与血中的铁结合，从而促进铁的排泄。如未进行及时治疗，铁过载可能带来严重问题，发生致命的器官毒性，以最常见的铁沉积部位肝为例，未经治疗的血色素沉着症可导致慢性肝病、纤维化、肝硬化和肝细胞癌。综上，早期明确诊断和积极监测有利于 HH 患者的及时治疗，避免受累器官发生永久性损害。

1. HH 的诊断现状　在 HH 的诊断过程中，有无家族史具有重要提示作用，有文献报道其诊断敏感性为 81%，特异性为 97%。其次，HH 患者容易出现多器官功能异常，因而相关的临床症状对于提示诊断也有重要的补充价值。一项纳入 251 例 HH 患者的研究总结该病的常见临床症状为：肝功能异常（75%）、糖尿病（48%）、心电图异常（31%）和勃起功能障碍（男性患者中占比 45%）。除累及内脏器官外，过量的铁沉积于皮肤可导致特征性的青铜色皮肤，发生率高达 70%。对于运动系统，关节是最常受累的部位，导致约 44% 的患者出现关节痛，尤其以第二和第三掌指关节为著[11]。

多种影像学检查可以作为辅助手段来寻找 HH 的证据，例如肝、心脏、关节等部位的异常表现，此时家族史和常见的症状就能为影像医师提供诊断方向、明确诊断重点。最终通过相关基因突变、铁代谢检查及肝功能检查确诊 HH。

2. 影像学在 HH 中的诊断价值　多种影像学手段可以用作器官铁过载的定性、定量诊断，为明确病程提供重要依据。

（1）MRI 可定量探测肝内铁沉积：肝内含铁血黄素的顺磁性作用导致 MRI 成像过程中局部磁场不均匀，使得在 T2WI 成像中发生铁沉积的肝实质的信号强度明显降低，因而可敏感地检测肝内铁沉积，通过量化 T2WI 的信号强度比还可定量反映肝内铁沉积水平[12]，有利于量化肝内铁含量，从而估测肝损伤程度，早期肝内铁含量测定也可提供发生肝纤维化的风险等预后信息[13]。此外，由于肝是铁沉积量会随着全身铁含量的增加而持续增加的唯一器官，肝内铁含量也可反映出全身铁过载的程度，因此可以用作全身铁过载的替代指标[14]。

（2）超声弹性成像可监测 HH 所致的肝纤维化程度：HH 患者肝纤维化程度和肝铁负荷程度、持续时间密切相关，监测 HH 患者纤维化程度对患者管理、预后评估和长期随访有重要意义。实时弹性成像（real-time elastography，RTE）对于 HH 患者肝纤维化分级具有优秀的诊断效能，对于≥ 2 级的肝纤维化诊断准确率为 0.798（95%CI 0.674 ～ 0.890），对≥ 3 级的肝纤维化诊断准确率可达 0.909（95%CI 0.806 ～ 0.968）[15]。

HH 应早诊断早治疗，是否具有家族史具有重要提示作用，尤其是对于出现不明原因的肝、心脏、内分泌系统等多系统损害的患者，要考虑到 HH 的可能。对于疑似 HH 的患者，影像学可提供更多信息协助诊断：MRI 能敏感地评估实质器官内的铁沉积，可作为器官铁沉积可视化的最佳手段；超声弹性成像、超声心动图和肌肉骨骼系统的超声检查可明确是否存在肝、心脏、运动系统等多系统的累及，帮助 HH 的诊断，并且由于超声检查具有方便、快捷、经济等优势，在 HH 患者的影像学监测中更具价值。

参考文献

[1] Pietrangelo A. Genetics，Genetic Testing，and Management of Hemochromatosis：15 Years Since Hepcidin [J]. Gastroenterology，2015，149（5）：1240-1251.e4.

[2] Billings PR，Barash C，Geller LN，et al. Screening for hemochromatosis [J]. N Engl J Med，1993，329（27）：2037-2038.

[3] Crownover BK，Covey CJ. Hereditary hemochromatosis [J]. Am Fam Physician，2013，87（3）：183-190.

[4] Alústiza JM, Castiella A, De Juan MD, et al. Iron overload in the liver diagnostic and quantification [J]. Eur J Radiol, 2007, 61 (3): 499-506.

[5] Utzschneider KM, Kowdley KV. Hereditary hemochromatosis and diabetes mellitus: implications for clinical practice [J]. Nat Rev Endocrinol, 2010, 6 (1): 26-33.

[6] Liu P, Olivieri N. Iron overload cardiomyopathies: new insights into an old disease [J]. Cardiovasc Drugs Ther, 1994, 8 (1): 101-110.

[7] Shizukuda Y, Bolan CD, Tripodi DJ, et al. Does oxidative stress modulate left ventricular diastolic function in asymptomatic subjects with hereditary hemochromatosis? [J]. Echocardiography, 2009, 26 (10): 1153-1158.

[8] Shizukuda Y, Bolan CD, Tripodi DJ, et al. Significance of left atrial contractile function in asymptomatic subjects with hereditary hemochromatosis [J]. Am J Cardiol, 2006, 98 (7): 954-959.

[9] Dejaco C, Stadlmayr A, Duftner C, et al. Ultrasound verified inflammation and structural damage in patients with hereditary haemochromatosis-related arthropathy [J]. Arthritis Res Ther, 2017, 19 (1): 243.

[10] Heiland GR, Aigner E, Dallos T, et al. Synovial immunopathology in haemochromatosis arthropathy [J]. Ann Rheum Dis, 2010, 69 (6): 1214-1219.

[11] Niederau C, Strohmeyer G, Stremmel W. Epidemiology, clinical spectrum and prognosis of hemochromatosis [J]. Adv Exp Med Biol, 1994, 356: 293-302.

[12] Hernando D, Levin YS, Sirlin CB, et al. Quantification of liver iron with MRI: state of the art and remaining challenges [J]. J Magn Reson Imaging, 2014, 40 (5): 1003-1021.

[13] Adams P, Brissot P, Powell LW. EASL International Consensus Conference on Haemochromatosis [J]. J Hepatol, 2000, 33 (3): 485-504.

[14] Brittenham GM, Badman DG. Noninvasive measurement of iron: report of an NIDDK workshop [J]. Blood, 2003, 101 (1): 15-19.

[15] Paparo F, Cevasco L, Zefiro D, et al. Diagnostic value of real-time elastography in the assessment of hepatic fibrosis in patients with liver iron overload [J]. Eur J Radiol, 2013, 82 (12): e755-e761.

第二十章

特纳综合征合并桥本甲状腺炎

一、概述

特纳综合征（turner syndrome，TS）是一种罕见的女性疾病，与 X 染色体完全或部分缺失有关。约 100 年前 Seresevskj、Ullrich 和 Turner 三位临床医生分别报道了该疾病[1]。

【发病率】

TS 在不同种族人群中的发病率为 50/10 万名女性。确诊时的中位年龄为 15 岁。许多患有 TS 的女性直到成年才被诊断出来，约 20% 的患者终生未被诊断[2]。文献报道中，TS 患者合并桥本甲状腺炎的比例为 10% ～ 21%，合并 Graves 病的比例为 1.7% ～ 3%[3]。

【发病机制】

患有 TS 的女性可呈现不同核型，所有这些核型都缺乏 X 染色体。核型包括 45,X（完全丢失一条 X 染色体）及其嵌合体（如 45，X/46，XX；45，X/47，XXX），存在 p 或 q 臂等位染色体、环状染色体、Y 染色体物质以及其他更复杂的核型[1]。迄今为止，只有一种基因 *SHOX* 被证明与 TS 相关的一些表型具有明确联系，许多相关的特征还不能用一个或多个基因的单倍体缺失或其他遗传机制来解释[2]。

【临床表现】

TS 的主要临床表现包括身材矮小、青春期延迟、卵巢发育不全、促性腺激素过少、不孕症、心脏先天性畸形、内分泌疾病、骨质疏松症和自身免疫性疾病等[1]。其中甲状腺炎和甲状腺功能减退的发病率为 15% ～ 30%[1]。

【预后】

流行病学研究表明，TS 患者因各种相关疾病发病率增加，平均寿命较普通人群低 13 ～ 15 年。TS 引起的死亡率增加中约有 50% 可归因于心血管疾病，而其余归因于内分泌、胃肠道、呼吸系统（主要是肺炎）、神经系统、泌尿生殖和肌肉骨骼疾病等。TS 的总体癌症风险并没有增加，而乳腺癌的发生率比 46，XX 女性要低得多。

二、病例介绍

【主诉】

女，22 岁，确诊特纳综合征 10 年。原发性闭经，芬吗通［雌二醇 2 mg/ 雌二醇地屈孕酮 10 mg（2/10）］治疗 4 年余。

【病史】

10 年前因身高低就诊于外院检查染色体，提示 45,X【10/30】/46,X,r（X）(p21q25）【20/30】。18 岁月经未来潮，诊断为特纳综合征，给予口服“芬吗通 2/10”治疗，月经规律来潮，量中，持续 4 ～ 5 天，末次月经（LMP）：2024-1-23。有甲状腺功能减退，口服“优甲乐 / 半片 / 每天”。

【查体】

身高 1.53 m，体重 54.0 kg，体重指数（BMI）23.06 kg/m^2。

【实验室检查】

总三碘甲腺原氨酸 0.94 ng/ml（参考范围 0.60 ～ 1.81 ng/ml），总甲状腺素 6 μg/dl（参考范围 4.50 ～ 10.9 μg/dl），游离三碘甲腺原氨酸 2.08 pg/ml ↓（参考范围 2.3 ～ 4.2 pg/ml），游离甲状腺素 0.67 ng/dl ↓（参考范围 0.89 ～ 1.80 ng/dl），促甲状腺素 140.49 μlU/ml ↑（参考范围 0.55 ～ 4.78 μlU/ml）。

【超声检查】

甲状腺实质弥漫性病变符合 C-TIRADS 1 类（图 20-1），建议实验室检查，除外桥本甲状腺炎。

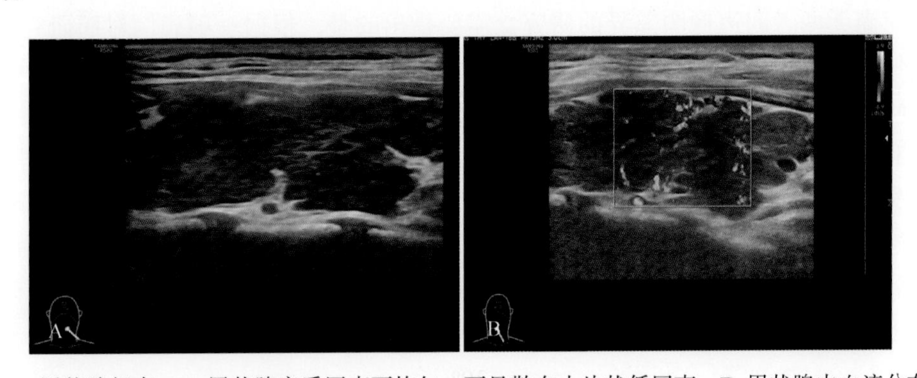

图 20-1　甲状腺超声。**A.** 甲状腺实质回声不均匀、可见散在小片状低回声；**B.** 甲状腺内血流分布正常

三、讨论

所有 TS 合并的自身免疫性疾病中，最常见的是自身免疫性甲状腺疾病[1]，其中桥本甲状腺炎的患病率为 30% ～ 50%[2]，且随年龄的增长而急剧增加。

1. TS 合并自身免疫性甲状腺疾病的可能机制　TS 女性患自身免疫性疾病的风险增加。TS 中自身免疫性疾病易感性增加的可能原因如下[4]：

（1）在 X 染色体上，至少有 10 个与免疫调节功能有关的基因。特别是位于 Xp11.23 区域的 *FOXP3* 基因的单倍体缺失可能会增加 TS 患者对自身免疫性甲状腺疾病的易感性；

（2）基于原发性卵巢功能不全和 TS 女性桥本甲状腺炎患病率均增加的事实，有研究者提出，卵巢功能不全可能是 TS 患者发生自身免疫性甲状腺疾病的一个危险因素。

（3）体液和细胞免疫特征的改变以及 Treg 免疫抑制的缺乏也是导致 TS 患者自身免疫的可能机制。TS 患者的 IgG 水平较低，$CD4^+$淋巴细胞水平较低，并且 CD4：CD8 降低。也有研究者发现 TS 患者中促炎细胞因子的产生增加和抗炎细胞因子的产生减少。

2. TS 合并桥本甲状腺炎的临床特征　与非 TS 的桥本甲状腺炎患者相比，TS 合并桥本甲状腺炎患者的家族史的概率较低，表明这些患者具有发生桥本甲状腺炎的自发倾向。

同时，相比一般桥本甲状腺炎患者，TS 合并桥本甲状腺炎患者在发病时甲状腺功能正常或呈现亚临床甲状腺功能减退的比例更高[3]，促甲状腺激素（thyroid hormone，TSH）和抗甲状腺过氧化物酶（thyroid peroxidase，TPO）血清中位水平更低[5]。对上述现象的一种可能解释是，许多儿科医生都能够意识到 TS 患者合并甲状腺疾病的概率更高，即使存在轻微的甲状腺功能障碍和（或）相关症状，儿科医生也可能考虑桥本甲状腺炎的诊断[6]，因此 TS 合并桥本甲状腺炎患者倾向于在疾病的更早期得到确诊。

尽管诊断时严重程度较低且与年龄或核型无关，但 TS 合并桥本甲状腺炎患者随着时间的推移，甲状腺功能呈现自发恶化趋势，这一特征在诊断时呈现亚临床甲状腺功能减退的病例中更为明显[4, 7]。另外，一项针对 TS 合并桥本甲状腺炎的多中心研究显示[6]，接受左甲状腺素治疗的患者在接受重新评估时甲状腺功能生化指标异常的比例显著高于未接受治疗的患者。本章病例中患者已接受左甲状腺素治疗，而促甲状腺素水平同样明显升高，符合 TS 合并桥本甲状腺炎的自发恶化趋势。

总体上讲，TS 合并桥本甲状腺炎患者较不合并 TS 的桥本甲状腺炎女性患者预后更差[5]。目前尚无两者间声像图差异的研究。需要指出的是，根据一项病例对照研究[8]，TS 患者即使未合并自身免疫性甲状腺疾病，也有 83% 的患者在超声检查中发现甲状腺回声不均，研究者认为这与 TS 患者的甲状腺发育异常有关。

3. TS 合并 Graves 病的临床特征　TS 患者患 Graves 病的概率也升高，但相较于一般人群，其发病时间更晚[5]。也有文献报道，TS 患者从桥本甲状腺炎转换到 Graves 病的概率增加[9]，而相反的转换较为罕见[5]。在临床表现上，TS 合并 Graves 病患者同一般患者基本一致，主要为甲状腺肿、心动过速、体重减轻和其他甲亢症状等，但在疾病初期罕有 Graves 病眼病出现。在治疗方面，二者对甲巯咪唑的治疗反应相似[5]。

参考文献

[1] Gravholt CH，Viuff MH，Brun S，et al. Turner syndrome：mechanisms and management. [J]. Nat Rev Endocrinol，2019，15（10）：601-614.

[2] Gravholt CH，Viuff M，Just J，et al. The Changing Face of Turner Syndrome. [J]. Endocr Rev，2023，44（1）：33-69.

[3] Aversa T，Lombardo F，Valenzise M，et al. Peculiarities of autoimmune thyroid diseases in children with Turner or Down syndrome：an overview. [J]. Ital J Pediatr，2015，41：39.

[4] Casto C，Pepe G，Li Pomi A，et al. Hashimoto's Thyroiditis and Graves' Disease in Genetic Syndromes in Pediatric Age. [J]. Genes（Basel），2021，12（2）：222.

[5] Aversa T，Gallizzi R，Salzano G，et al. Atypical phenotypic aspects of autoimmune thyroid disorders in young patients with Turner syndrome. [J]. Ital J Pediatr，2018，44（1）：12.

[6] Aversa T，Messina MF，Mazzanti L，et al. The association with Turner syndrome significantly affects the course of Hashimoto's thyroiditis in children，irrespective of karyotype. [J]. Endocrine，2015，50：777-782.
[7] Valenzise M，Aversa T，Zirilli G，et al. Analysis of the factors affecting the evolution over time of subclinical hypothyroidism in children. [J]. Ital J Pediatr，2017（1），43：2.
[8] Calcaterra V，Klersy C，Muratori T，et al. Thyroid ultrasound in patients with Turner syndrome：influence of clinical and auxological parameters. [J]. J Endocrinol Invest，2011，34（1）：260-264.
[9] Aversa T，Lombardo F，Corrias A，et al. In young patients with Turner or Down syndrome，Graves' disease presentation is often preceded by Hashimoto's thyroiditis. [J]. Thyroid，2014，24（4）：744-747.

第七部分 心血管系统

第二十一章

心肌致密化不全

一、概述

心肌致密化不全（noncompaction ventricular myocardium，NVM）又称海绵状心肌（spongy myocardium），是一种异质性心肌疾病。于1926年由Grant首次描述，是以心肌小梁突出和小梁间隐窝深陷为特征，导致收缩和舒张功能障碍、传导异常和血栓栓塞事件的心肌疾病。本病多见于左心室，也可见于右心室及双心室，以左心室心尖部以及中间段侧壁和下壁最常受累。NVM可以孤立发生或与其他心肌病、先天性心脏病和复杂综合征并存，所以对于NVM是一种独特的心肌病还是不同类型心肌病的共有形态学特征尚存争议。有家族史的NVM患者，其遗传方式大多为常染色体显性遗传，也可为X连锁遗传、常染色体隐性遗传或线粒体遗传[1-2]。首发年龄差别较大，儿童和成人均可发生，部分患者早期无症状，于中年发病，由于致密心肌薄弱，其收缩力减弱，可导致左心收缩功能减低，进而导致左心衰竭，同时小梁化心肌增厚，心室舒张功能也受限。主要临床表现为慢性心功能不全、心律失常以及心内膜血栓形成。

【发病率】

发病率尚不明确，在儿童和成人中使用超声心动图评估的大样本研究中，NVM的患病率约为0.02%～0.14%。在一项基于新生儿超声心动图的研究中，认为NVM的患病率为0.076%。本病可单发或呈家族聚集性，儿童病例多呈家族发病倾向，散发病例在成人中更普遍[3]。

【发病机制】

NVM的病因及发病机制尚未完全阐明，其发生可能为遗传性或继发于其他先天性心脏病。以往认为胚胎发育初期，心肌均由海绵状心肌组成，而后心肌从心外膜到心内膜逐渐致密化，最终在胎儿发育成熟时心肌致密化基本完成。若因遗传性基因或染色体异常，心肌致密化过程出现障碍，心肌间窦状隙及网状隙未闭合，即形成致密化不全。然而目前研究显示，成人小梁心肌与致密心肌的范围取决于每层心肌的异速生长。心肌发育的证据并不支持从非致密心肌形成致密心肌，也不支持这一过程的停滞导致的心肌不致密。所以术语“致密化不全”是不准确的，不鼓励使用。更倾向于使用“过度小梁化”来描述这种心肌形态（因未有统一定论，故本文部分叙述仍沿用“致密化不全”的表述）。但过度小梁化的心肌到底是生理表型还是病理表型仍存有争议[4]。

小梁化的心肌形态从胎儿至成人在所有年龄段均有描述，可见于健康的心脏以及肥厚型、扩张型、瓣膜型或高血压型心肌病。遗传学基因检测也表明 NVM 与扩张型、肥厚型等心肌病有众多的重叠突变基因，并具有明显的遗传异质性[5]。此外，NVM 在运动员和孕妇群体中检出率较高，左心室运动生理学研究表明，小梁（特别是左心室小梁）可以重新分配室壁应力并以较小的壁应力产生更高的搏动量。表明心肌过度小梁化可能与心脏超负荷有关，是心肌生理适应性的、可逆的重塑，而不全是病理性的表现[3]。总体来说，过度小梁化本身并不能定义心肌病的存在，它可能是正常变异，也可能是对前负荷或后负荷增加的生理反应，是不同潜在的遗传和病理生理机制的一种形态表达。

【诊断标准】

目前 NVM 缺乏明确的诊断标准，主要依靠影像学检查进行诊断。经胸超声心动图是首选的诊断和筛查手段，目前超声广泛使用的是 Jenni 等提出的诊断标准[6]：

1. 左心室壁增厚包含两层：一层薄的致密化心外膜层和一层显著增厚的非致密化心内膜层，内层有数目众多的突出小梁形成和深陷的小梁间隐窝，收缩末期胸骨旁短轴切面的非致密化心肌与致密化心肌的比值大于 2。

2. 病变区主要位于心尖部、中间段侧壁和下壁，很少累及基底段。

3. CDFI 可探及深陷隐窝之间有低速血流灌注并与心腔相通，不与冠状动脉循环相通。

对于经胸超声检查不理想的患者，也可进行左心室造影、经食管超声检查或心脏磁共振（cardiac magnetic resonance，CMR）检查。在 CMR 检查中 Petersen 等提出，以舒张末期测得心肌非致密层与致密层比值＞ 2 作为 NVM 的诊断标准，并认为在收缩末期测量心肌厚度具有局限性，不易清晰显示二者的分界[7]。部分学者主张超声也可采用舒张末期测量二者的肌层厚度和比值。

二、病例分析

【主诉】

女，54 岁。患者因高血压、心悸门诊就诊。

【现病史】

规律服用苯磺酸氨氯地平片（洛活喜）2.5 mg 每日 1 次，酒石酸美托洛尔片（倍他乐克）25 mg 每日 2 次，监测血压控制良好，120 ～ 130/80 mmHg。近期体检发现二尖瓣狭窄伴关闭不全。

【查体】

神清，血压 155/87 mmHg 未服药，双肺未闻及干湿性啰音，心率 80 次 / 分，律齐，心音有力，各瓣膜听诊区未闻及杂音，下肢无水肿。

【超声检查】（图 21-1）

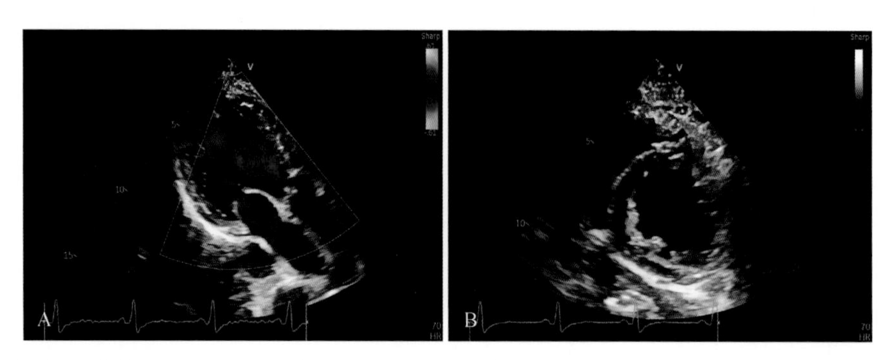

图 21-1　超声心动图。**A.** 心尖三腔心切面：左心室后壁中段至下壁心尖段肌小梁粗大；**B.** 左心室短轴切面：左心室侧、下后壁肌小梁粗大

【心脏增强 MRI】

左心室壁运动幅度略减低，左心室收缩功能略下降，二尖瓣及主动脉瓣反流（图 21-2）。

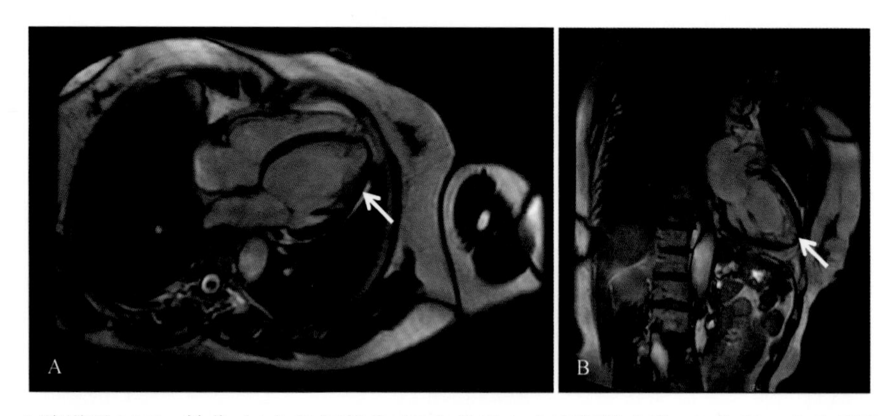

图 21-2　心脏增强 MRI。轴位（**A**）及冠状位（**B**）显示左心室侧壁中段–心尖段。心尖部肌小梁发达（箭头所示）

三、超声表现

1. 心室壁增厚呈双层结构，非致密层心肌结构疏松，呈“海绵状”或“蜂窝状”的肌小梁错综排列（图 21-3），非致密层与致密层心肌比值成人＞ 2，幼儿＞ 1.4（胸骨旁短轴切面）。

2. 主要累及左心室心尖部、中间段下壁和侧壁。

3. 彩色多普勒血流显示深陷隐窝内低速血流与心腔相通。

4. 非特征性的超声表现还包括心脏扩大、心功能下降。局部室壁运动幅度减低，少数

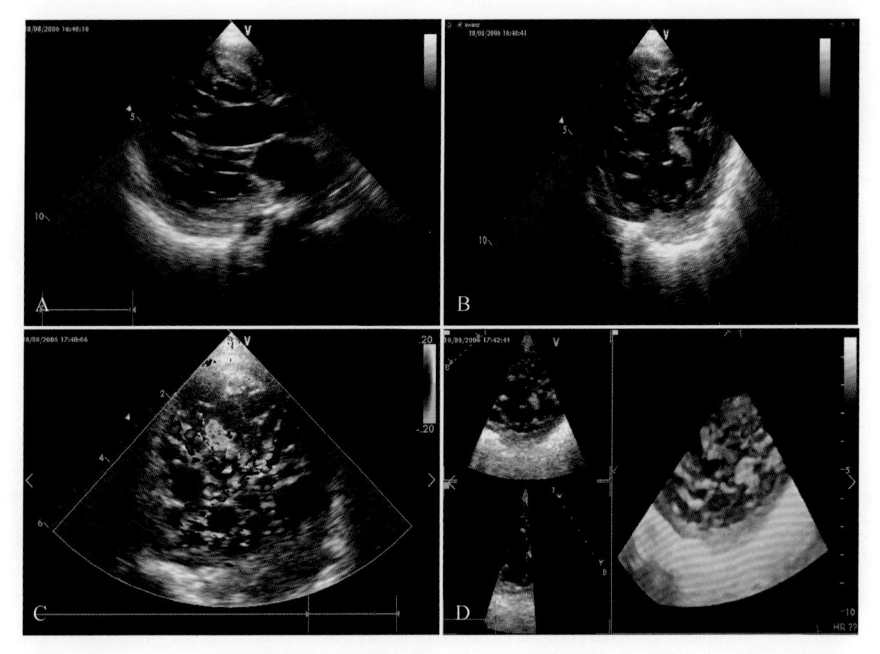

图 21-3　超声心动图。**A**、**B**. 二维超声：左心室增大，左心室各壁中下段及心尖部室壁增厚，呈小梁样改变，小梁间可见深度不同的隐窝。左心室壁运动幅度普遍减低。**C**. 彩色多普勒超声探及隐窝内低速血流信号，并与左心室腔相通。**D**. 经胸三维超声心动图可见左室腔内大量肌小梁

患者在病变区域心腔内可发现附壁血栓。

四、讨论

随着影像检查技术的提升，在健康个体、妊娠、运动以及遗传性、获得性、发育性或先天性心脏病的影像学检查中，经常能观察到心肌的小梁化改变。在成人偶发的、无症状的心肌过度小梁化中，并没有因此而需要长期随访，除非存在其他临床问题，例如家族史或心电图异常。在诊断为肥厚型或扩张型心肌病且同时存在过度小梁化的成人中，其临床管理模式也是由其他心血管症状或异常决定，尚未有研究证明心肌的小梁化程度会改变治疗模式或预后。在婴儿和儿童中，关于过度小梁化的病因和预后数据较少，但已有多份报道认为婴幼儿 NVM 可能与遗传异常和神经肌肉疾病相关，故需要谨慎对待[3]。

研究认为 NVM 的预后主要与 3 个因素有关：出现心力衰竭症状的年龄及进展程度、是否存在恶性心律失常、是否有血栓形成及栓塞事件的发生[8]。目前尚没有针对 NMV 的特殊治疗方法，以对症为主。目标是预防并发症和控制症状，若发展为心力衰竭终末期，标准治疗无效，可以考虑心脏移植。基于 NVM 的潜在遗传性，对先证者家族成员应该进行至少三代成员的评估，所有 NVM 一级亲属建议行超声心动图检查。

在当前的临床工作中，高质量的心血管成像方式与缺乏明确诊断标准之间的矛盾导致了关于 NVM 的认知差异和过度诊断。未来随着诊断和基因检测的精准化，期望 NVM 与其他心肌病的潜在病因日渐清晰，并以 NVM 做出更具体的病因学诊断，进一步提高对 NVM 的认知，而不只是将它作为对一种心肌形态的描述。

参考文献

［1］Towbin JA，Lorts A，Jefferies JL. Left ventricular non-compaction cardiomyopathy［J］. The Lancet，2015，386（9995）：813-825.

［2］张抒扬 . 罕见病诊疗指南（2019 年版）. 北京：人民卫生出版社，2019.

［3］Petersen SE，Jensen B，Aung N，et al. Excessive trabeculation of the left ventricle：JACC：cardiovascular imaging expert panel paper［J］，JACC Cardiovasc Imaging，2023，16（3）：408-425.

［4］Oechslin E，Jenni R. Left ventricular noncompaction：from physiologic remodeling to noncompaction cardiomyopathy［J］. J Am Coll Cardiol，2018，71（7）：723-726.

［5］Musunuru K，Hershberger RE，Day SM，et al. Genetic testing for inherited cardiovascular diseases：a scientific statement from the American Heart Association［J］.Circ Genom Precis Med，2020，13（4）：e000067.

［6］Jenni R，Oechslin E，Schneider J，et al. Echocardiographic and pathoanatomical characteristics of isolated left ventricular non-compaction：a step towards classification as a distinct cardiomyopathy［J］. Heart，2001，86（6）：666-671.

［7］Petersen SE，Selvanayagam JB，Wiesmann F，et al. Left ventricular non-compaction：insights from cardiovascular magnetic resonance imaging［J］. J Am Coll Cardiol，2005，46（1）：101-105.

［8］Van Waning JI，Caliskan K，Hoedemaekers YM，et al. Genetics，clinical features，and long-term outcome of noncompaction cardiomyopathy［J］. J Am Coll Cardiol，2018，71（7）：711-722.

第二十二章

肥厚型心肌病

一、概述

肥厚型心肌病（hypertrophic cardiomyopathy，HCM）主要是由编码肌小节相关蛋白基因致病性变异导致的或病因不明的以心肌肥厚为特征的心肌病，左心室壁受累常见，需排除其他的心血管疾病或全身性、代谢性疾病引起的心室壁增厚。异常肥厚心肌可发生在心室壁任何部位，多数累及左心室，右心室少见，以室间隔肥厚最常见。左心室腔常减小，室间隔基底部的肥厚可导致左心室流出道梗阻，也可见左心室中段肥厚和心尖肥厚。其遗传模式通常为常染色体显性遗传，偶有隐性遗传模式报道。由于致病基因变异存在外显不全及年龄依赖的表达，携带致病基因的患者临床表型和临床症状变异性大。有些患者可长期无症状，而有些患者首发症状为猝死。儿童或青少年时期确诊的 HCM 患者症状更多，预后可能更差[1]。

【发病率】

早期流行病学调查显示，普通成人 HCM 患病率为 0.16% ～ 0.23%，平均为 0.20%（1/500）。但儿童发病率尚不明确，估计年新发病率为 0.3/100 000 ～ 0.5/100 000。随着家族谱系筛查的推广以及更敏感的心脏影像学诊断的实施，HCM 的患病率据估计至少为 1/200。普通人群筛查性研究获得的患病率与临床诊断 HCM 患病率之间的差异说明相当一部分无症状 HCM 患者可能未被确诊。

【发病机制】

已经报道与 HCM 相关的基因众多，但证据充分的明确致病基因主要为编码肌小节蛋白的基因，包括 *MYH7*、*MYBPC3*、*TNNT2*、*TNNI3*、*MYL2*、*MYL3*、*TPM1* 和 *ACTC1*，这些基因的变异可以解释超过 90% 的遗传阳性 HCM，因此 HCM 也称为“肌小节疾病”。基因变异可以通过改变氨基酸序列，即显性负效应，产生具有生物学功能缺陷的蛋白；也可以通过降低编码蛋白的表达水平（单倍型剂量不足），使正常蛋白合成不足，最终造成肌小节或肌小节相关蛋白结构或功能异常，如 Ca^{2+} 敏感性增加、ATP 酶活性异常、肌球-肌动蛋白相互作用或肌小节装配发生改变等，使得心肌收缩异常、舒张功能受损、能量消耗增加，进而引起心肌压力感受及应答通路异常，诱发心肌细胞的组织学和形态学变化，导致心肌细胞肥大、排列紊乱、间质纤维化、心肌重塑、心肌壁内小动脉常见结构不良改变和狭窄等。虽然 HCM 是单基因疾病，但其最终临床表现是多种因素共同作用的结果。相同的基因变异因个体的基因表现度和外显率不同，以及遗传背景、表观修饰、生活方式或其他暴露因素的差异，可呈现不同的临床表型[2-3]。部分 HCM 病因及发病机制尚不明确，对其相关的研究仍在不断进行中。

【诊断标准】

1. 成人（年龄≥ 18 岁）HCM 的诊断标准

（1）二维超声心动图或心脏磁共振（cardiac magnetic resonance，CMR）检查左心室舒张末期任意节段室壁厚度≥ 15 mm，且无其他已知的可引起心肌肥厚的病因。当致病基因检测阳性者或遗传受累家系成员检查发现左心室壁厚度≥ 13 mm 时，也可诊断 HCM。

（2）对于家族性 HCM 中除先证者外的家庭成员或基因检测阳性（携带 HCM 致病基因变异）的个体，舒张末期最大心室壁厚度≥ 13 mm 也可诊断 HCM。

2. 儿童（年龄＜ 18 岁）HCM 的诊断标准 根据儿童年龄、体表面积（m^2）、筛查环境诊断 HCM 的验前概率，采用不同的诊断界值：

（1）对于无 HCM 家族史且无症状的儿童，当左心室壁最大厚度超过预测正常值的 2.5 个标准差，即 z 值（定义为偏离同年龄儿童正常值的标准差数）＞ 2.5 时可诊断 HCM。

（2）对于有明确 HCM 家族史或者致病基因检测阳性的儿童，建议采用 z 值＞ 2 的界值[4]。

二、病例分析

【主诉】

男，3 月，气短入院检查。

【超声检查】（图 22-1）

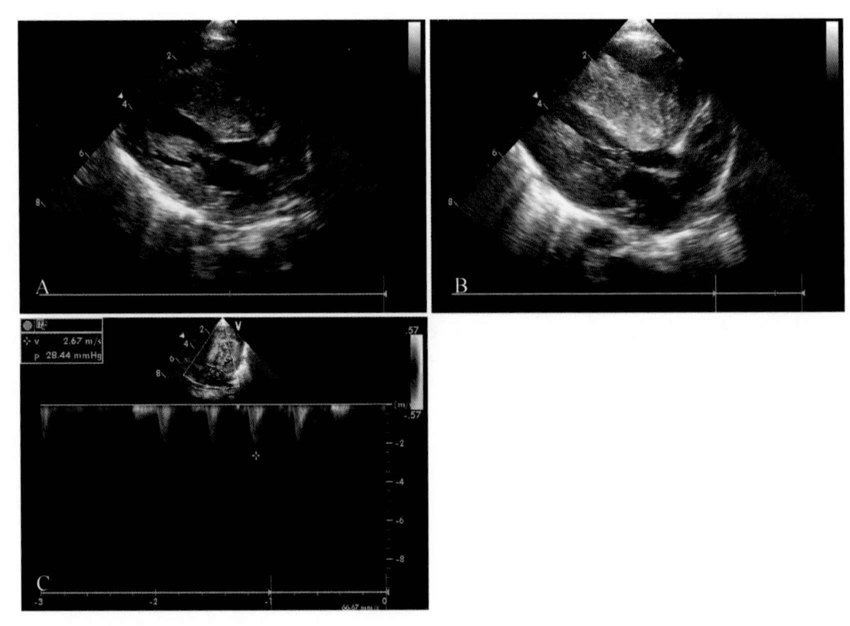

图 22-1 超声心动图。**A**、**B**. 二维超声：左心室腔相对偏小。左心室壁明显增厚，以室间隔为著，心肌回声增强、增粗，室壁运动幅度减低；**C**. 多普勒超声：静息状态下，左心室流出道血流速度略偏快，峰值流速约 2.7 m/s，峰值压差约 28 mmHg

三、超声表现

1. 心肌局部增厚≥ 15 mm，若有明确家族史，厚度≥ 13 mm；肥厚部位心肌回声增强、紊乱，呈毛玻璃样改变；肥厚部位心肌运动幅度和收缩期增厚率明显减低，而非增厚部位运动正常或代偿性增强（图 22-2）。

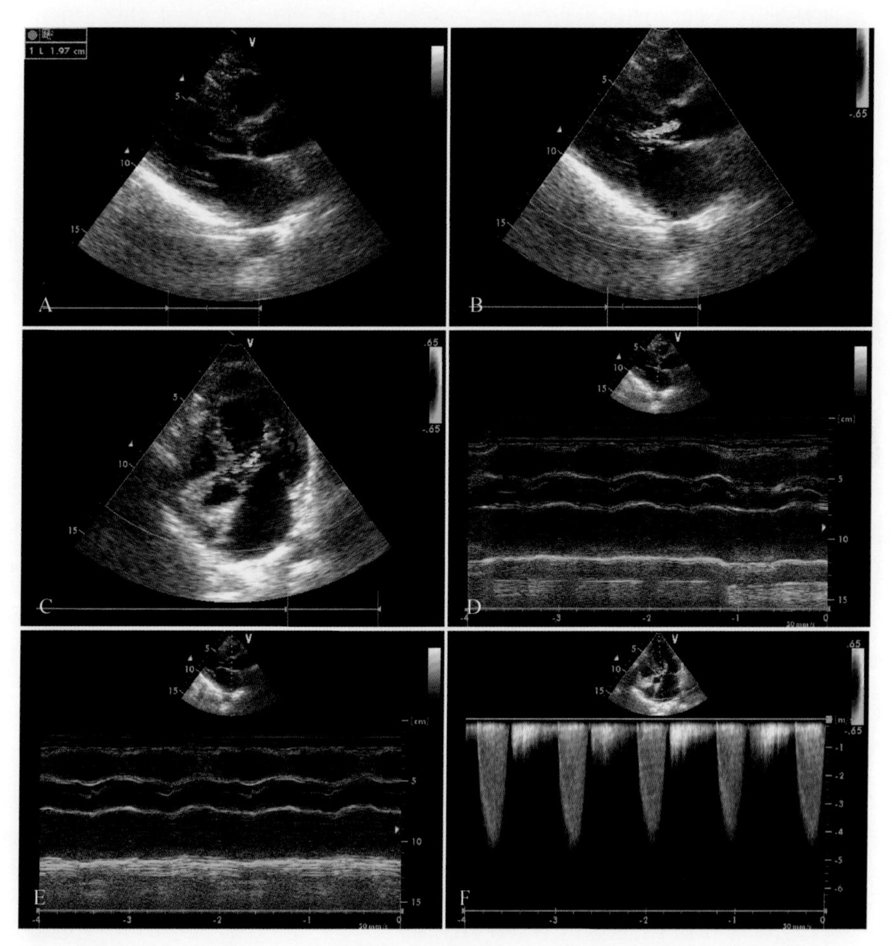

图 22-2　超声心动图。**A**. 二维超声：左心房增大。室间隔及心尖部心肌增厚，最厚处位于室间隔，厚约 20 mm；**B**、**C**. 彩色多普勒超声：左心室流出道五彩血流信号；**D**、**E**. M 型超声：可见二尖瓣部分 SAM 现象；**F**. 连续多普勒超声：左心室流出道血流速度明显增快，峰值流速约 4.2 m/s，峰值压差约 71 mmHg。符合梗阻性肥厚型心肌病

2. 按有无左心室流出道梗阻分为：

（1）梗阻性：因为室间隔上段的异常肥厚使左心室流出道明显狭窄，CDFI 可显示收缩期左心室流出道内的五彩高速血流信号，连续多普勒（continuous wave doppler，CW）可显示流出道内高速“匕首样”频谱。若流出道压差≥ 30 mmHg，主动脉瓣因左心室流出道在收缩中期闭塞而出现瓣膜关闭然后再开放，即主动脉瓣收缩中期关闭。二尖瓣前叶可在收缩中期向前运动（SAM 现象），堵塞左心室流出道，进一步加重左心室流出道狭窄。若心肌肥厚累及右心室，静息时右心室流出道峰值压差≥ 16 mmHg 诊断为右心室流

出道梗阻。

（2）非梗阻性：肥厚部位远离左心室流出道，左心室流出道无狭窄。

3. 按肥厚部位分为：室间隔前上部肥厚型（最常见），心尖肥厚型，前侧壁肥厚型，左室后壁肥厚型，普遍肥厚型，右室流出道狭窄型（室间隔前上部肥厚突入右心室流出道致其狭窄）。

4. 超声评估左心室舒张功能：HCM 患者多伴有明显的左心室舒张功能障碍。

伴有限制型表型的诊断标准：

（1）双心房明显扩大，二尖瓣血流 E/A 比值≥ 2 和减速时间≤ 150 ms，心房颤动患者满足后者即可；不存在或仅轻度左心室肥厚。

（2）心室腔缩小或大小正常。

（3）左心室射血分数（left ventricular ejection fraction，LVEF）正常或轻度降低。

四、讨论

HCM 是以左心室和（或）右心室壁肥厚，尤其是以室间隔的非对称性肥厚为特征的心肌病。左心室腔常缩小，室间隔基底部的肥厚可导致左心室流出道梗阻，也可见左心室中段肥厚和心尖肥厚。可合并二尖瓣异常，例如，乳头肌直接插入前瓣瓣叶、乳头肌融入心壁、副乳头肌等。2023 年更新的《中国成人肥厚型心肌病诊断与治疗指南》指出：“拟表型”疾病（如心肌淀粉样变、Fabry 病等）不再包括在 HCM 之中，避免临床混淆，延误治疗[1]。基因变异是绝大多数 HCM 患者的根本病因，约 60% 的 HCM 患者可以找到明确的致病基因变异，对于诊断为 HCM 的患者，推荐进行基因检测，明确遗传基础，有助于识别家系中发生 HCM 的高危个体。家系筛查应包括临床评估和基因检测两部分内容[5]。超声心动图可以进行形态学及血流动力学评估，是 HCM 的首选诊断方法。心肌纤维化与死亡、心脏性猝死（sudden cardiac death，SCD）等风险呈正相关，CMR 成像检查钆对比剂延迟强化是识别心肌纤维化最有效的方法。若条件允许，确诊或疑似 HCM 的患者均应行 CMR 检查[6]。

SCD、心力衰竭和血栓栓塞是 HCM 死亡的三大主要原因，其中 SCD 是最严重的并发症。年轻患者 SCD 发生风险高于老年患者，其危险性随年龄增长可能逐渐下降，但不会消失，SCD 的早期识别和危险分层是 HCM 首要的临床问题。HCM 治疗的总体原则是减轻症状，改善心功能，延缓疾病进展。由于 HCM 发病机制主要是肌小节蛋白编码基因变异，因此，常规药物不能从根本上解决心肌肥厚所导致的一系列临床综合征。对非梗阻性 HCM 患者的治疗主要集中于控制心肌肥厚进展、降低左心室充盈压力、减轻临床症状及治疗管理心律失常、心力衰竭等合并症；对于梗阻性 HCM 患者，可以通过药物、介入治疗、外科手术等来改善症状，降低风险。

参考文献

［1］中国成人肥厚型心肌病诊断与治疗指南 2023［J］. 中国分子心脏病学杂志，2023，23（01）：5115-5149.

［2］Ommen SR，Mital S，Burke MA，et al. 2020 AHA/ACC Guideline for the Diagnosis and Treatment of Patients With Hypertrophic Cardiomyopathy：Executive Summary：A Report of the American College of Cardiology/American Heart Association Joint Committee on Clinical Practice Guidelines［J］. Circulation，2020，142（25）：e533-e557.
［3］Kubo T，Gimeno JR，Bahl A，et al. Prevalence，clinical significance，and genetic basis of hypertrophic cardiomyopathy with restrictive phenotype［J］. J Am Coll Cardiol，2007，49（25）：2419-2426.
［4］张艳敏，李自普，韩玲，等. 中国儿童肥厚型心肌病诊断的专家共识［J］. 中国实用儿科杂志，2019，34（5）：329-334.
［5］Musunuru K，Hershberger RE，Day SM，et al. Genetic testing for inherited cardiovascular diseases：a scientific statement from the American Heart Association［J］. Circ Genom Precis Med，2020，13（4）：e000067.
［6］Nagueh SF，Phelan D，Abraham T，et al. Recommendations for multimodality cardiovascular imaging of patients with hypertrophic cardiomyopathy：an update from the American Society of Echocardiography，in collaboration with the American Society of Nuclear Cardiology，the Society for Cardiovascular Magnetic Resonance，and the Society of Cardiovascular Computed Tomography［J］. J Am Soc Echocardiogr，2022，35（6）：533-569.

第二十三章

马方综合征

一、概述

马方综合征（marfan syndrome，MFS）是一种常染色体显性遗传的多系统结缔组织疾病，多数由原纤维蛋白-1（fibrillin-1，*FBN1*）基因变异所致，少数为转化生长因子 β 受体（transforming growth factor β receptor，*TGFβR*）基因突变。以骨骼、眼和心血管三大系统的缺陷为主要特征，也可累及中枢神经系统、呼吸系统、皮肤组织等。由于结缔组织遍布全身，临床表现多样且复杂，包括身材瘦高、蜘蛛指（趾）、关节松弛、脊柱侧凸、胸廓畸形、肌张力低下、晶状体脱位、慢性疼痛等。其中约 80% 的患者伴有先天性心血管畸形，可见主动脉根部和（或）升主动脉扩张、主动脉瓣反流或者二尖瓣脱垂。其中主动脉进行性扩张导致的主动脉夹层或破裂是 MFS 患者的常见死因[1-3]。临床分型：①完全型（典型）：同时具备骨骼、眼、心血管三主征；②不完全型（非典型）：具备三主征中的 1 ～ 2 项。

【发病率】

据统计，儿童与成人 MFS 发病率为 1/5000 ～ 1/3000，无种族与性别差异。MFS 患者有 50% 的概率遗传给下一代。另外，约有 25% ～ 30% 的 MFS 患者为基因新发突变所致。

【发病机制】

主动脉管壁由动态变化的细胞和细胞外基质（extracellular matrix，ECM）构成，在正常生理状况下，具有一定的顺应性和支撑性。FBN1 是 ECM 中微纤维的重要组成部分，微纤维广泛存于弹性纤维的边缘，在弹性纤维的生成过程中弹性蛋白沉积在血管壁、肌腱、角膜等组织，为组织和器官提供结构支持。*FBN1* 基因突变的发病机制导致包括：①细胞中产生的原纤维蛋白减少，即数量缺陷；②改变蛋白质的结构或稳定性；③改变 FBN1 输出到 ECM 的能力。此外，研究发现，转化生长因子 β（transforming growth factor-β，TGF-β）在 MFS 中起重要作用。经典的 TGF-β 信号通路可以促进主动脉的发育，维护主动脉壁稳态。FBN1 可直接结合 ECM 中潜在形式的 TGF-β，降低其生物活性，以免主动脉发生扩张。当 *FBN1* 基因突变，FBN1 蛋白表达减少，TGF-β 的信号通路过度激活，进而通过非经典 TGF-β 信号通路，加速 ECM、弹性纤维结构与功能的破坏，导致结缔组织广泛发育不良，血管重塑，随着时间的推移，易形成主动脉瘤、主动脉夹层及心脏瓣膜病变等疾病的发生。MFS 常可合并先天性房间隔缺损、室间隔缺损、法洛四联症、动脉导管未闭、主动脉缩窄、主动脉窦瘤等。也可合并各种心律失常，如传导阻滞、预激综合征、心房颤动、心房扑动[2-4]。

【确诊标准】

目前国际上 MFS 的诊断标准是根特标准（Ghent criteria），于 1996 年首次定义，2010 年重新修订［根特Ⅱ（Ghent Ⅱ）］。更新后的根特标准强调主动脉根部扩张、晶状体异位的重要性。标准主要包括家族史、体征、影像学（CT、MRI 及超声心动图）检查、眼科检查（裂隙灯检查）和基因检测。

1. 无 MFS 家族史的患者，满足以下任一情况可诊断：

（1）主动脉根部 Z 评分≥ 2 或者主动脉根部夹层，晶状体异位，并排除 Sphrintzen-Goldberg 综合征、Loeys-Dietz 综合征和血管型 Ehlers-Danlos 综合征等类似疾病和相关基因突变。

（2）主动脉根部 Z 评分≥ 2 或者主动脉根部夹层，并且检测到致病性 *FBN1* 基因突变。

（3）主动脉根部 Z 评分≥ 2 或者主动脉根部夹层，系统评分≥ 7，并排除 Sphrintzen-Goldberg 综合征、Loeys-Dietz 综合征和血管型 Ehlers-Danlos 综合征等类似疾病和相关基因突变。

（4）晶状体异位伴主动脉瘤，并且检测到致病性 *FBN1* 基因突变。

2. 有 MFS 家族史的患者，满足以下任一情况可诊断：

（1）晶状体异位。

（2）系统评分≥ 7，并排除 Sphrintzen-Goldberg 综合征、Loeys-Dietz 综合征和血管型 Ehlers-Danlos 综合征等类似疾病和相关基因突变。

（3）主动脉根部 Z 评分≥ 2（20 岁以上）或≥ 3（20 岁以下），或者主动脉根部夹层，并排除 Sphrintzen-Goldberg 综合征、Loeys-Dietz 综合征和血管型 Ehlers-Danlos 综合征等类似疾病和相关基因突变。

3. 系统评分达到 7 分认为有诊断参考价值，评分点包括：

同时有拇指征和腕征 3 分（如果仅有一项则 1 分）

鸡胸 2 分

漏斗胸 1 分

足跟畸形 2 分（扁平足 1 分）

气胸史 2 分

硬脊膜膨出 2 分

髋臼内陷 2 分

上部量 / 下部量减小、臂长 / 身高增加且无脊柱侧凸 1 分

脊柱侧凸或胸腰段脊柱后凸 1 分

肘关节外展减小 1 分

面征［以下 5 项特征中至少 3 项：长头畸形（头指数降低或头部宽长比降低）、眼球下陷、睑裂下斜、颧骨发育不良、颌后缩］1 分

皮纹 1 分

近视大于 300 度 1 分

二尖瓣脱垂 1 分

对于＜ 20 岁人群，特别是散发病例，应谨慎使用根特标准，因其特征性疾病的外显率与年龄有关。因此根特Ⅱ标准针对具有 MFS 特征但又不满足诊断标准的＜ 20 岁人群设定了以下分类[5]：

1. 非特异性结缔组织病——系统评分＜ 7 和（或）主动脉根部直径位于临界范围（Z 值＜ 3），无 *FBN1* 突变。

2. 潜在的 MFS——散发或家族病例中发现 *FBN1* 突变，但主动脉根部直径 Z 值＜ 3[5-6]。

二、病例分析

病例一

【主诉】

女，26 岁，身高 190 cm，体重 57 kg，胸痛 11 小时。

【病史】

患者 11 小时前洗漱时突发咽部疼痛及紧缩感，随后出现胸部剧烈疼痛，无喘憋、气促、呼吸困难，无晕厥、黑矇、肢体乏力。胸痛持续不缓解，后进展至后背及上腹部。于外院转诊至我院急诊。超声心动图提示升主动脉夹层形成，进一步行全主动脉 CTA 明确诊断主动脉夹层 DeBakey Ⅰ型。予降压、控制心率治疗，为进一步诊治收入院。外科行升主动脉＋主动脉弓人工血管替换术＋降主动脉支架血管植入术。既往史：自幼身高较同龄人高，5 岁起出现视物不清，未进一步诊治，半年前外院诊断“晶状体脱位”。于我院诊断为右眼孔源性视网膜脱离，双眼晶状体半脱位。

【超声检查】

升主动脉夹层（图 23-1）。

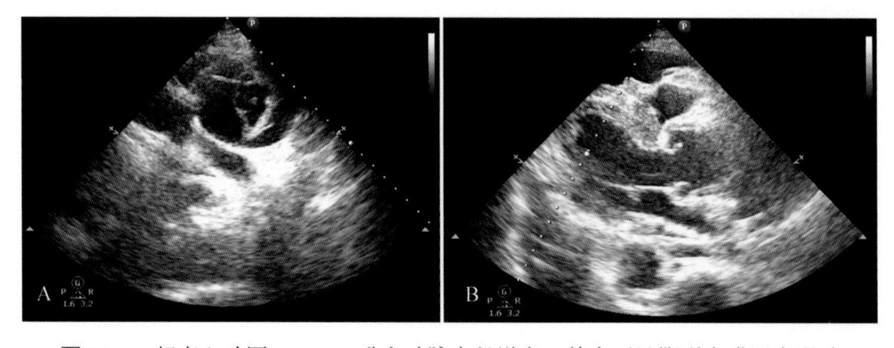

图 23-1　超声心动图。**A**、**B**. 升主动脉内径增宽，其内可见撕裂内膜回声飘动

【治疗】

术中探查发现主动脉根部扩张、颜色青紫、夹层累及。夹层破口位于升主动脉，向下剥离到窦管交界，右冠窦剥离到右冠状动脉开口上方。切除剥离的内膜片和假腔的血栓，行升主动脉＋主动脉弓人工血管替换术＋降主动脉支架血管植入术。

【病理诊断】

主动脉瓣瓣膜组织玻璃样变。

病例二

【主诉】

女，11 岁，诊断马方综合征 9 年，间断乏力 1 年，加重半年。

【病史】

9 年前家属发现患者身材瘦高，就诊于外院，完善相关检查后诊断为马方综合征，无特殊治疗。1 年前患者开始无明显诱因出现间断活动后乏力，否认胸闷胸痛，否认心慌憋气，否认恶心呕吐，否认咳嗽咳痰，否认发热，未诊治。半年前患者上述症状逐渐加重，发作逐渐频繁。

【查体】

消瘦体型，四肢细长，蜘蛛指。心前区无隆起，无凹陷，心尖搏动位于胸骨左缘第 5 肋间锁骨中线外 2 cm。心尖搏动增强。心率 98 次 / 分，心律齐，S1 增强，S2 正常，S3 未闻及，S4 未闻及，A2 正常，P2 正常，A2 大于 P2，未闻及奔马律。未闻及开瓣音。主动脉瓣听诊区可闻及舒张期吹风样杂音，未闻及心包摩擦音。

【超声检查】（图 23-2）

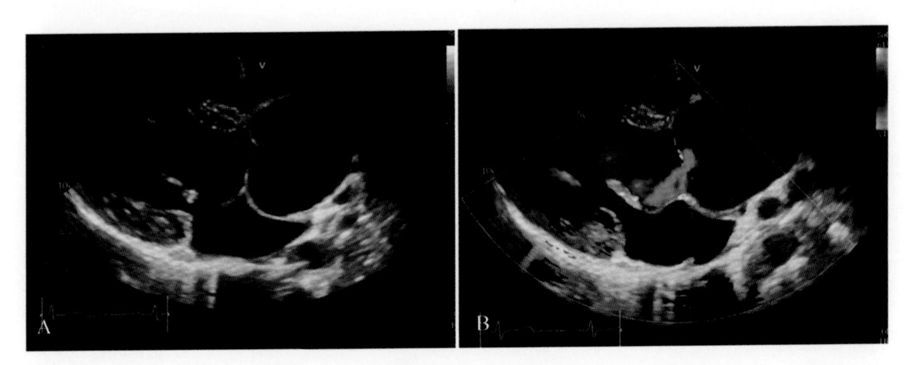

图 23-2 超声心动图。**A**. 左心室长轴切面二维超声：主动脉窦部及根部瘤样扩张，呈“蒜头样”改变；**B**. 左心室长轴切面彩色多普勒超声：主动脉瓣口可见反流信号

【全主动脉 CTA】

脊柱侧凸，主动脉迂曲；升主动脉窦及起始部明显增宽，符合马方综合征表现（图 23-3）。

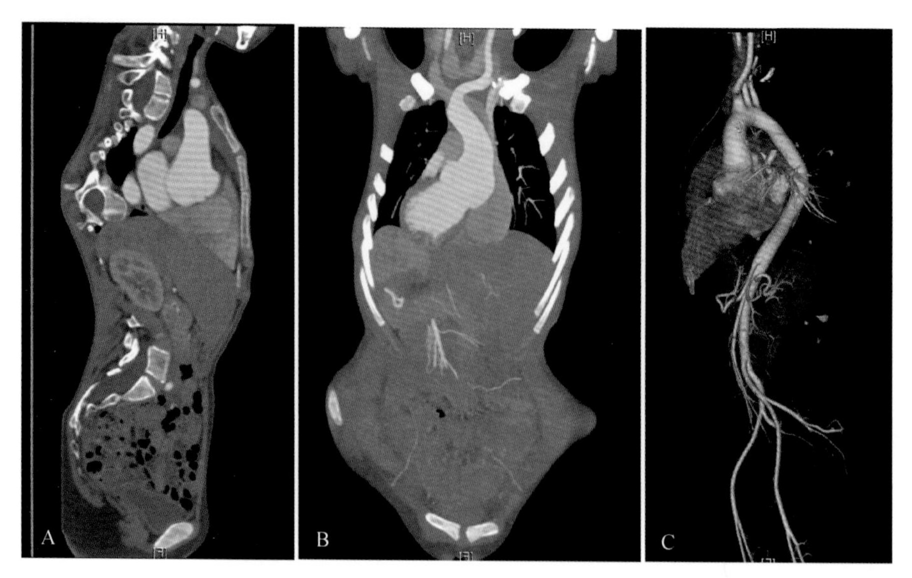

图 23-3　A ～ C. 脊柱侧凸，升主动脉窦及起始部明显增宽，约 4 cm，邻近远端层面约 3 cm，主动脉走行迂曲，主动脉及其主要分支通畅

【治疗】

行 Bentall 术＋二尖瓣机械瓣置换术＋三尖瓣成形术。

三、超声表现

1. 主动脉根部和（或）升主动脉扩张　主动脉根部呈瘤样改变，尤以窦部为著，呈“蒜头样”或“梨状”，管壁变薄。

主动脉根部扩张按 Brown 等的标准：

（1）主动脉宽度＞ 22 mm/m^2 体表面积。

（2）实测主动脉内径＞ 37 mm。

（3）左心房 / 主动脉内径＜ 0.7。

以上三项中具备两项即可诊断。

2. 主动脉夹层征象　主动脉内见剥脱内膜回声，将主动脉分离为真假腔。

3. 主动脉瓣关闭不全征象　彩色多普勒舒张期见反流信号。

4. 二尖瓣脱垂征象　因二尖瓣黏液样变性，瓣叶变薄、过长或腱索伸长致二尖瓣脱垂，超声表现为二尖瓣脱入左心房，彩色多普勒收缩期见偏心反流信号。

5. 其他心血管畸形的相应征象　如室间隔缺损、室壁运动障碍及减低。

四、讨论

本章病例一为年轻女性患者，剧烈胸痛后诊断为升主动脉夹层。自幼身高较同龄人高，5 岁起出现视物不清，未进一步诊治，半年前外院诊断“晶状体脱位”，超声和 CTA 检查发现主动脉根部扩张和主动脉夹层 DeBakey Ⅰ型，临床阳性所见符合不完全型 MSF。

患者无明确家族史，有主动脉夹层和晶状体异位改变，主动脉根部扩张通过 The Marfan Foundation（https://marfan.org/）公益网站计算 Z 值为 10.07，符合 2010 年重新修订的根特诊断标准之一：主动脉根部 Z 评分≥ 2 或者主动脉根部夹层，晶状体异位。MSF 患者因 *FBN1* 基因突变导致主动脉弹性蛋白纤维断裂和缺失，引起升主动脉进行性扩张，发病率与年龄增长呈正相关。MSF 患者应在有条件的情况下由临床专家团队进行治疗，并应接受有关运动和骨科及视力问题的专业咨询。建议在怀孕期间和怀孕后进行遗传咨询和密切监测。

在 2022 年美国心脏病学会 / 美国心脏协会（ACC/AHA）发布的《主动脉疾病诊断和管理指南》中，建议对 MSF 患者使用最大耐受剂量的 β 受体阻滞剂或血管紧张素受体拮抗剂进行治疗，以减缓主动脉扩张的速度。MSF 患者应至少每年进行一次影像学检查监测主动脉直径和心脏瓣膜功能。对于主动脉动脉瘤或主动脉夹层患者，推荐对其一级亲属进行主动脉成像筛查，初诊建议行经胸超声心动图检查。指南中指出，手术治疗可降低主动脉夹层的风险，主动脉根部直径＞ 50 mm 或直径＞ 45 mm 且由医师判断存在主动脉夹层风险的患者，推荐选择性主动脉根部和升主动脉置换手术。相应的心脏瓣膜病变可选择手术修复或人工瓣膜替代。建议术后每年进行一次影像学评估，若直径正常且连续 2 年无变化，则隔年监测[7]。在目前的医疗和手术治疗下，大多数 MSF 患者的预期寿命可接近正常水平。对于 MFS 患者晚期出现的心肌损害和心力衰竭，可考虑进行心脏移植。

参考文献

[1] Connolly HM，Niaz T，Bowen JM. What Is Marfan Syndrome ？[J]. JAMA，2023，329（18）：1618.

[2] Arnaud P，Milleron O，Hanna N，et al. Clinical relevance of genotype-phenotype correlations beyond vascular events in a cohort study of 1500 Marfan syndrome patients with FBN1 pathogenic variants [J]. Genet Med，2021，23（7）：1296-1304.

[3] Landis BJ，Veldtman GR，Ware SM. Genotype-phenotype correlations in Marfan syndrome [J]. Heart，2017，103（22）：1750-1752.

[4] Milewicz DM，Braverman AC，De Backer J，et al. Marfan syndrome [J]. Nat Rev Dis Primers，2021，7（1）：64.

[5] Loeys B L，Dietz H C，Braverman A C，et al. The revised Ghent nosology for the Marfan syndrome [J]. J Med Genet，2010，47（7）：476-485.

[6] 张抒扬 . 罕见病诊疗指南（2019 年版）. 北京：人民卫生出版社，2019.

[7] Members WC，Isselbacher EM，Preventza O，et al. 2022 ACC/AHA Guideline for the Diagnosis and Management of Aortic Disease：A Report of the American Heart Association/American College of Cardiology Joint Committee on Clinical Practice Guidelines [J]. J Am Coll Cardiol，2022，80（24）：e223-e393.

第二十四章

川崎病

一、概述

川崎病（Kawasaki disease，KD）又称皮肤黏膜淋巴结综合征，1967 年由日本川崎富作医生首次报道。KD 好发于 5 岁以下儿童，男女发病比例为 1.7∶1[1]。KD 病因不明，普遍认为 KD 是由感染因素触发的急性全身免疫性血管炎，易侵犯中小动脉，尤其是冠状动脉[2]，冠状动脉损害可导致严重的心血管并发症，研究表明，在全世界范围内，KD 已成为儿童获得性心脏病的首要病因[3]。临床分型：①完全性川崎病（complete Kawasaki disease，CKD）；②不完全性川崎病（incomplete Kawasaki disease，IKD）。

【发病率】

KD 的发病率存在明显的地区和种族差异，东亚地区为高发地区，且呈现不断增长的趋势。以 5 岁以下儿童为基数，日本 1970 年的 KD 发病率为 10.1/100 000，2018 年增至 359/100 000，韩国 2000 年的 KD 发病率为 73.7/100 000，2014 年增至 194.7/100 000。在中国，上海市 1998 年的 KD 发病率为 16.8/100 000，2017 年增至 104.6/100 000，北京市（2004 年为 55.1/100 000）、台湾省（2010 年为 83/100 000）、香港特别行政区（2000 年为 39/100 000）的发病率也居高位。在欧美国家，KD 发病率（＜20/100 000）处于较低水平[4]。

【发病机制】

KD 是由致病因子触发机体异常免疫反应，导致急性全身性免疫性中小血管炎的发生。KD 患者血管病变包括 3 个病理过程[5]：①坏死性动脉炎；②亚急性或慢性血管炎；③血管腔内肌成纤维细胞增殖（luminal myofibroblastic proliferation，LMP）。冠状动脉病变的结果主要取决于动脉炎病理损伤的程度。动脉炎和轻度扩张可能恢复正常。对于血管中层结构完整的梭形动脉瘤，可以合并血栓形成或因 LMP 出现进行性管腔狭窄，严重者可发生动脉闭塞。巨大动脉瘤时，几乎全部内膜和中层受损，仅剩一层外膜，可能出现破裂或血栓形成，然后呈血栓机化、再通和钙化的连续病理过程，机化和钙化的陈旧性血栓如继续有新的血栓堆积，最终会导致血管完全闭塞。巨大的动脉瘤破裂多发生在病程前 2～3 周内，此后较少发生。心肌梗死可能发生在 KD 的急性期，或冠状动脉进行性血栓形成期，或可能由 LMP 引起的血管管腔狭窄或闭塞所致，这是 KD 的主要死亡原因。心包炎和心肌炎主要是由于冠状动脉的亚急性和（或）慢性炎症，炎症病变多集中在冠状动脉周围。KD 的心肌炎主要指间质的水肿和炎症，很少有肌细胞的坏死，大多病理过程短暂轻微，有极少数的心肌炎在急性期可导致川崎病休克综合征。

【诊断标准】

2022 年川崎病诊断和急性期治疗专家共识中提出了 KD 的诊断标准[1]。KD 为临床综合征，诊断主要依靠临床表现结合实验室检查，并排除其他疾病。KD 包括 CKD 和 IKD 两种类型。

1. CKD　发热，并具有以下 5 项中至少 4 项主要临床特征：

（1）双侧球结膜充血。

（2）口唇及口腔的变化：口唇干红，草莓舌，口咽部黏膜弥漫性充血。

（3）皮疹或卡介苗接种处红肿。

（4）四肢末端改变：急性期手足发红、肿胀，恢复期甲周脱皮。

（5）颈部淋巴结非化脓性肿大。

2. IKD　发热≥ 5 天，但主要临床特征不足 4 项的患儿按照下图流程评估是否为 IKD。

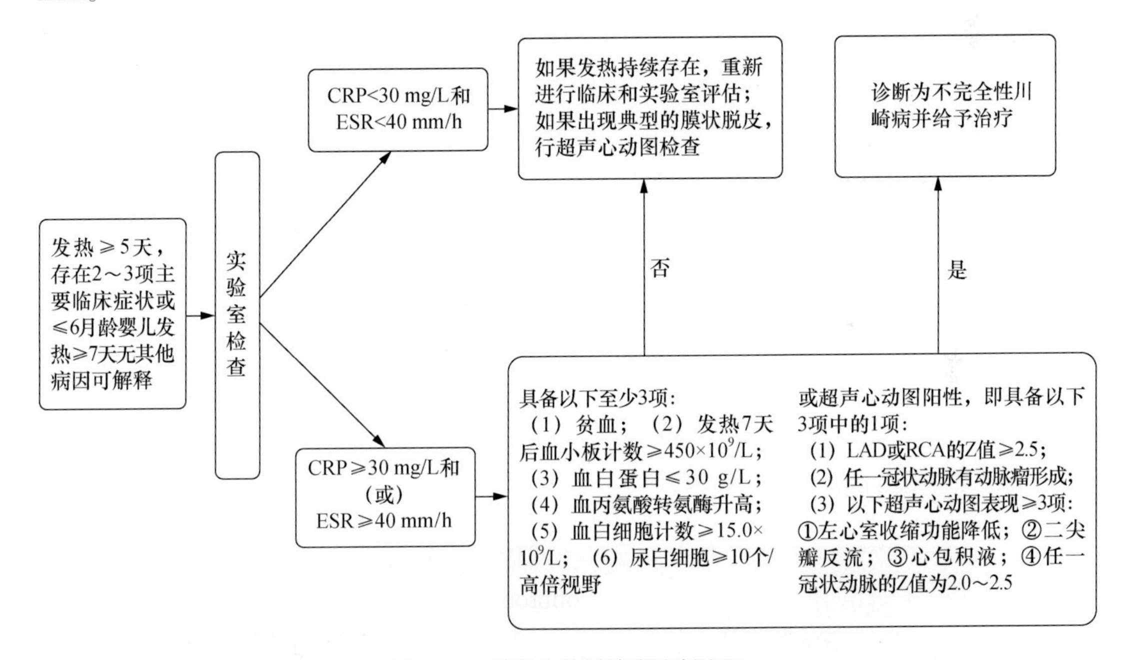

图 24-1　不完全性川崎病诊断流程

注：CRP，C 反应蛋白；ESR，红细胞沉降率；LAD，左前降支；RCA，右冠状动脉

实验室检查包括：

1. 血常规示白细胞计数升高、血红蛋白降低、血小板增多等。

2. 尿常规示白细胞增多但尿培养阴性。

3. C 反应蛋白升高及红细胞沉降率增快。

4. 转氨酶升高及总胆红素升高等。

5. 白细胞介素 6（interleukin-6，IL-6）、IL-1 等血清炎性因子升高。

6. 血浆脑钠肽（brain natriuretic peptide，BNP）或 N 端脑钠肽前体升高等。

二、病例分析

【主诉】

女，2 岁 6 个月。发热 4 天，皮疹、结膜充血 1 天。

【病史】

患儿 4 天前无明显诱因出现发热，热峰 40.8℃，热峰间隔 4 小时左右，给予抗感染治疗 3 天，辅以退热药物治疗，热峰有所下降，最低至 38.8℃，1 天前患儿出现皮疹，为多形性红斑，压之褪色，出诊顺序由颈部至四肢，伴有口腔黏膜弥漫充血、舌乳头充血，结膜充血，肛周皮肤发红；伴有恶心、呕吐，呕吐 3 次，非喷射性，呕吐物为胃内容物，无呕血，伴腹泻，为水样便，每日 3 次，无黏液脓血便，伴皮肤略干燥、尿量减少。

【查体】

体温 38.8℃，脉搏 140 次 / 分，呼吸 36 次 / 分，体重 11.7 kg，身长 90 cm。急性面容，颈部、躯干、四肢可见多形性红斑，压之褪色，皮肤黏膜略干燥，无皮下结节。双侧颈部可见成串黄豆样大小淋巴结。结膜充血，口唇充血，口腔黏膜充血，咽部充血，肛周皮肤发红。

【实验室检查】

快速 C 反应蛋白 178.4 mg/L ↑，红细胞沉降率 61 mm/h ↑，血红蛋白 97 g/L ↓，血小板 1182.0×10^9/L ↑，血白蛋白 21.5 g/L ↓，血丙氨酸转氨酶 209 U/L ↑，血白细胞 14.32×10^9/L ↑，尿白细胞数 15 个 / 高倍视野（HP）↑。

【超声检查】（图 24-2 和图 24-3）

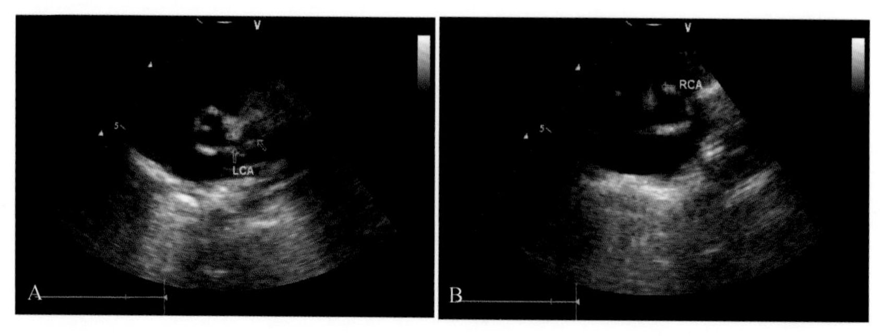

图 24-2 超声心动图。胸骨旁大动脉短轴切面。**A.** 左冠状动脉内径增宽；**B.** 右冠状动脉内径增宽。LCA，左冠状动脉；RCA，右冠状动脉

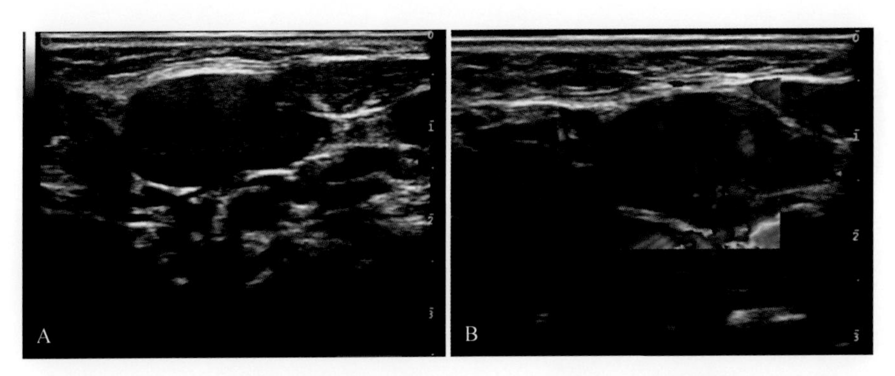

图 24-3　颈部淋巴结超声。左侧颈部多发肿大淋巴结。**A.** 二维超声：左侧颈部Ⅱ、Ⅲ区可见多发肿大淋巴结，大者 2.5 cm×1.2 cm，皮质增厚；**B.** 彩色多普勒超声：淋巴结内可见较丰富门样血流信号

【胸部正侧位片】

双肺纹理增多、模糊（图 24-4）。

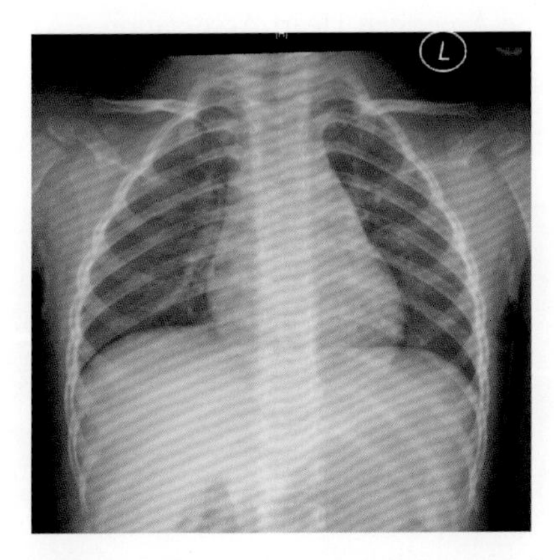

图 24-4　胸部正位片。双肺纹理增多、模糊，双下肺见小片状模糊影沿支气管分布

【治疗过程】

患儿入院后，发热＞ 5 天，伴有多形性皮疹、眼结膜充血、颈部淋巴结非化脓性肿大、口唇黏膜弥漫充血、草莓舌表现，超声心动图示冠状动脉轻度扩张，考虑川崎病诊断明确。给予丙种球蛋白静脉输注（2 g/kg），输毕 36 小时后患儿仍有发热，热峰 4 次，体温最高 39.2℃，综上诊断为丙种球蛋白无反应型川崎病。随后给予甲强龙（注射用甲泼尼龙琥珀酸钠）静脉输注，监测体温正常后逐渐减量改为口服。

KD 并发症的治疗：

1. 心脏损害　入院后动态监测超声心动图，示冠状动脉轻度扩张，予磷酸肌酸钠保护心肌。

2. 肝损害　患儿丙氨酸转氨酶 209.0 U/L ↑，天冬氨酸转氨酶 96.0 U/L ↑，总胆汁酸 225.2 μmol/L ↑，存在肝损害表现，予葡醛内酯、还原性谷胱甘肽、熊去氧胆酸改善肝功能，治疗后复查，较前明显好转。

3. 肺血管炎　患儿发热，白细胞 14.32×10^9/L ↑，中性粒细胞百分数 90.4% ↑，快速 C 反应蛋白 178.4 mg/L ↑，胸片提示肺纹理增粗，有肺血管炎的表现，给予抗感染治疗，体温正常后停药。

4. 血小板增多　监测血小板最高为 1182.0×10^9/L ↑，考虑为原发病所致，予阿司匹林双嘧达莫片治疗，复查血小板 948×10^9/L，较前下降。

5. 低白蛋白血症　监测血白蛋白 21.5 g/L，积极治疗后复查血白蛋白 35 g/L。

三、超声表现

典型的 KD 冠状动脉损害表现为：

1. 冠状动脉炎　二维图像上可见冠状动脉壁回声增强、管腔扩大，其发生率约为 50%。

2. 冠状动脉瘤（coronary artery aneury，CAA）一般在发病 12 天出现冠状动脉扩张，也有极少数患者在病程 1 周后出现，第 8 周最为明显[6]（图 24-5）。

2004 年美国心脏协会（the American Heart Association，AHA）指南[7]根据冠状动脉内径值对冠状动脉病变（coronary artery lesion，CAL）进行分级，即小型 CAA（冠状动脉内径＜ 5 mm）、中型 CAA（冠状动脉内径 5 ～ 8mm）、巨大 CAA（冠状动脉内径＞ 8 mm）。

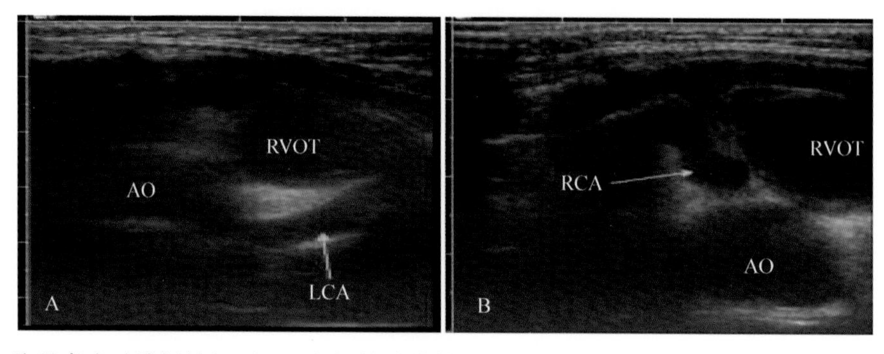

图 24-5　胸骨旁大动脉短轴切面。**A.** 左冠状动脉扩张；**B.** 右冠状动脉扩张。RVOT，右心室流出道；AO，主动脉；LCA，左冠状动脉；RCA，右冠状动脉

2013 年日本循环协会（Japanese Circulation Society，JCS）指南[8]评估 CAL 的标准：扩张或小型 CAA（冠状动脉内径≤ 4 mm，≥ 5 岁的儿童冠状动脉扩张处小于相邻节段内径的 1.5 倍）、中型 CAA（冠状动脉内径＞ 4 mm，≥ 5 岁的儿童冠状动脉扩张处是相邻节段内径的 1.5 倍）、巨大 CAA（冠状动脉内径＞ 8 mm，≥ 5 岁的儿童冠状动脉扩张处大于相邻节段内径的 4 倍）。儿童是一个不断生长的群体，冠状动脉内径会随其生长指标，如体重、身高、体表面积（body surface area，BSA）等变化，并且存在人种、个体差异。

为了消除这些因素对冠状动脉内径变化的影响，2017 年 AHA 科学声明[9]进一步细化了 CAL 评估标准：

1. 冠状动脉无受累：Z 值＜ 2。

2. 仅冠状动脉受累：2 ＜ Z 值＜ 2.5，或最初 Z 值＜ 2，随访中 Z 值下降幅度≥ 1。

3. 小型 CAA：2.5 ≤ Z 值＜ 5。

4. 中型 CAA：5 ≤ Z 值＜ 10，且内径绝对值＜ 8 mm。

5. 巨大 CAA：Z 值≥ 10，或内径绝对值≥ 8 mm。

KD 超声心动图除显示冠状动脉病变外，还应获得其他心脏信息：

1. 心室形态和功能评估

约 20% 的 KD 患儿存在心肌受累，出现左心室功能障碍[10]。因此，评估心室收缩和舒张功能是 KD 患儿超声心动图检查的重要组成部分。基本内容包括 M 型图像测量左心室舒张末期内径、左心室收缩末期内径和短轴缩短率，经心尖区二维图像测量左心室舒张末期容积、左心室收缩末期容积和射血分数。对于冠状动脉异常的患儿，还需评估心室的节段性运动功能。

2. 主动脉根部的评估

对怀疑 KD 的患儿，超声心动图检查时应清楚显示主动脉根部并测量内径，并且应用体表面积标准化计算 Z 值。已报道约 10% 的 KD 患儿存在主动脉根部扩张，即 Z 值≥ 2[10]。

3. 心包积液评估

KD 患儿的心包炎与血管炎及心肌炎有关。超声心动图检查时应注意心包积液是否存在以及严重程度。KD 引起血流动力学改变的心包积液较少见[4]。

4. 瓣膜反流

应用标准的脉冲多普勒和彩色多普勒血流成像，评估瓣膜反流是否存在以及反流程度，重点评估二尖瓣和主动脉瓣[4]。

腹部超声可显示肝大、胆囊壁水肿、胆囊增大、腹部淋巴结肿大、腹腔积液等。颈部超声可显示淋巴结肿大性质及大小。血管超声可显示颈部、腋部、腹股沟等处的动脉瘤形成，但较少见[1]。

四、讨论

本章病例中患儿入院后发热＞ 5 天，伴有多形性皮疹、眼结膜充血、颈部淋巴结非化脓性肿大、口唇黏膜弥漫充血、草莓舌表现。实验室检查：快速 C 反应蛋白、红细胞沉降率、血小板、血丙氨酸转氨酶、血白细胞、尿白细胞数升高，血红蛋白、血白蛋白降低。超声心动图提示冠状动脉轻度扩张。临床特征符合 4 项，再结合实验室检查结果及超声心动图结果，考虑 KD 诊断明确。

超声具有安全、简便、可重复检查等优点，尤其对冠状动脉扩张和冠状动脉瘤形成的诊断具有特征性，能清晰地显示冠状动脉内径扩张程度，已成为诊断和监测 KD 并发冠状动脉和心脏其他部位损害的重要方法。同时超声心动图对临床治疗效果的评价也具有重要的作用，根据多次随访所获得的冠状动脉的情况加以分析，指导临床用药减量与否并估计其预后，从而阻止病情发展，减少并发症的发生。

正常的冠状动脉二维图像为两条平行线样结构，KD 损害冠状动脉初期时多表现为冠状动脉扩张，多以起始处扩张为主，部分累及冠状动脉分支，扩张的冠状动脉内膜增厚、回声增强且管壁不光滑。病变尚处于急性期时，超声改变为内径增大，伴管壁增厚毛糙，内膜回声不均匀增强。病变进入亚急性期，中等动脉全层血管炎发生，形成动脉瘤及血栓栓塞，超声改变主要为形成较大的梭形、球形、串珠形边界清楚的无回声区，冠状动脉内膜毛糙增厚，呈波浪样改变，无回声区内可见有强或低回声的血栓形成[11]。

为了长期评估动脉瘤，对 KD 急性期冠状动脉发生的严重病变，超声心动图冠状动脉远端显示不清不能评价时，应适当进行经食管超声心动图、多层螺旋 CT、冠状动脉 CT 血管成像、冠状动脉造影、心脏磁共振成像等，获得更加清晰的影像学证据。

参考文献

[1] 中华医学会儿科学分会心血管学组，中华医学会儿科学分会风湿学组，中华医学会儿科学分会免疫学组，中华儿科杂志编辑委员会. 川崎病诊断和急性期治疗专家共识[J]. 中华儿科杂志，2022，60(1)：6-13.

[2] Alexoudi I，Kanakis M，Kapsimali V，et al. Kawasaki disease：current aspects on aetiopathogenesis and therapeutic management[J]. Autoimmun Rev，2011，10：544-547.

[3] Fukazawa R，Kobayashi J，Ayusawa M，et al. JCS/ JSCS 2020 guideline on diagnosis and management of cardiovascular sequelae in kawasaki disease[J]. Circ J，2020，84(8)：1348-1407.

[4] 黄国英. 川崎病病因学和发病机制研究的重要意义[J]. 上海医学，2022，45(8)：520-523.

[5] 王雷，夏焙. 超声心动图在川崎病诊断、治疗及长期随访中的应用进展——2017 年 AHA 指南的解读[J/CD]. 中华医学超声杂志(电子版)，2019，16(3)：161-165.

[6] 郁怡. 川崎病冠状动脉损害的病理及超声心动图检测[J]. 上海交通大学学报(医学版)，2006，26(3)：321-324.

[7] Newburger JW，Takahashi M，Gerber MA，et al. Diagnosis，treatment，and long-term management of Kawasaki disease：a statement for health professionals from the Committee on Rheumatic Fever，Endocarditis，and Kawasaki Disease，Council on Cardiovascular Disease in the Young American Heart Association[J]. Pediatrics，2004，114(6)：1708-1733.

[8] JCS Joint Working Group. Guidelines for diagnosis and management of cardiovascular sequelae in Kawasaki disease(JCS 2013)[J].Circ J，2014，78(10)：2521-2562.

[9] McCrindle BW，Rowley AH，Newburger JW，et al. diagnosis treatment，and long-term management of Kawasaki disease：a scientific statement for health professionals from the America Heart Association[J]. Circulation，2017，135(17)：927-999.

[10] Printz BF，Sleeper LA，Newburger JW，et al. Noncoronary cardiac abnormalities are associated with coronary artery dilation and with laboratory inflammatory markers in acute Kawasaki disease[J]. J Am Coll Cardiol，2011，57(1)：86-92.

[11] 张广俊，宋秀莲，黄圣奇，等. 超声心动图在川崎病冠状动脉病变诊断与随访中的应用[J]. 医学影像学杂志，2018，28(8)：1274-1277.

第二十五章

冠状动脉扩张

一、概述

冠状动脉扩张（coronary artery ectasia，CAE）是一种罕见的心血管系统疾病，定义为心外膜下的冠状动脉异常扩张，扩张处的管腔直径超过邻近正常节段或超过患者最大冠状动脉管径的 1.5 倍。CAE 通常为弥漫性扩张，即其扩张长度超过冠状动脉全长的 1/3。超过正常直径 2 倍以上的局限性扩张称为冠状动脉瘤（coronary aneurysm，CAA）。

单纯性 CAE 是指除外动脉粥样硬化、结缔组织病、感染性疾病及其他心脏疾患等病因的不明原因所致的 CAE，较为罕见。

绝大多数 CAE 患者无明显症状，常在进行其他检查时偶然发现。CAE 会导致冠状动脉弹性功能降低，冠状动脉血流受损，冠状动脉血流储备能力下降。一部分患者以心绞痛、心肌缺血及急性心肌梗死相关症状起病。扩张的冠状动脉内血流缓慢或局部形成湍流，加之冠状动脉血管内皮功能下降，易形成血栓，可导致急性心肌梗死，甚至猝死。单纯无栓塞的瘤样扩张也可导致心绞痛。巨大冠状动脉瘤亦可出现压迫症状，比如上腔静脉综合征。CAE 最严重的并发症是瘤体破入心包，可导致出血、心脏压塞，甚至死亡。

【发病率】

1967 年的流行病学资料显示，CAE 在尸检中的发生率约为 0.22% ～ 1.40%。冠状动脉造影的出现提高了 CAE 的检出率，不同文献报道的影像检出率从 0.3% 到 5.3% 不等。单纯性 CAE 检出率为 0.10% ～ 0.32%。男性发病率高于女性，近端血管受累多于远端血管[1]。

【发病机制】

CAE 是一种非阻塞性缺血性冠状动脉疾病，其重要的病理生理特征为冠状动脉血流缓慢、内皮及血管壁损伤、易痉挛和形成血栓，心血管事件风险增加。虽然扩张的冠状动脉内的静息绝对血容量增加，但扩张的冠状动脉血流储备能力降低，静息状态就已经存在心肌灌注不足，可能机制包括：①冠状动脉伴动脉粥样硬化；②前向血流速度缓慢，远端血供的灌注压降低；③扩张动脉瘤节段的血流改变，由层流变为湍流；④冠状动脉内皮损伤，微血管功能障碍；⑤血流缓慢增加了冠状动脉内血栓栓塞的可能[2]。

CAE 发病机制目前尚未阐明，目前文献报道的潜在发病机制可能与下列因素相关：

1. 冠状动脉粥样硬化（coronary atherosclerosis，CAS） 众多研究显示 CAE 的发生与 CAS 密切相关。脂质沉积引起冠状动脉内中膜功能失调，在血流冲击下中膜肌层扩张；血管壁钙化和纤维化导致管壁弹性减弱；慢性炎症刺激导致大量一氧化氮等血管舒张因子释放；狭窄部位长期的血管壁应力增加，削弱血管壁的弹性等因素均可能和CAE的形成相关。但二者的关系尚存有争议。首先，冠状动脉的所有血管均可发生CAE，CAE累及单支冠状动脉血管居多，而临床上CAS多同时累及多支冠状动脉。此外，CAE最常累及右冠状动脉，其次是前降支和回旋支，左主干扩张较为罕见，与CAS多分布于前降支不同。故部分学者认为CAE属于CAS的一部分，是冠心病的危险因素之一。

2. 伴遗传疾病及遗传易感性　包括家族性高胆固醇血症、镰刀状贫血、马方综合征、Ehlers-Danlos综合征以及遗传性出血性毛细血管扩张等。CAE患者中出现主动脉瘤和下肢静脉曲张、精索静脉曲张的概率较随机人群增加，有研究推测CAE可能为全身系统性疾病的局部表现，其他脉管受累程度不同。

3. 感染相关　川崎病是儿童或年轻人CAE最常见的病因，其他原因包括败血症、梅毒感染、EB病毒感染以及真菌感染等。

4. 系统性血管炎相关　20%～30%的CAE患者与类风湿关节炎、系统性红斑狼疮、多发性大动脉炎及白塞病等结缔组织病有关。

5. 孤立性扩张　约20%的患者不伴随其他疾病，称之为孤立性CAE（isolated CAE，I-CAE），其发病率为0.1%～0.79%。孤立性扩张可能更多地与遗传有关，其他的可能机制包括氟化物暴露、慢性一氧化氮暴露、维生素D缺乏等。

6. 获得性CAE　随着冠状动脉介入治疗和外科手术治疗的普遍开展，相关的CAE或者瘤样病变也日益增加[3-4]。

【诊断标准及分型】

CAE的诊断标准为扩张冠状动脉管径超过患者最大冠状动脉管径或邻近正常节段的1.5倍。单纯CAE定义为不合并冠状动脉狭窄或冠状动脉狭窄＜50%的CAE。如果邻近部位不能辨认出正常的动脉节段，则取与其匹配的无心脏疾患的健康人群冠状动脉相应节段的管腔平均直径为正常参照值。

婴幼儿诊断标准：①冠状动脉Z值为2～2.5；②某一节段的冠状动脉内径大于邻近的近端节段内径。符合上述标准诊断为CAE。当冠状动脉管径大于相邻节段的1.5倍，或Z值≥2.5时，诊断为CAA[5]。

目前CAE常用的形态学分类方法由1976年Markis等首次提出，依据冠状动脉扩张病变范围（严重程度顺序递减），分为4种类型：2支及以上冠状动脉血管弥漫性扩张为Ⅰ型；1支冠状动脉血管呈弥漫性扩张，其他冠状动脉血管呈节段性扩张为Ⅱ型；仅有1支冠状动脉血管呈弥漫性扩张为Ⅲ型；仅有1支冠状动脉血管呈节段性扩张为Ⅳ型，此分型被广泛用于描述冠状动脉扩张病变和评估预后的研究[6]。

二、病例分析

病例一

【主诉】

男，73岁，间断胸闷、憋气1个月。

【病史】

高血压病史3年，血压最高140/100 mmHg。1年前因股动脉瘤行支架植入术。1年前因腰椎间盘突出行手术治疗。高脂血症1年，口服瑞舒伐他汀治疗。患者1个月前无明显诱因出现间断胸闷、憋气，步行500米时加重，休息后缓解。

【实验室检查】

D-二聚体1.58 mg/L。

【24小时动态心电图】

窦性心律，一度房室传导阻滞，成对房性早搏，房性早搏二联律，ST-T改变。

【超声检查】

超声心动图。主动脉根部内径27 mm，升主动脉内径39 mm（正常＜37 mm）。

【冠状动脉造影】

（外院）LM：近段扩张；LAD：近段扩张，直径6 mm；LCX：全程弥漫性血管扩张；RCA：近段扩张。各冠状动脉血流TIMI Ⅱ级（LM，左主干；LAD，左前降支；LCX，左回旋支；RCA，右冠状动脉）。

病例二

【主诉】

女，29岁，剑突下不适1天余。

【病史】

患者1天前凌晨2时无明显诱因出现咽部至剑突下烧灼感，伴恶心、呕吐，呕吐物为胃内容物，无胸痛、呼吸困难，未诊治。晨起后10时仍有剑突下烧灼感，伴呕吐，有少量鲜血，就诊外院。11时心电图：V2～V6导联ST段压低。高敏肌钙蛋白I（hsTnI）14329.7 pg/ml ↑，肌酸激酶（CK）1729 U/L ↑，肌酸激酶同工酶（CK-MB）237.9 ng/ml ↑。超声心动图提示左心室壁局限性运动减低（下后壁基底段至中段，室间隔基底段至中段），左心室射血分数（LVEF）45%。胸CT示冠状动脉增宽。给予质子泵抑制剂（PPI）、布洛芬、莫西沙星治疗，症状缓解。次日早8时复查心电图Ⅱ、Ⅲ、AVF导联T波倒置，hsTnI＞27017.0 pg/ml ↑，遂至我院急诊。

【实验室检查】

CK 2499 U/L ↑，CK-MB 158 U/L ↑。

肌钙蛋白 I（TnI）7.4 mg/ml ↑，N 端 B 型钠尿肽前体（NT-proBNP）3090 pg/ml ↑。

凝血 D- 二聚体 0.38 μg/ml ↑。

非特异性炎症指标：C 反应蛋白 16 mg/dl ↑，红细胞沉降率 59 mm/h ↑。

【心电图】

窦性心律，Ⅱ、Ⅲ、AVF 导联 T 波倒置。

【冠状动脉造影】

LM：显著扩张；LAD：全程瘤样扩张；LCX：近中段扩张（LM，左主干；LAD，左前降支；LCX，左回旋支）。

【超声心动图】

室壁节段性运动异常（左心室下壁、后壁、前间隔、后间壁基底段–中段），左冠状动脉主干及右冠状动脉可见段增宽，三尖瓣反流（轻度），左心室舒张功能减退，LVEF 51%，右心室收缩功能正常，下腔静脉内径及呼吸变化率正常。

【超声检查】（图 25-1 和图 25-2）

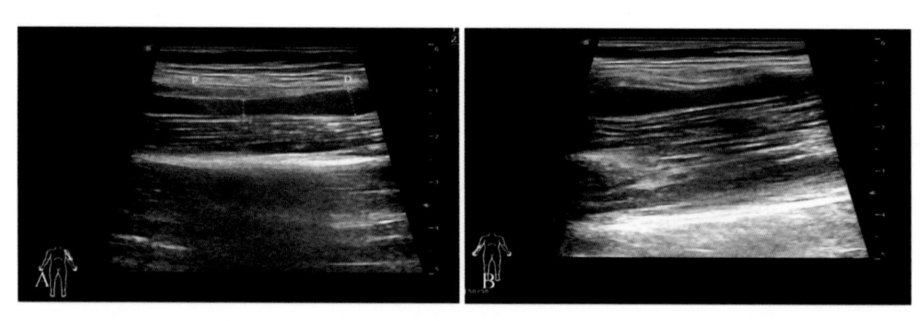

图 25-1　左上肢血管超声。**A.** 左上肢动脉多发节段性扩张，以左腋动脉、肱动脉为著；**B.** 右上肢动脉多发节段性扩张，右侧锁骨下动脉、腋动脉及肱动脉为著

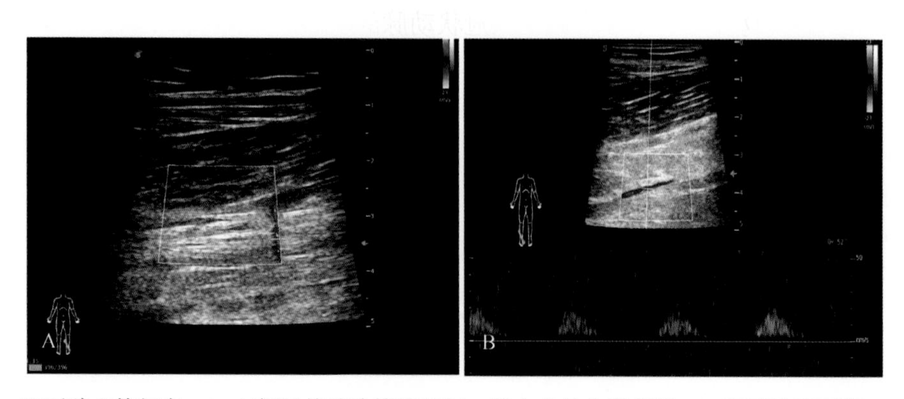

图 25-2　双下肢血管超声。**A.** 左侧胫前动脉管腔纤细，其内未见血流信号——重度狭窄可能；**B.** 右侧胫前及胫后动脉管腔细，流速减低，血流频谱呈低搏动改变

三、超声表现

超声图像可见冠状动脉呈弥漫性、串珠样或瘤样扩张，扩张的冠状动脉管壁回声可增强，部分扩张的冠状动脉内可见血栓形成。超声可以显示有无心肌梗死和心脏功能异常的情况。

四、讨论

本章病例一为老年男性患者，超声显示多支冠状动脉受累扩张，左回旋支全程弥漫性扩张，左主干、左前降支及右冠状动脉近端扩张，符合 Markis 分型中的Ⅱ型。冠状动脉的扩张程度和分型是指导治疗和评估预后的重要指标。此外，两例患者均出现了其他动脉的局部扩张或狭窄，有研究指出，在 CAE 的易感因素中，导致血管重塑的基因突变可能与腹主动脉瘤、颅内动脉瘤相关，与 CAE 存在一定的同源性致病机制，所以 CAE 可能是全身脉管系统受累的局部表现，诊断时还应进行全身其他血管的筛查[7]。

CAE 的诊断检查方法包括：冠状动脉造影、冠状动脉计算机断层扫描血管成像（computed tomography angiography，CTA）、超声心动图以及心脏磁共振。其中冠状动脉造影是诊断和评估 CAE 的金标准。超声心动图检查创伤小，可重复性强，能动态观察冠状动脉扩张及其演变过程，与冠状动脉造影比较，具有更高的敏感性及特异性。近年来血管内超声（intravenous ultrasound，IVUS）逐渐应用于 CAE 的诊断，可更为准确地测量瘤体大小、钙化情况、血管壁结构是否完整等，有助于区分斑块破裂和血栓形成，可明确 CAE 的诊断和分类并指导治疗[8]。

CAE 的预后与疾病的严重程度直接相关，但目前尚无大规模的临床样本分析。有研究指出孤立性 CAE 预后相对较好，而伴随冠心病的 CAE 死亡率明显升高，需要积极治疗。由于 CAE 的发病率较低，发病机制不明确，尚无公认的最佳治疗方案。目前主要治疗方法分为三大类：药物治疗、介入治疗、手术治疗。①药物治疗重点针对动脉粥样硬化进行防治，包括对各项危险因素的控制、抗血小板、抗凝及稳定斑块等治疗。对于无症状的 CAE，是否需要抗血小板或抗凝治疗仍缺乏大样本量临床研究及长期随访证据。部分继发于结缔组织病、感染性疾病的 CAE 应强调原发病的治疗。在冠心病患者中常用的硝酸酯类血管扩张药物，不仅不能增加扩张冠状动脉的血流量，反而会引起冠状动脉内窃血现象，加重扩张部位的缺血，所以不建议使用[9]；②对于药物治疗欠佳的患者，或者急性冠状动脉事件高危患者，或者急性心肌梗死患者，冠状动脉介入治疗、冠状动脉旁路移植等也可考虑应用；③指南推荐左主干 CAA、冠状动脉瘤直径＞10 mm，或扩张节段血管直径＞3～4 倍相邻正常血管的 CAE 首选外科手术[10]。

参考文献

[1] Kawsara A，Núñez Gil IJ，Alqahtani F，et al. Management of coronary artery aneurysms [J]. JACC Cardiovasc Interv，2018，11（13）：1211-1223.
[2] Loungani RS，Sekar S，Rehorn MR，et al. Cardiac arrest in the setting of diffuse coronary ectasia：

perspectives on a unique ischemic insult [J] . JACC Case Reports，2020，2（11）：1662-1666.
[3] Sheidaee N，Li D，Nakanishi R，et al. Importance of coronary artery plaques in patients with coronary artery ectasia [J] . Circulation，2017，136：A15423-A15423.
[4] Ozturk S，Yetkin E，Waltenberger J. Molecular and cellular insights into the pathogenesis of coronary artery ectasia [J] . Cardiovasc Pathol，2018，35：37-47.
[5] McCrindle BW，Rowley AH，Newburger JW，et al. Diagnosis，treatment，and long-term management of Kawasaki disease：a scientific statement for health professionals from the American Heart Association [J] . Circulation，2017，135（17）：e927-e999.
[6] Markis JE，Joffe CD，Cohn PF，et al. Clinical significance of coronary arterial ectasia [J] . Am J Cardiol，1976，37（2）：217-222.
[7] Androulakis AE，Katsaros AA，Kartalis AN，et al. Varicose veins are common in patients with coronary artery ectasia. Just a coincidence or a systemic deficit of the vascular wall ？ [J] . Eur J Vasc Endovasc Surg，2004，27（5）：519-524.
[8] Porto I，MacDonald S，Banning AP. Intravascular ultrasound as a significant tool for diagnosis and management of coronary aneurysms [J] . Cardiovasc Intervent Radiol，2004，27：666-668.
[9] Araiza Garaygordobil D，Alfaro-Ponce DL. Massive coronary artery ectasia in a patient with myocardial infarction [J] . Eur Heart J Acute Cardiovasc Care，2022，11（3）：e1-e2.
[10] Cai Z，Wang H，Yuan S，et al. Plasma big endothelin-1 level predicted 5-year major adverse cardiovascular events in patients with coronary artery ectasia [J] . Front Cardiovasc Med，2021，1765.

第二十六章

特发性肺动脉高压

一、概述

动脉型肺动脉高压（pulmonary arterial hypertension，PAH）是一种罕见但具有破坏性的心肺疾病，是肺动脉高压（pulmonary hypertension，PH）的一组亚型。PAH 的血流动力学特征是毛细血管前型 PH（pre-capillary PH），且排除其他原因引起的毛细血管前型 PH，例如慢性血栓栓塞性肺动脉高压（chronic thromboembolic PH，CTEPH）和与肺部疾病相关的 PH。其病程进展主要是肺血管床进行性重塑和肺血管床压力负荷进行性升高，可导致右心室衰竭等不良临床结局。特发性肺动脉高压（idiopathic PAH，IPAH）指与任何危险因素均无关联的一种 PAH 亚型，这种亚型实际上代表了原因未知的 PAH。目前的研究认为该病具有自身免疫学特征，多见于女性，女：男＝2：1，并且与女性普遍存在的自身免疫性疾病相关，包括系统性硬化病、系统性红斑狼疮等[1]。该病还具备遗传学特征，已经证明骨形态发生蛋白受体Ⅱ型（bone morphogenetic protein type Ⅱ receptor，BMPR2）以及骨形态发生蛋白 9（bone morphogenetic protein，BMP9）的基因突变与 IPAH 发生高度相关[2]。

【发病机制】

PAH 主要的病理机制包括肺动脉内膜和中膜重构、血管丛病变、弹力板断裂和肺小动脉进行性收缩。这些机制共同导致肺血管床压力负荷进行性升高，最初，右心室可通过心肌肥厚和加强心肌收缩力来代偿，若没有得到有效治疗，会导致右心室失代偿、右心室扩张、右心衰竭或死亡[3]。区分毛细血管前型和毛细血管后型肺动脉高压非常重要，毛细血管前型是由肺毛细血管近端的肺动脉阻力增加引起，毛细血管后型是由肺毛细血管远端的肺动脉阻力增加引起。

【确诊标准】

静息状态下，仰卧位，右心导管术（right heart catheterization，RHC）测量，同时满足以下三项指标：①平均肺动脉压（mean pulmonary arterial pressure，mPAP）＞ 20 mmHg；②肺动脉楔压（pulmonary arterial wedge pressure，PAWP）≤ 15 mmHg；③肺血管阻力（pulmonary vascular resistance，PVR）≥ 3 WU（wood units）[3]。

二、病例分析

【主诉及病史】

男，44 天，肺动脉重度高压，心包少量积液，21 三体面容。

【超声检查】（图 26-1）

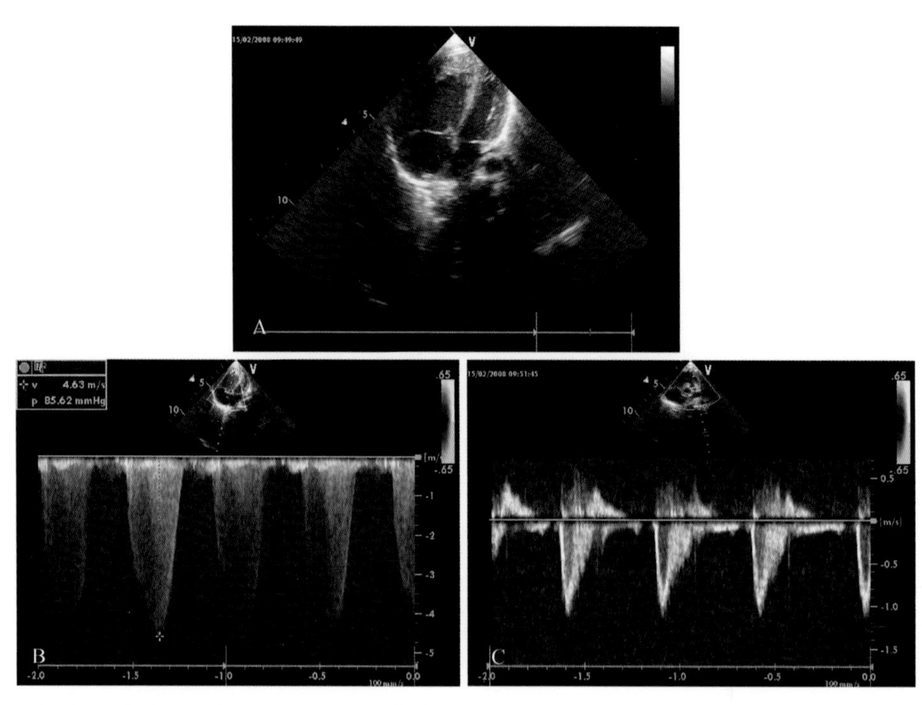

图 26-1　超声心动图。**A.** 右心房、右心室扩大，室间隔向左室腔偏移；**B.** TRV = 4.63 m/s，PG = 85.62 mmHg；**C.** 肺动脉前向血流速度 1.1 m/s。TRV，三尖瓣反流速度；PG，跨瓣压差

三、超声表现

PAH 会导致右心压力负荷和功能障碍，可以通过超声来进行监测。基于准确的超声心动图操作，可以获得心脏形态，左、右心室功能及瓣膜异常的全面信息。

肺动脉收缩压计算公式：$sPAP = 4(TRV)^2 + RAP$。sPAP 为肺动脉收缩压（systolic pulmonary artery pressure，sPAP）、TRV 为三尖瓣反流速度（tricuspid regurgitation velocity，TRV）、RAP 为右心房压（right atrial pressure，RAP）。RAP 通过下腔静脉内径和塌陷率来获得[4]。

2022 年欧洲心脏学会（ESC）欧洲呼吸学会（ERS）发布的指南[5]建议使用峰值 TRV（而不是估测的 sPAP）作为检测 PH 的关键指标，当峰值 TRV > 2.8 m/s 表明可能存在 PH，然而，仅通过峰值 TRV 无法可靠地确定 PH 的存在与否，因为三尖瓣反流速度可能会低估或高估压力梯度。因此，在峰值 TRV（图 26-2）作为基础指标的情况下，指南也将右心形态和功能相关的附加指标用于评估 PH 的可能性（表 26-1）。

表 26-1 除峰值 TRV 外的其他 PAH 超声心动图征象

A 类：心室	B 类：肺动脉	C 类：下腔静脉和右心房
基底段内径 RV/LV ＞ 1.0	RVOT AT ＜ 105 ms 和（或）收缩中期切迹	IVC 内径＞ 21 mm 合并吸气塌陷率降低（深吸气时＜ 50% 或静息状态下吸气时＜ 20%）
室间隔扁平［收缩期和（或）舒张期 LVEI ＞ 1.1］	舒张早期肺动脉瓣反流速度＞ 2.2 m/s	RA 面积（收缩末期）＞ 18 cm^2
TAPSE/sPAP ＜ 0.55 mm/mmHg	PA 内径＞ AR 内径 PA 内径＞ 25 mm	

AR，主动脉根部；IVC，下腔静脉；LV，左心室；LVEI，左心室偏心指数；PA，肺动脉；RA，右心房；RV，右心室；RVOT AT，右心室流出道加速时间；sPAP，肺动脉收缩压；TAPSE，三尖瓣环收缩期位移；TRV，三尖瓣反流速度。除 TRV 外，至少要有 2 个类别（A/B/C）的超声心动图指标才能改变肺动脉高压可能性的级别

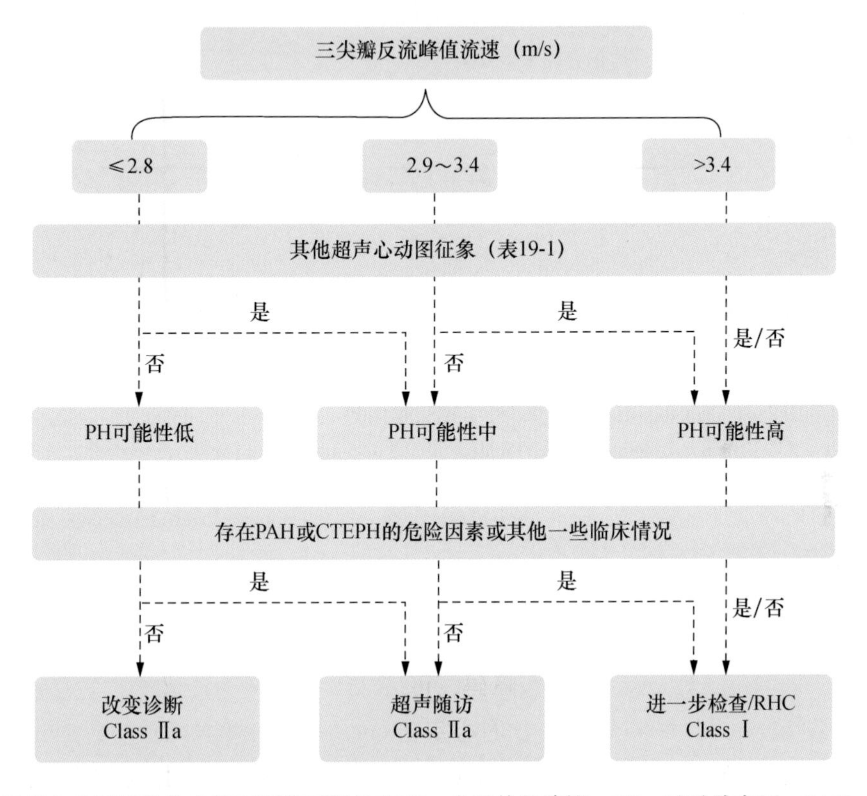

图 26-2 超声心动图评估肺动脉高压的可能性和下一步评估的建议。PH，肺动脉高压；PAH，动脉型肺动脉高压；CTEPH，慢性血栓栓塞性肺动脉高压；RHC，右心导管术；TRV，三尖瓣反流速度；class，推荐级别

根据图 26-2 流程，首先 PH 的筛查需要确定峰值 TRV 的数值以确定处于哪个范围内，然后根据表 26-1 中列出的三类其他超声心动图征象，可以将 PH 可能性确定为低、中或高。对于 PH 可能性中等但存在临床情况或 PH 可能性高的患者，指南建议进行进一步的检查，例如其他影像学检查、心肺功能运动试验（cardiopulmonary exercise testing，CPET）

等或直接行 RHC（对于疑似 PH 或 CTEPH 的患者）。

四、讨论

1951 年 Dresdale 等报道了 39 例不明原因肺动脉高压患者的资料，并首次提出了原发性肺动脉高压（primary pulmonary hypertension，PPH）一词。WTO 在 1973 年提出了 PH 的分类方案，包括 PPH 和继发性肺动脉高压两类。1998 年，在法国埃维昂举行的第二届世界 PH 研讨会上进行了第一次重大修订，简称“埃维昂分类”，该分类将 PH 根据病理和临床特征分为五种类型，PPH 为其中的一种类型。2003 年，在第三届世界 PH 学术研讨会上，正式将 PPH 修改为 IPAH[6]。

目前有研究表明，免疫球蛋白转录之间的差异是 IPAH 患者生存率好坏的决定因素[1]。在过去的 25 年里，尽管肺血管扩张的多种疗法都已被批准使用并在治疗指南中实施，但治疗方法仍然在探索中。阐明启动和维持 PAH 状态的潜在病理生理机制可能为有效的治疗开辟新的途径。多年来，大量的研究集中于免疫失调和明显的自身免疫活动在 PAH 发病机制中的潜在作用，到目前为止，还没有一种改变免疫反应的治疗方法被证明是绝对有效的[7]。

参考文献

[1] Jones RJ，De Bie E，Groves E，et al. Autoimmunity Is a Significant Feature of Idiopathic Pulmonary Arterial Hypertension [J]. Am J Respir Crit Care Med，2022，206（1）：81-93.

[2] Wang XJ，Lian TY，Jiang X，et al. Germline BMP9 mutation causes idiopathic pulmonary arterial hypertensionB [J]. Eur Respir J，2019，53（3）1801609.

[3] Ruopp NF，Cockrill BA. Diagnosis and Treatment of Pulmonary Arterial Hypertension：A Review [J]. JAMA，2022，327（14）：1379-1391.

[4] Ferrara F，Zhou X，Gargani L，et al. Echocardiography in Pulmonary Arterial Hypertension [J]. Curr Cardiol Rep，2019，21（4）：22.

[5] Humbert M，Kovacs G，Hoeper MM，et al. 2022 ESC/ERS Guidelines for the diagnosis and treatment of pulmonary hypertension [J]. Eur Respir J，2023，43（38）：3618-3731.

[6] Mclaughlin VV，Davis M，Cornwell W. Pulmonary arterial hypertension [J]. Curr Probl Cardiol，2011，36（12）：461-517.

[7] Frech TM，Austin ED. Is It Still “Idiopathic”？ Features of Autoimmunity in Idiopathic Pulmonary Arterial Hypertension [J]. Am J Respir Crit Care Med，2022，206（1）：8-10.

第二十七章

家族性高胆固醇血症

一、概述

家族性高胆固醇血症（familial hypercholesterolemia，FH）是一种常染色体遗传性疾病，因低密度脂蛋白受体（low density lipoprotein receptor，*LDLR*）、载脂蛋白 B（apolipoproteins B，*ApoB*）和前蛋白转化酶枯草杆菌蛋白酶 9（proprotein convertase subtilisin/kexin，*PCSK9*）等基因发生致病性突变，导致 LDLR 介导的低密度脂蛋白胆固醇（low-density lipoprotein cholesterol，LDL-C）在肝出现代谢障碍。临床主要表现为血液中 LDL-C 水平明显升高，早发动脉粥样硬化性心血管疾病（atherosclerotic cardiovascular disease，ASCVD）倾向，以及皮肤或肌腱黄色瘤、脂性角膜弓等临床表现。

【发病率】

FH 可分为杂合子 FH（heterozygote familial hypercholesterolemia，HeFH）、纯合子 FH（homozygote familial hypercholesterolemia，HoFH）、复合杂合子 FH 和双重杂合子 FH4 种类型，以前两类多见[1]。HeFH 有 1 个正常和 1 个变异的等位基因，人群发病率约为 1/500 ～ 1/200。HoFH 的 2 个等位基因均发生变异，发病率极低，约为 1/36 万～ 1/25 万，是一种罕见病。女性略多于男性，亚洲发病率低于西方及北美，但世界上 90% 的国家和地区 FH 的患病率尚不清楚，尤其是低收入国家[2]。

依据 Orphanet 数据库，该病的发病率为 1/10 万～ 9/10 万。

【发病机制】

LDLR 是有核细胞膜表面的受体蛋白之一，广泛分布于肝、动脉壁等全身各组织中。LDL-C 与受体结合后被细胞内吞，于溶酶体中降解，血液中 70% 的 LDL 在肝被摄取。FH 患者主要为 *LDLR* 的功能性遗传突变所致，少数是由于 *ApoB* 或 *PCSK9* 等的功能性突变产生，包括基因缺失、插入、无义突变和错义突变。此外，FH 是一种具有基因剂量效应的常染色体遗传性疾病，杂合子血浆胆固醇浓度通常是正常人的 2 ～ 3 倍，纯合子体内几乎没有功能性的 *LDLR*，血浆胆固醇浓度较正常人高 6 ～ 8 倍。但也有些杂合子患者 LDL-C 正常或增高不明显，提示 FH 基因型与表现型的关系复杂，即使带有相同突变，甚至同一家族的个体，其临床表现差异也较大[3]。

血液循环中高水平的胆固醇沉积在血管内壁，形成斑块使动脉壁变窄和硬化，易诱发心绞痛、心肌梗死、脑梗死等动脉粥样硬化性心血管疾病。特别是纯合子患者，出生后即发现 LDL-C 水平明显升高，在儿童期及青年期可出现全身动脉粥样硬化，进展快，ASCVD 发生率是正常人群的 100 倍，并于 20 ～ 30 岁之前死亡[4]。在一些纯合子和严重的杂合子 FH 中，主动脉根部和主动脉瓣尖中胆固醇和钙质沉积，发生纤维化和炎症，在早期出现主动脉瓣狭窄、主动脉瓣上狭窄及主动脉根部钙化。高水平的胆固醇沉积在身体不同部位时，有不同的临床表现。当吞噬脂质的细胞聚集于真皮或肌腱，在肌腱形成结节性肿块，称为肌腱黄色瘤，以跟腱和手部伸肌腱多见；沉积于皮肤时常累及肘部、膝下和眼睑处，形成黄色瘤；当胆固醇浸润角膜时，在角膜外侧缘形成白灰色的半月形脂性角膜弓[5-6]。

【确诊标准】

基因检测是 FH 的诊断金标准，检测有无 *LDLR*、*APOB* 和 *PCSK9* 等基因突变。随着研究的深入，发现 FH 在分子遗传水平上比以往的认知更为复杂。即使没有检测到明确的相关基因突变，依然不能除外 FH，这时可根据临床标准进行界定。

常见临床诊断标准包括荷兰脂质临床网络（Dutch Lipid Clinic Network，DLCN）标准、Simon Broome 标准等，但目前尚无统一的国际诊断标准。国内则广泛使用 2018 年发布的《家族性高胆固醇血症筛查与诊治中国专家共识》，建议成人符合下列标准任意 2 项即可诊断为 FH：①未经治疗的患者血清 LDL-C 水平≥ 4.7 mmol/L；②＜ 45 岁患者有皮肤或肌腱黄色瘤，或存在脂性角膜弓；③一级亲属中有 FH 或早发 ASCVD 患者，特别是冠心病患者。儿童 FH 诊断标准：未经治疗的血清 LDL-C ≥ 3.6 mmol/L，且一级亲属中有 FH 或早发冠心病[7]。

此外，2023 年欧洲动脉粥样硬化协会（European Atherosclerosis Society，EAS）发布了《2023 EAS 纯合子型家族性高胆固醇血症共识声明更新：新的治疗方法和临床指南》，针对 HoFH 的筛查、诊断和管理提出了实用性建议。共识提供了最新的 HoFH 临床诊断标准，建议优先考虑表型特征而非基因型；LDL-C ＞ 10 mmol/L 提示 HoFH，并且需要进一步评估，包括详细的病史、家族史和（或）基因检测。附加标准包括：① 10 岁之前发现皮肤或肌腱黄色瘤，和（或）②未经治疗的 LDL-C 水平升高，与父母双方的 HeFH 一致。在诊断 HoFH 前，应排除导致 LDL-C 水平升高的其他疾病[8]。

二、病例分析

病例一

【主诉】

男，70 岁，间断心悸 40 年。

【病史】

过敏性鼻炎 30 余年，胆囊切除术 12 年，脑梗死病史 6 年，脑出血病史 5 年，未遗留明显后遗症，家族性高胆固醇血症病史，予口服立普妥（阿托伐他汀钙片）治疗。2 周前排便后出现头晕，行走不稳，伴视物成双，前额部轻度头痛。急诊就诊，头颅 MRI 提示左侧颞叶多发梗死灶，诊断急性脑梗死，予改善循环及对症治疗，再次就诊于心血管内科。

【查体】

心率 102 次 / 分，心律绝对不齐，心音强弱不等，A2 ＜ P2，二尖瓣听诊区可闻及收缩期 2/6 ～ 3/6 级吹风样杂音。

【实验室检查】

血脂：总胆固醇 8.46 mmol/L，甘油三酯 1.87 mmol/L，低密度脂蛋白胆固醇 6.94 mmol/L，高密度脂蛋白胆固醇 0.93 mmol/L。

治疗半月后复查。血脂：总胆固醇 4.13 mmol/L，甘油三酯 1.52 mmol/L，低密度脂蛋白胆固醇 4.13 mmol/L，高密度脂蛋白胆固醇 0.82 mmol/L。

凝血：国际标准比率 1.04。

糖化血红蛋白 6%，心房钠尿肽 260 ng/ml，超敏肌钙蛋白 T 0.012 ng/ml。

【心电图】

心房颤动。

【颈动脉超声检查】

双侧颈动脉粥样硬化伴多发斑块形成（图 27-1）。

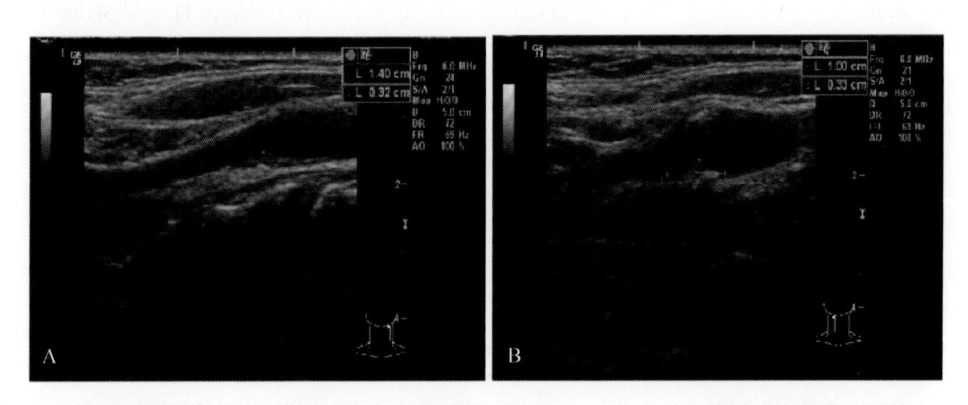

图 27-1　颈动脉超声。**A.** 左侧颈动脉内中膜增厚，厚约 1.4 mm；**B.** 右侧颈动脉斑块，厚约 3.3 mm

【超声心动】（图 27-2）

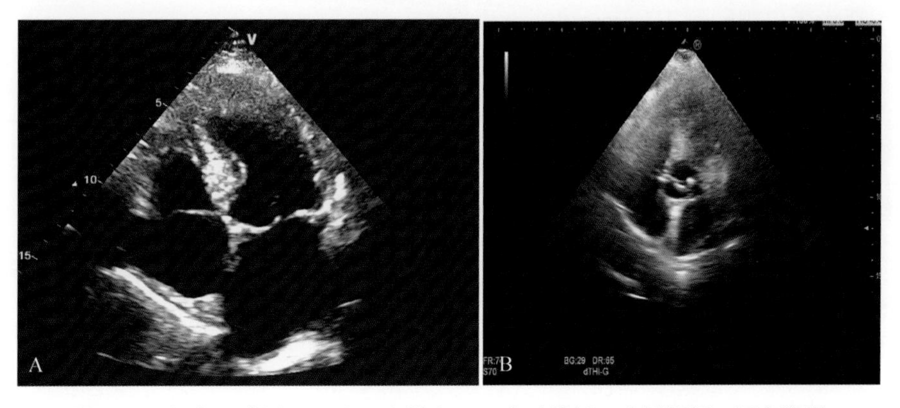

图 27-2　超声心动图。**A.** 左心房增大；**B.** 主动脉瓣三个瓣增厚，回声增强

【治疗】

予他汀类药物降低血脂，稳定斑块。予 β 受体阻断剂降低心率，降低心肌耗氧量，予华法林抗凝。

病例二

【主诉】

女，34 岁。间断下肢大关节肿痛 1 年。

【病史】

间断下肢大关节肿痛 1 年，初为左踝关节肿痛，后逐渐出现双膝交替肿痛，1 月前无明显诱因出现左踝关节肿痛，3 天后自愈。患者发病期间曾应用尼美舒利，外用洛索洛芬钠贴剂，效果欠佳。中医中药治疗。自诉眼角曾出现脂肪粒。

【查体】

血压 109/59 mmHg，心率 75 次 / 分，脊柱无明显压痛，骶髂关节无明显压痛，左侧髂后上棘局限性压痛，左膝内侧局限性压痛，左足跟部局限性压痛，右侧四字征可疑（＋）。

【辅助检查】

1 年前外院查自身抗核抗体、抗角蛋白抗体、抗环瓜氨酸肽（CCP）抗体、抗 MCV 抗体、抗核周因子 RA33 均（－），红细胞沉降率正常，HLA-B27（－）。

外院查膝关节超声提示双膝外侧滑膜炎。

外院膝关节 MRI 提示左膝关节腔少量积液，右膝关节腔少量积液，半月板损伤。

腰椎 MRI 提示 L4 ～ 5 椎间盘膨出。

【实验室检查】

总胆固醇 9.59 mmol/L ↑。

低密度脂蛋白胆固醇 6.61 mmol/L ↑。

甘油三酯 1.52 mmol/L。

高密度脂蛋白胆固醇 1.3 mmol/L。

类风湿因子＜ 20.0 IU/ml，C 反应蛋白 0.11 mg/dl。

25- 羟维生素 D 10.3 ng/ml ↓，抗环瓜氨酸肽（CCP）抗体＜ 8 U/ml。

红细胞沉降率 7 mm/h。

【超声检查】

双侧股四头肌腱、髌腱及跟腱局灶性肿胀，双侧颈总动脉内膜局灶性增厚不均——不除外胆固醇异常沉积所致（图 27-3 和图 27-4）。

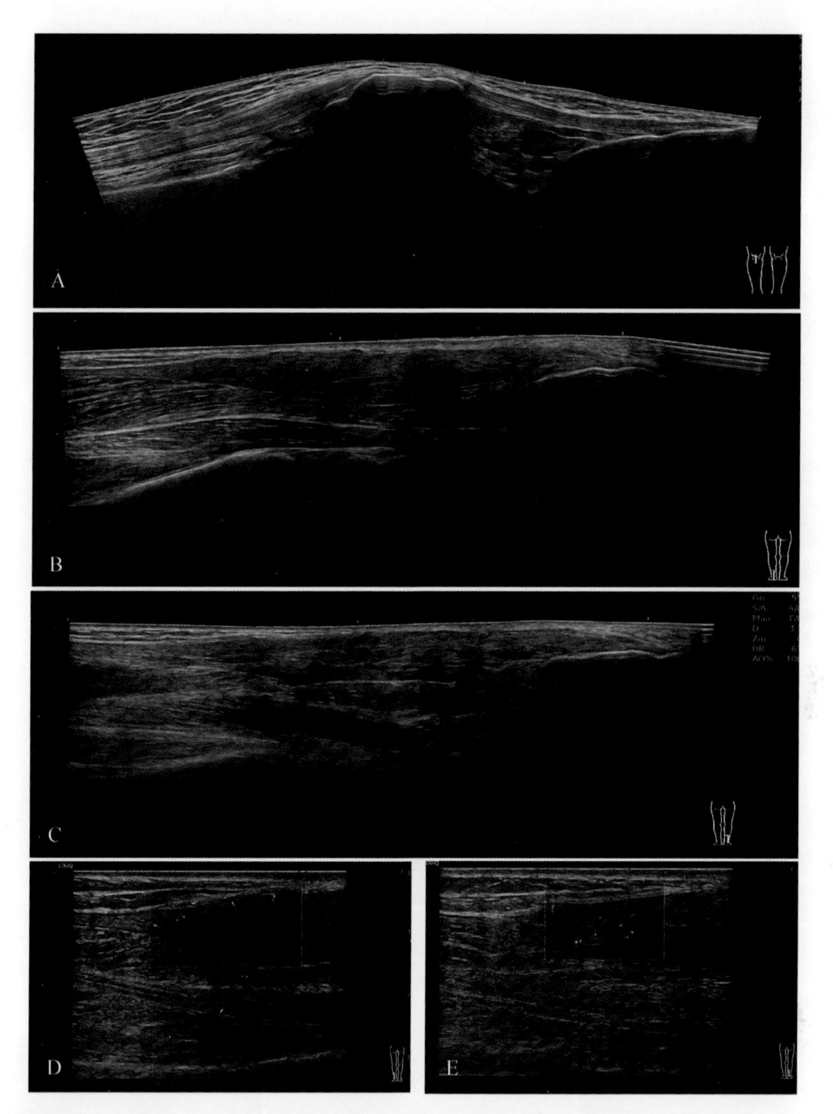

图 27-3　局部肌肉超声检查。**A** ～ **E**. 双侧股四头肌腱、髌腱（**A**）及跟腱局部增厚，以双侧跟腱为著（**B**. 左侧跟腱；**C**. 右侧跟腱），回声减低，内部结构消失。CDFI：内见较丰富血流信号（**D**、**E**）

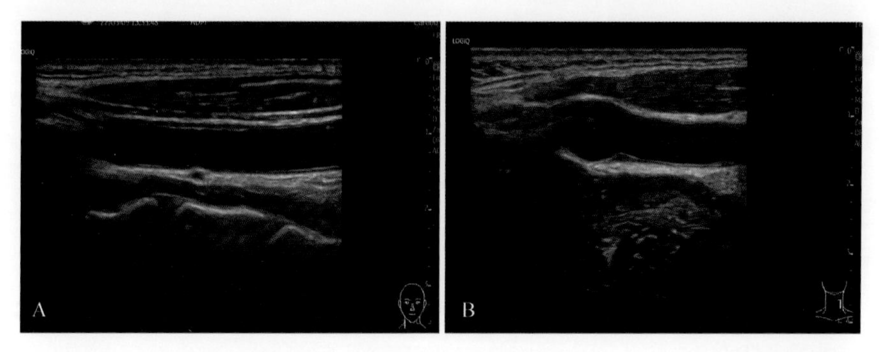

图 27-4　颈动脉超声。**A**. 右侧颈动脉；**B**. 左侧颈动脉。双侧颈总动脉内膜虽然无明显增厚，但是局部内膜薄厚不均，以左侧为著，最厚处约 1.3 mm

病例三

【主诉】

女，13 岁。主因“胸闷、憋气 2 个月”入院。

【病史】

患儿 2 个月前发现步行半里路后出现胸闷、憋气、心悸、乏力，偶伴视物模糊，休息 1 ～ 2 分钟后好转，有时夜间不能平卧。1 周前于外院查肝酶、心肌酶增高，红细胞沉降率增快，血总胆固醇明显增高。超声心动图示“心脏增大，二尖瓣、三尖瓣关闭不全，肺动脉高压”。心电图示“窦性心动过速、左心室肥厚、ST 段改变”。诊断“家族性高胆固醇血症、冠心病合并心功能不全”。因无条件诊疗转入我院。

【家族史】

其母年轻时（患儿出生后 8 个月）因“心肌梗死”死亡，其兄有黄色瘤。

【查体】

端坐体位，皮肤多处黄色瘤，无苍白及发绀，甲状嗉Ⅱ°，颈静脉充盈，颈动脉可闻及血管杂音，左肺腋下闻及少量中小水泡音。心前区无隆起，心尖搏动范围弥散，抬举样，心界膨大，心律齐，第二心音亢进，可闻及第三心音，肺动脉瓣听诊区、主动脉瓣第二听诊区及三尖瓣听诊区可闻及 3/6 级舒张期吹风样杂音。多个听诊区闻及 2/6 级杂音，肝脾不大，无水肿，轻度杵状指，神经系统检查无异常。

手臂多处陈旧冻疮，轻度杵状指。面颊，腕、踝、膝、肘关节等大关节，臀部多个大小不等突出皮肤表面的黄色瘤，以关节伸侧为著。面色略黄，右面颊有一蜘蛛痣，无苍白（图 27-5）。

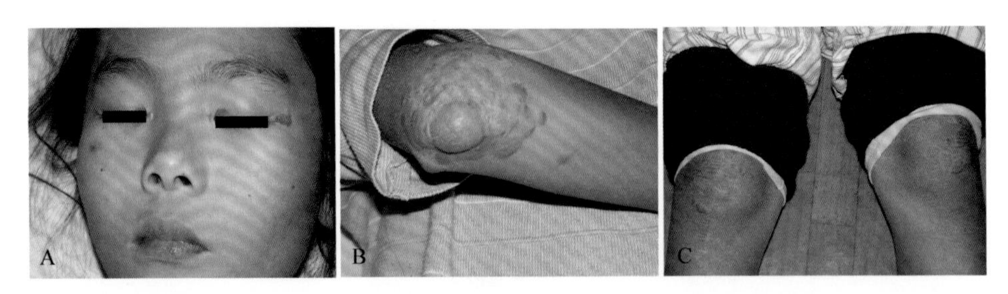

图 27-5 查体。皮肤多处黄色瘤。**A.** 双侧眼睑内外侧可见扁平、橘黄色的黄色瘤；**B.** 右肘关节可见大小不一、向皮肤表面突出的黄色瘤；**C.** 双侧膝关节皮肤可见扁平、片状的黄色瘤

【实验室检查】

总胆固醇 14.81 mmol/L ↑，低密度脂蛋白胆固醇 17.50 mmol/L ↑。

载脂蛋白 A1 871 mmol/L ↓，载脂蛋白 B 2170 mmol/L ↑，脂蛋白 a 470 mg/L ↑。

拟胆碱酯酶 169 U/L ↓。

【初步诊断】

家族性高胆固醇血症，冠心病，慢性心力衰竭，心功能Ⅲ～Ⅳ级。

【超声心动】

左心室壁弥漫运动减低（后壁不运动），左心房、左心室增大，主动脉瓣狭窄并反流（轻度），肺动脉增宽，左心室射血分数（left ventricular ejection fraction，LVEF）36%。

【颈动脉超声】

双侧颈动脉内膜广泛增厚，以内膜增厚为主（图 27-6）。

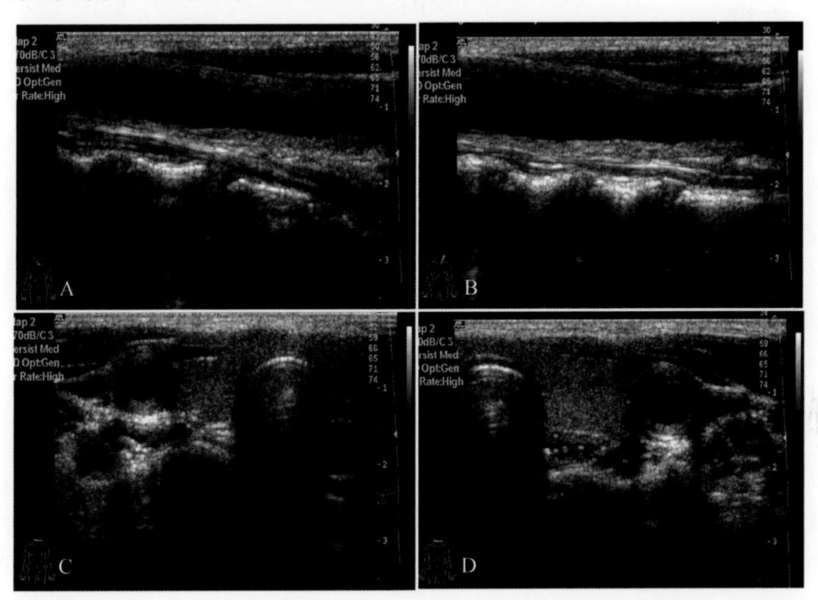

图 27-6　双侧颈总动脉、颈内动脉管壁普遍增厚，厚约 0.26 cm，以内中膜增厚为主，管腔内血流通畅，流速正常

【腹部超声】

肝实质弥漫性病变，双肾锥体内强回声（钙化）——肾小管病变（图 27-7）。

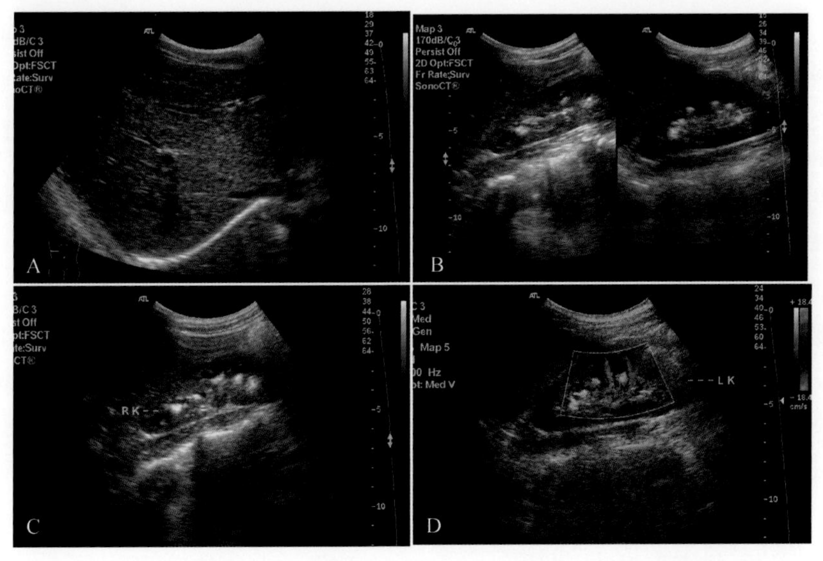

图 27-7　腹部超声。**A.** 肝实质增粗，回声增强，远场回声未见衰减。血管纹理清晰；**B ～ D.** 右肾大小约 8.0×2.8 cm，实质厚约 1.1 cm，左肾大小约 7.8×3.9 cm，实质厚约 1.5 cm。双肾形态正常，肾锥体内回声增强，结构清晰

【血管超声】

腹主动脉内膜增厚伴多发斑块，双侧肾动脉狭窄，以左侧明显。

【初步诊断】

家族性高胆固醇血症，冠心病，慢性心力衰竭，心功能Ⅲ～Ⅳ级。

三、超声表现

1. 颈动脉超声表现。颈动脉内中膜增厚、斑块和狭窄，可早期发现亚临床动脉粥样硬化。

2. 累及冠状动脉可发生心肌缺血，超声心动图出现节段性室壁运动异常，室壁运动幅度减低、消失或反常运动。室壁厚度正常或变薄，收缩期室壁增厚率减低。心肌梗死范围较大时，左心室整体收缩功能减低。

3. 累及主动脉及心脏瓣膜时，超声心动图可表现出主动脉瓣增厚、钙化、狭窄和关闭不全，主动脉根部钙化、管壁增厚以及管腔狭窄。

四、讨论

本章病例一为老年男性患者，有 FH 家族史，服用他汀类降脂药物后 LDL-C 水平下降。无明确冠心病史，脑梗死病史 6 年，提示 ASCVD 发病时间较晚。本次急性脑梗死发病后行超声检查，提示双侧颈动脉内中膜增厚伴粥样硬化斑块。超声心动图检查提示主动脉瓣膜增厚、钙化，表明病变已累及主动脉瓣膜。结合上述检查，该患者符合 FH 诊断，虽然未行基因检测，但推测其为杂合子型。

不论内在的基因缺陷如何，FH 表型的严重性取决于残留 *LDLR* 的活性。早期积极的降脂治疗可减少 FH 带来的 ASCVD 风险，有助于延长 FH 患者的生命。2021 年国内发布的《家族性高胆固醇血症：指南和疗法》中建议：成人 FH 的 LDL-C 控制目标为＜ 2.6 mmol/L（无 ASCVD）或＜ 1.8 mmol/L（合并 ASCVD 或糖尿病）。儿童 FH 患者 LDL-C 控制目标为＜ 3.5 mmol/L。若难以达到上述治疗目标值，建议至少将血清 LDL-C 水平较基线水平相对降低 50%。首选的治疗方案为大剂量、高强度他汀类药物，未达目标时可以联用依折麦布，或以 PCSK9 抑制剂作为补充。建议儿童 FH 患者从 8 ～ 10 岁开始接受他汀类药物治疗。对于药物控制不佳的纯合子或严重杂合子 FH 患者，可考虑脂蛋白血浆置换，严重者可考虑肝移植，但此法不能逆转已发生的心血管病变[9-11]。

本章病例一患者药物治疗后 LDL-C 为 4.13 mmol/L，未达到控制目标水平，同时病变已累及头颈部动脉和主动脉瓣膜。有研究表明，在纯合子 FH 中，主动脉瓣钙化的发生率可达 100%，且通常伴有症状[12]。血脂中的脂蛋白 a［Lp（a）］不仅富含胆固醇，还具有促血栓和促炎作用，加快动脉粥样硬化进展。更重要的是，高水平的 Lp（a）也是主动脉瓣钙化的独立风险因子，提示长期接受降脂治疗的患者，主动脉和主动脉瓣膜疾病仍可能继续发展，这些都给临床治疗带来了挑战[13]。若 FH 患者同时合并冠状动脉病变和严重的主动脉疾病，外科手术是首选的治疗方案。

目前国内外对 FH 仍缺乏普遍的认知和干预，导致只有不足 10% 的 FH 患者得到相应的诊断和充分治疗。呼吁公众和医学界加强 FH 的早期筛查、诊断及治疗，重视 ASCVD 的发病风险。共识中建议的筛查对象：①早发 ASCVD 患者；②有早发冠心病家族史；③成人血清 LDL-C ≥ 3.8 mmol/L，儿童血清≥ 2.9 mmol/L；④有黄色瘤或脂性角膜弓。排除继发性高胆固醇血症，进一步询问病史和体格检查，进行分子遗传学检测以明确诊断。强调家族谱系对确定亲属进行筛查的重要性。对于儿童，建议从 5 岁开始检测，如果怀疑为纯合子 FH，则应更早进行检测[7, 9, 13]。超声检查对心血管疾病较敏感，常可发现冠心病、心脏瓣膜疾病及主动脉根部硬化，可用于 FH 的诊断和随访，尤其可应用于纯合子 FH 患者主动脉瓣膜的定期评估。其他的辅助检查还包括：①冠状动脉造影，是诊断冠状动脉受累的金标准；② CT 冠状动脉成像，可以发现冠状动脉钙化、非钙化斑块以及管腔狭窄；③心肌负荷显像，可以用于不能进行 CT 冠状动脉成像的患者，评价是否存在冠状动脉狭窄导致的心肌缺血。

参考文献

[1] Gidding SS，Ann Champagne M，De Ferranti SD，et al. The agenda for familial hypercholesterolemia：a scientific statement from the American Heart Association [J] . Circulation，2015，132 (22)：2167-2192.

[2] Beheshti SO，Madsen CM，Varbo A，et al. Worldwide prevalence of familial hypercholesterolemia：meta-analyses of 11 million subjects [J] . J Am Coll Cardiol，2020，75 (20)：2553-2566.

[3] Sjouke B，Kusters DM，Kindt I，et al. Homozygous autosomal dominant hypercholesterolaemia in the Netherlands：prevalence，genotype-phenotype relationship，and clinical outcome [J] . Eur Heart J，2015，36 (9)：560-565.

[4] Tromp TR，Hartgers ML，Hovingh GK，et al. Worldwide experience of homozygous familial hypercholesterolaemia：retrospective cohort study [J] . The Lancet，2022，399 (10326)：719-728.

[5] Poonia A，Giridhara P. Xanthomas in Familial Hypercholesterolemia [J] . N Engl J Med，2017，377 (5)：e7.

[6] Onorato A，Sturm AC. Heterozygous Familial Hypercholesterolemia [J] . Circulation，2016，133 (14)：e587-e589.

[7] 中华医学会心血管病学分会动脉粥样硬化及冠心病学组，中华心血管病杂志编辑委员会 . 家族性高胆固醇血症筛查与诊治中国专家共识 [J] . 中华心血管病杂志，2018，46 (2)：99-103.

[8] Cuchel M，Raal FJ，Hegele RA，et al. 2023 Update on European Atherosclerosis Society Consensus Statement on Homozygous Familial Hypercholesterolaemia：new treatments and clinical guidance [J] . Eur Heart J，2023，44 (25)：2277-2291.

[9] Wiegman A，Gidding SS，Watts GF，et al. Familial hypercholesterolaemia in children and adolescents：gaining decades of life by optimizing detection and treatment [J] . Eur Heart J，2015，36 (36)：2425-2437.

[10] 张禾，干伟 . 家族性高胆固醇血症：指南和疗法 [J] . 临床心血管病杂志，2021，37 (4)：293-298.

[11] 张抒扬 . 罕见病诊疗指南（2019 年版）. 北京：人民卫生出版社，2019.

[12] Ten Kate GJR，Bos S，Dedic A，et al. Increased aortic valve calcification in familial hypercholesterolemia：prevalence，extent，and associated risk factors [J] . J Am Coll Cardiol，2015，66 (24)：2687-2695.

[13] Kronenberg F，Mora S，Stroes ESG，et al. Lipoprotein (a) in atherosclerotic cardiovascular disease and aortic stenosis：a European Atherosclerosis Society consensus statement [J] . Eur Heart J，2022，43 (39)：3925-3946.

第八部分 其 他

第二十八章

von Hippel-Lindau 综合征

一、概述

希佩尔-林道（von Hippel-Lindau，VHL）综合征是一种常染色体显性遗传性疾病，由位于3p25.5染色体上*VHL*基因的缺失或突变引起。VHL综合征的发病率约为1/36 000。VHL综合征平均发病年龄为26岁，97%的*VHL*基因突变患者在65岁前会出现症状。VHL综合征无明显性别及人种的倾向性，其发病可能累及大脑、脊髓、眼部、肾、胰腺、肾上腺、内耳、生殖系统等部位[1]（表28-1）。

表28-1　VHL综合征病变类型及临床症状

位置及病变	症状
大脑/脊髓血管母细胞瘤	头痛、共济失调、眼球震颤、背痛
视网膜血管母细胞瘤	飞蚊症、视网膜脱离
内淋巴囊肿瘤	听力损失、耳鸣、眩晕
胰腺囊肿/肿瘤	胰腺炎、糖尿病、消化不良、黄疸
肾上腺嗜铬细胞瘤、肾上腺外副神经节瘤	高血压
肾囊肿、肾细胞癌	腰痛、血尿
胰腺/附睾囊腺瘤	疼痛

VHL综合征患者的疾病表现各不相同，即使在同一家族中也无特异性表现。由于无法准确预测疾病发病时间及部位，定期检查可能出现的VHL相关疾病非常重要。

二、病例分析

病例一

【病史】

女，22岁，2月前患者晨起后自觉右足内侧局部麻木、感觉减退，无疼痛，局部皮肤无红肿、皮疹等，温水泡脚后上述部位出现疼痛，VAS评分6分，行MRI提示T11～12

水平椎管内病变，小脑、脊髓内多发点状强化灶。

【超声检查】

胰腺多发囊性结节（图 28-1）——请结合其他影像学检查，VHL 综合征待排。

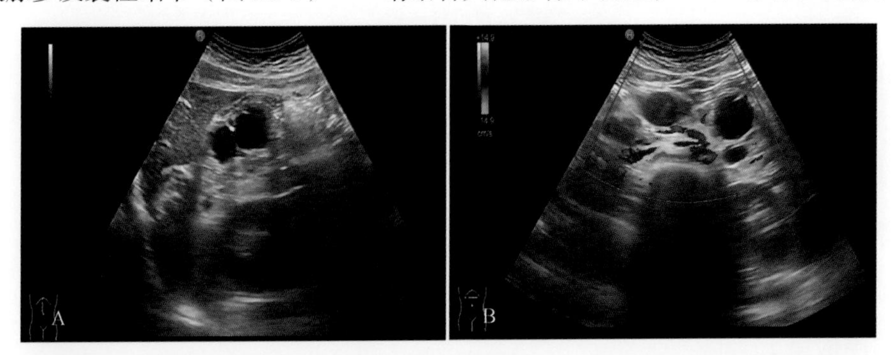

图 28-1　胰腺超声。**A**. 胰腺内可见多发无回声，大者大小 4.4 cm×2.4 cm，内可见分隔，部分透声欠佳；**B**. CDFI：内未见明显血流信号

【腹部 CT】

胰腺多发异常密度影，囊腺瘤可能；少许实性成分待除外，建议 MRI（图 28-2）。

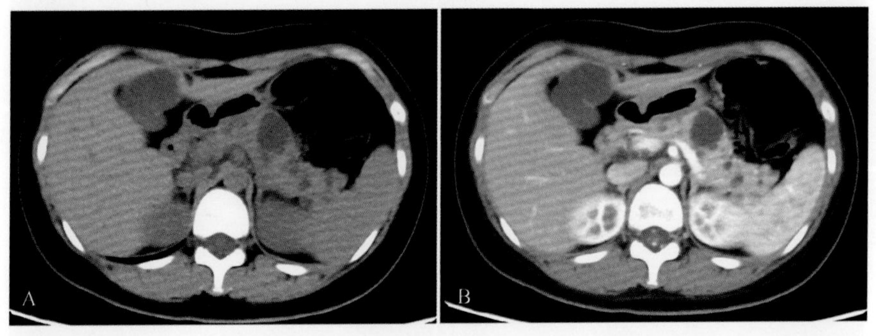

图 28-2　腹部 CT 平扫（**A**）及动脉期（**B**）。胰腺形态饱满，内可见多发类圆形低密度影，大者直径约 3.4 cm，部分可见分隔，分隔可见强化，部分病灶可疑实性成分，主胰管未见明显扩张

【胰腺 MRI】

胰腺多发囊性病变，VHL 综合征待除外（图 28-3）。

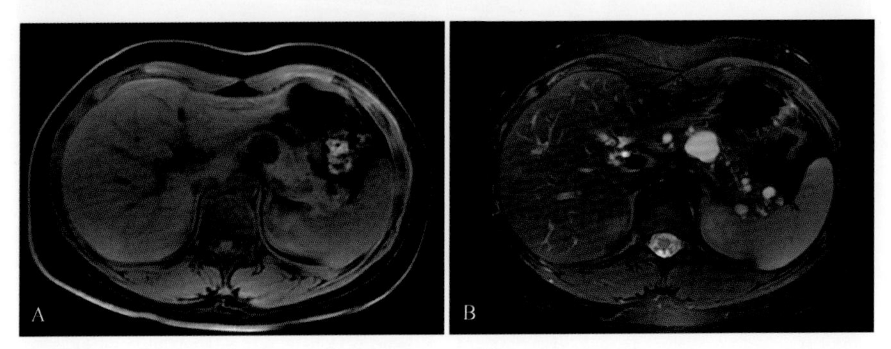

图 28-3　胰腺 MRI。**A**. T1WI 脂肪抑制轴位图像；**B**. T2WI 脂肪抑制轴位图像。胰腺多发大小不一囊状长 T1、长 T2 信号影，大者范围约 2.8 cm×2.2 cm

【诊断】

经临床确诊 VHL 综合征。

病例二

【病史】

男，49 岁，半年前出现体重下降，约 15 kg，2 周前外院发现双肾占位，就诊于我院。患者女儿行超声检查，可见胰腺多发囊肿。

【查体】

贫血貌，余无特殊。

【超声检查】

双肾占位，胰腺多发囊性占位，双侧附睾囊实性病变（图 28-4）——考虑 VHL 综合征。

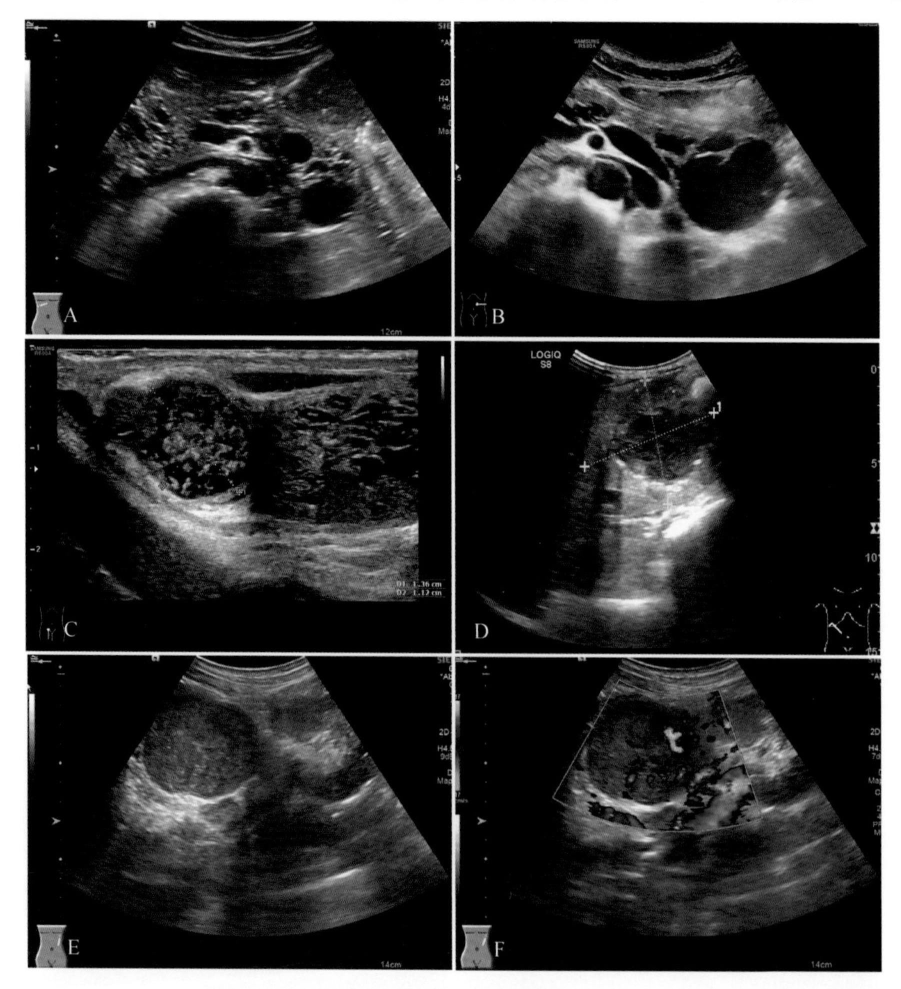

图 28-4 患者超声。**A**、**B**. 胰腺回声欠均匀，内可见多个囊性无回声，部分相互融合，大者约 4.8 cm×3.9 cm，边界尚清，形态欠规则，胰管无明显扩张；**C**. 右侧附睾体积增大，回声不均匀，内见一囊实性结节，大小约 1.4 cm×1.1 cm，边界清，可见丰富血流信号；**D**. 右肾囊实混合回声包块，大小约 7.5 cm×6.4 cm；**E**、**F**. 左肾内可见多发实性包块，大者约 6.8 cm×5.7 cm，边界均不清，CDFI：周边及内部可见血流信号

【腹部 CT】（图 28-5 和图 28-6）

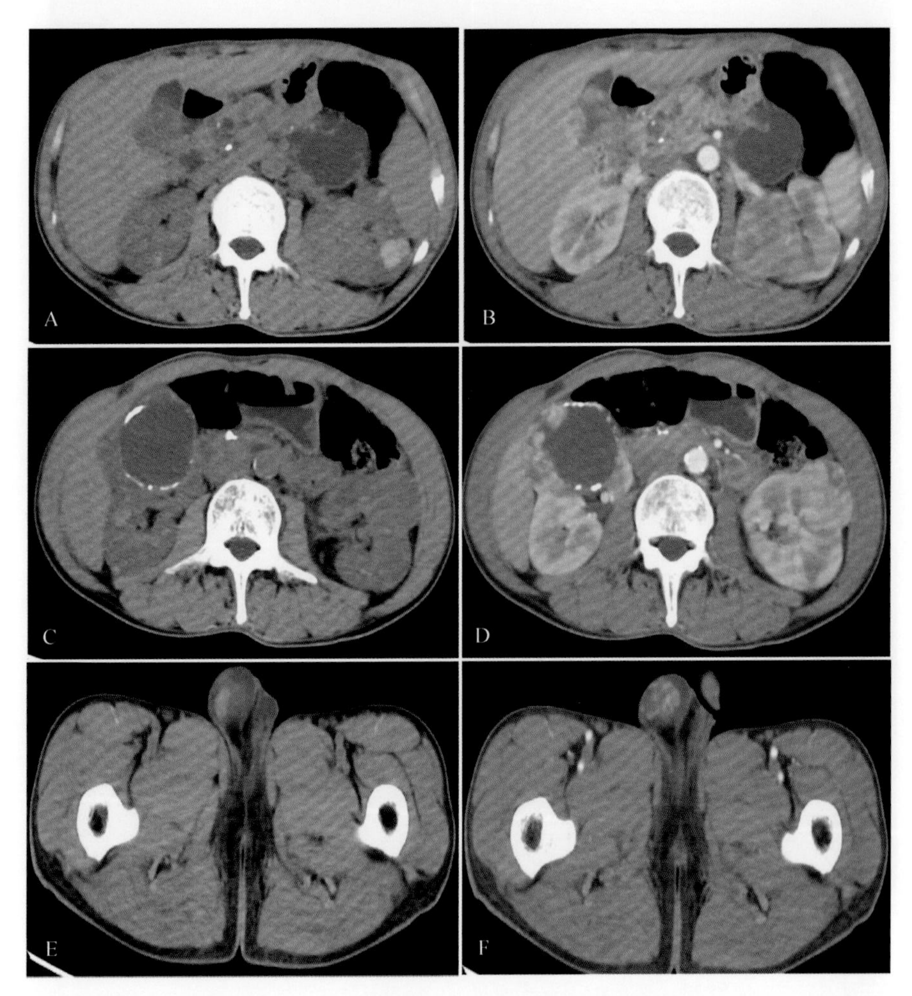

图 28-5　患者腹部平扫及动脉期增强 CT 轴位图像。**A**、**B**. 胰腺内多发囊性低密度影，较大者位于体尾部，直径约 4.7 cm，部分可见钙化，部分可见分隔，粗细不均，可见强化；**C**、**D**. 双肾多发类圆形低、高、混杂密度病灶，大者直径约 7.0 cm，边缘较清，部分伴钙化，增强扫描可见部分成分呈不均匀强化；**E**、**F**. 右侧附睾异常强化

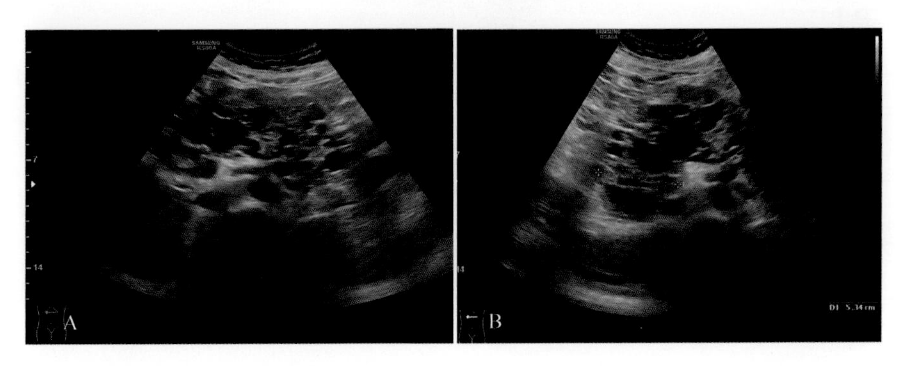

图 28-6　患者女儿超声检查。**A**. 胰腺回声欠均匀，内可见多个囊性无回声，部分相互融合；**B**. 胰头前后径约 5.3 cm；**C**. 胰体前后径约 4.7 cm；**D**. 胰尾（－）；**E**、**F**. 双肾（－）；**G**、**H**. 双侧肾上腺区（－）

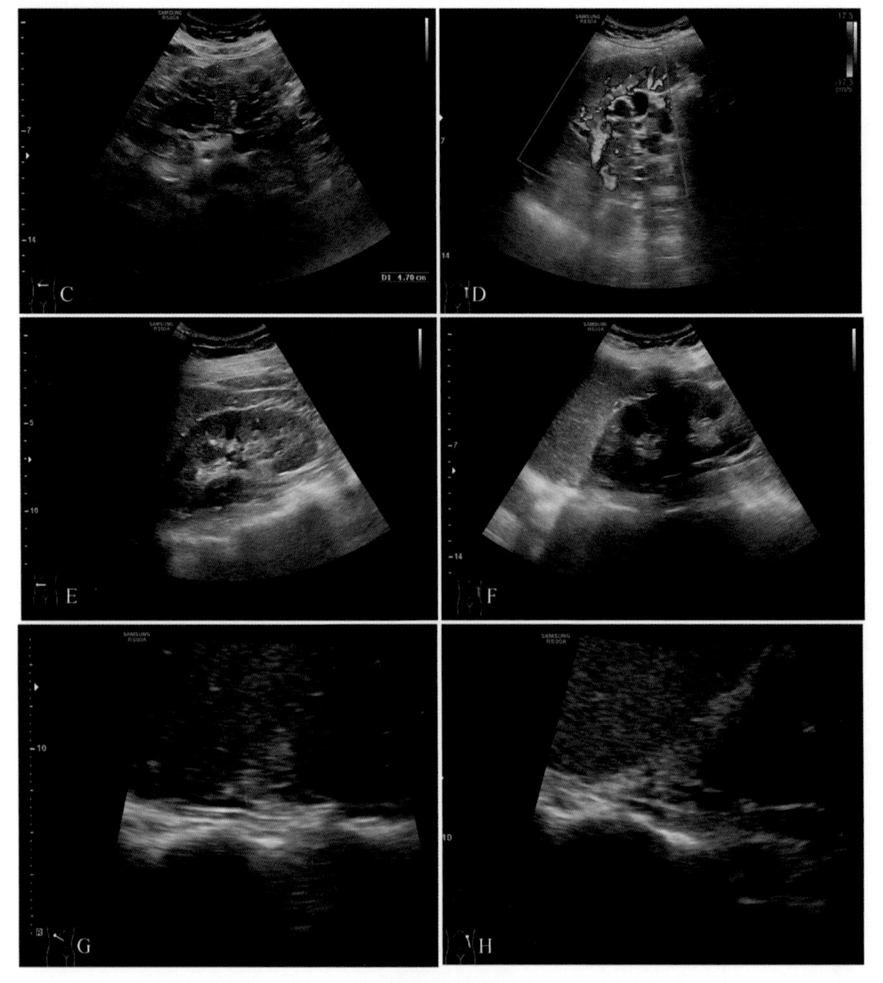

图 28-6 （续）

【病理】

左肾肿物穿刺病理：透明细胞性肾细胞癌。经临床确诊 VHL 综合征。

病例三

【病史】

女，33 岁，1 月前体检发现左肾占位，右肾上腺占位，胰腺多发囊肿，就诊于我院。

【超声检查】

见图 28-7。

【腹盆部 CT】

左肾多发占位，癌可能；右肾上腺占位，癌可能；胰腺多发囊性病变。VHL 综合征不除外（图 28-8）。

【病理】

手术病理：右肾上腺嗜铬细胞瘤，左肾多发性透明细胞性肾细胞癌（4 个），病变符

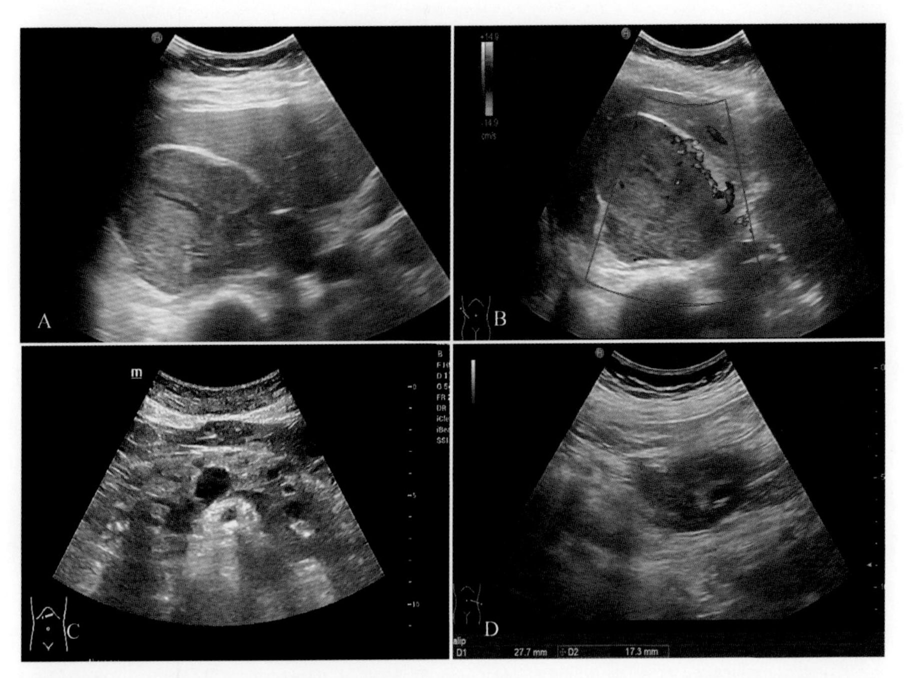

图 28-7 腹部超声。**A.** 右侧肾上区低回声包块，大小约 8.6 cm×6.6 cm，内可见小片状无回声区；**B.** 内可见少量血流信号；**C.** 胰腺体积饱满，胰腺多发无回声及低回声结节，部分可见分隔，大者 2.0 cm×1.9 cm，未见明显血流信号；**D.** 左肾可见低回声结节，大小约 2.8 cm×1.7 cm，边界欠清，突向肾外，内可见少量血流信号

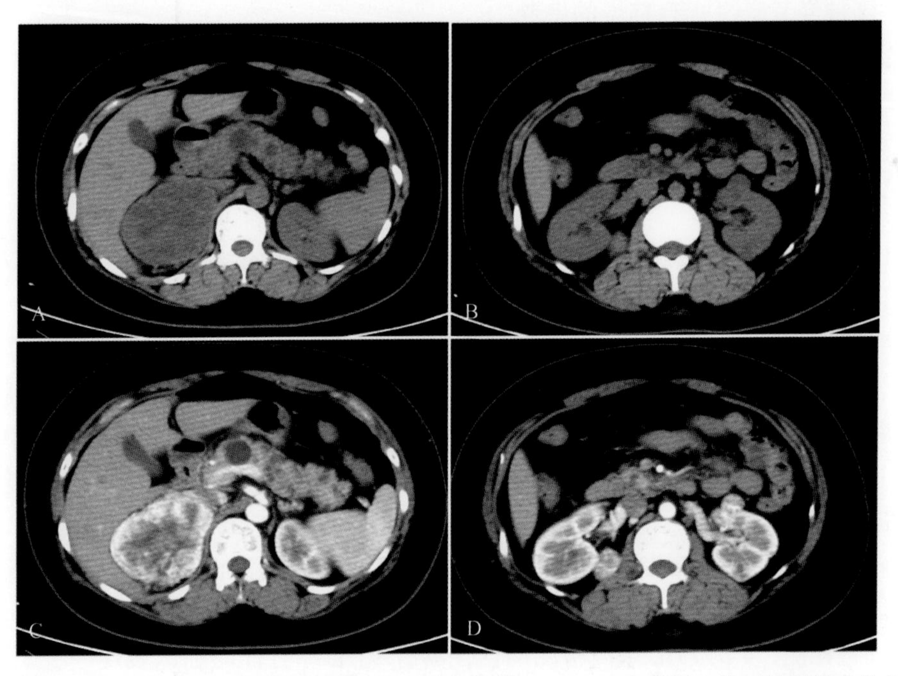

图 28-8 腹盆部 CT。腹部平扫及动脉期增强 CT 轴位图像。**A** ～ **D.** 右侧肾上腺区见团块状软组织密度影，边界清楚，大小约 8.3 cm×6.9 cm×6.5 cm，其下方另见一结节状软组织影，大小约 2.7 cm×2.0 cm，增强扫描呈明显不均匀强化。右肾及肝受压。左肾可见多发结节状等密度影，边界清，大者约 2.5 cm×1.8 cm，部分突出肾轮廓外，增强扫描呈明显不均匀强化。胰腺可见多发大小不等的类圆形低密度影，直径约 2 cm，无强化

合 VHL 综合征相关性家族性肾细胞癌。经临床确诊为 VHL 综合征。

三、超声表现

VHL 综合征患者的疾病表现各不相同，超声可以发现的相关病变主要涉及腹盆腔，对应不同的超声表现[2-7]。

1. 胰腺 约 40% 的患者可出现胰腺囊肿，超声表现为无回声，边界清楚。约 12.5% 的患者可出现胰腺神经内分泌肿瘤（pancreatic neuroendocrine neoplasm，pNEN），通常是非功能性的，超声表现为低回声结节，边界清晰，形态规则，内回声多均匀。约 12.5% 的患者可出现胰腺浆液性囊腺瘤，超声表现可为蜂窝状多囊分隔的混合回声包块，边界清，囊壁及分隔状实性结构内可见血流信号。胰腺癌相对罕见。

2. 肾 肾细胞癌，通常为透明细胞癌，常为双侧，平均发病年龄约为 39 岁，其超声表现为肾实质内实性肿物，圆形或椭圆形，常凸出肾轮廓，有球体感，可有假包膜，多为单发，上下极多见，呈低或等回声，较小者可为高回声。肾囊性病变，约在 75% 的 VHL 综合征患者中可见，通常倾向于双侧和多发，病理类型可能为单纯性囊肿、复杂性囊肿或囊性肾癌。也可出现肾血管平滑肌脂肪瘤，超声表现为肾的高回声结节，边界清楚，形态尚规则，无包膜，内部回声均质或不均质，不均质者表现为肿瘤内部夹杂不规则低回声。较小的肿瘤内常不能探及血流信号，较大肿瘤内部可探及少量点状血流信号。

3. 肾上腺 嗜铬细胞瘤约在 25% ～ 30% 的 VHL 综合征患者中可见，肾上腺外嗜铬细胞瘤 / 副神经节瘤约见于 15% 的患者。

4. 生殖系统 男性患者可为附睾囊肿、附睾乳头状囊腺瘤，约见于 35% 的患者；女性患者可为阔韧带囊腺瘤。

四、讨论

VHL 综合征相关性嗜铬细胞瘤常常发病年龄更低，平均年龄为 30 岁，多为双侧，恶变率相对较低[8-9]。

附睾乳头状囊腺瘤的发生率大约为 10% ～ 60%，如双侧发生，则是 VHL 综合征特征性的表现。超声常显示囊实性包块，可合并睾丸网扩张及睾丸萎缩。没有恶性发展潜能，一般不需要干预。VHL 综合征其他重要表现包括：视网膜血管母细胞瘤和中枢神经系统血管母细胞瘤，本章病例二患者未进行头颅 MRI 检查。超声显示眼眶内囊实性包块，未进一步证实。

患者女儿发现胰腺多发囊肿。VHL 综合征为常染色体显性遗传，50% 的概率遗传 *VHL* 基因。一项临床试验中 32 例患者，75% 的病例确诊为 *VHL* 基因突变，4 例有家族病史而未进行检测，4 例 *VHL* 基因检测阴性，具有 VHL 综合征的临床表现[10]。所以可能在临床中有少部分病例出现 *VHL* 基因表现阴性。该病例没有中枢神经系统的影像学证据，但是患者女儿的影像学证据对于疾病的确诊具有重要意义。

VHL 综合征以脑、脊髓和视网膜的血管母细胞瘤为特征，可伴随出现肾囊肿和肾透明细胞癌、嗜铬细胞瘤、胰腺囊肿和神经内分泌肿瘤、内淋巴囊肿瘤以及附睾和阔韧带囊肿等。小脑血管母细胞瘤可能伴有头痛、呕吐、步态障碍或共济失调。脊髓血管母细胞瘤和相关空洞通常表现为疼痛。脊髓压迫可导致感觉和运动丧失。VHL 综合征可以视网膜血管母细胞瘤为首发表现，可导致视力下降。大约 70% 的 VHL 综合征患者发生肾细胞癌，是 VHL 综合征患者死亡的主要原因。嗜铬细胞瘤可无症状，或可引起持续性或发作性高血压。胰腺病变通常无症状，很少引起内分泌或外分泌功能不全。内淋巴囊肿瘤可导致不同程度的听力丧失，这可能是一个首发症状。附睾囊腺瘤相对常见，如果双侧受累，可能导致不育。

VHL 综合征的临床诊断[11]：

1. 没有已知 VHL 综合征家族史的患者需具有以下两个或两个以上的特征性病变：

（1）两个或两个以上的视网膜、脊髓或脑血管母细胞瘤或单一血管母细胞瘤及相关的内脏病变（如多发性肾或胰腺囊肿）。

（2）肾细胞癌。

（3）肾上腺或副神经节瘤。

（4）不常见的病变，如内淋巴囊肿瘤、附睾或阔韧带乳头状囊腺瘤，或胰腺神经内分泌肿瘤。

2. 具有 VHL 综合征阳性家族史的患者存在一个或一个以上的下列疾病表现：

（1）视网膜血管瘤。

（2）脊髓或小脑血管母细胞瘤。

（3）肾上腺或肾上腺外嗜铬细胞瘤。

（4）肾细胞癌。

（5）多发性肾和胰腺囊肿。

对 VHL 综合征相关肿瘤的管理包括详细的影像学检查和临床监测，当肿瘤发生显著性增长或出现症状时，应采取局部干预，包括手术、消融等。VHL 综合征患者肾细胞癌（renal cell carcinoma，RCC）的终身风险高达 70%，如果肿瘤直径超过 3 cm，则可能面临 RCC 转移的风险[12]。尽管手术切除是 VHL 相关 RCC 的治疗方法，但局部复发和（或）在对侧肾发生新肿瘤的风险较高。因此，VHL 综合征相关 RCC 的管理，对小于 3 cm 的 RCC 肿瘤进行积极监测，对超过 3 cm 或迅速生长的病变，采用选择性肾单位干预，如部分肾切除或经皮消融手术[13]。然而，VHL 综合征中 RCC 复发的性质可能导致患者显著的累积发病率。同样，中枢神经系统（脑和脊髓）和视网膜血管瘤也易复发和进展，从而需要临床治疗[14]。有效的 VHL 综合征全身疗法可以减少侵入性干预以及由此产生的医源性并发症，从而为患者带来显著的临床获益。此外，VHL 综合征关联肿瘤的遗传倾向和生物学特点非常适合寻找潜在的治疗靶点。事实上，对 *VHL* 基因及其下游基因产物的更深入了解已经为散发性 RCC 的多种抗癌药物的成功开发提供了信息，并在美国食品和药物管理局获得监管批准[15]，这是首个用于治疗 VHL 综合征相关的 RCC、胰腺神经内分泌肿瘤或中枢神经系统血管瘤的全身药物。这一新型靶向低氧诱导因子 2α（HIF2α）抑制剂——贝舍替芬（Belzutifan）作为首个获批用于 VHL 综合征相关肿瘤全身疗法的靶向药，显著改变了 VHL 综合征患者的管理方法，并且今后的研究中，贝舍替芬可能还将有助于推动非 VHL 综合征相关恶性肿瘤全身疗法的研究。

参考文献

[1] Leung RS, Biswas SV, Duncan M, et al. Imaging features of von Hippel-Lindau disease [J] . Radiographics, 2008, 28 (1): 65-79.

[2] Taouli B, Ghouadni M, Corréas JM, et al. Spectrum of abdominal imaging findings in von Hippel-Lindau disease [J] . AJR Am J Roentgenol, 2003, 181 (4): 1049-1054.

[3] Choyke PL, Glenn GM, Walther MM, et al. von Hippel-Lindau disease: genetic, clinical, and imaging features [J] . Radiology, 1995, 194 (3): 629-642.

[4] Bodmer D, Van den hurk W, Van groningen JJ, et al. Understanding familial and non-familial renal cell cancer [J] . Hum Mol Genet, 2002, 11 (20): 2489-2498.

[5] Gaal J, van Nederveen FH, Erlic Z, et al. Parasympathetic paragangliomas are part of the Von Hippel-Lindau syndrome [J] . J Clin Endocrinol Metab, 2009, 94 (11): 4367-4371.

[6] Maher ER, Neumann HP, Richard S. Von Hippel-Lindau disease: a clinical and scientific review [J] . Eur J Hum Genet, 2011, 19 (6): 617-623.

[7] Ganeshan D, Menias CO, Pickhardt PJ, et al. Tumors in von Hippel-Lindau Syndrome: From Head to Toe-Comprehensive State-of-the-Art Review [J] . Radiographics, 2018, 38 (3): 849-866.

[8] Latif F, Tory K, Gnarra J, et al. Identification of the von Hippel-Lindau disease tumor suppressor gene [J] . Science, 1993, 260 (5112): 1317-1320.

[9] Teles JC, Pinto BS, Rebelo S, et al. Pheochromocytomas and paragangliomas in von Hippel-Lindau disease: not a needle in a haystack [J] . Endocrine connect, 2021, 10 (11): R293-R304.

[10] Jonasch E, McCutcheon IE, Gombos DS, et al. Pazopanib in patients with von Hippel-Lindau disease: a single-arm, single-centre, phase 2 trial [J] .Lancet Oncol, 2018, 19 (10): 1351-1359.

[11] Van Leeuwaarde RS, Ahmad S, van Nesselrooij B, et al.Von Hippel-Lindau Syndrome. 2000-05-17 [Updated 2023-09-21] //Adam MP, Feldman J, Mirzaa GM, et al. GeneReviews® [Internet] . Seattle (WA): University of Washington: 1993-2023.

[12] Chahoud J, McGettigan M, Parikh N, et al. Evaluation, diagnosis and surveillance of renal masses in the setting of VHL disease [J] . World J Urol, 2021, 39 (7), 2409-2415.

[13] Schmid S, Gillessen S, Binet I, et al. Management of von hippel-lindau disease: An interdisciplinary review [J] . Oncol Res Treat, 2014, 37 (12), 761-771.

[14] Huntoon K, Wu T, Elder JB, et al. Biological and clinical impact of hemangioblastoma-associated peritumoral cysts in von hippel-lindau disease [J] . J Neurosurg, 2016, 124 (4), 971-976.

[15] Narayan V, Jonasch E. Systemic Therapy Development in Von Hippel-Lindau Disease: An Outsized Contribution from an Orphan Disease [J] . Cancers (Basel), 2022, 14 (21): 5313.

第二十九章

外胚层发育不良

一、概述

外胚层发育不良（ectodermal dysplasia，ED）是指影响两种或两种以上外胚层衍生物的发育和（或）动态平衡的遗传性疾病，受累的器官包括头发、牙齿、指甲和某些腺体[1]。ED是一组异质性疾病，已经报道的有超过200种，涉及多个不同基因以及复杂分子通路[2]。ED的特征是患者至少有1个来源于外胚层的组织出现结构异常。具体来说，ED至少累及1个皮肤附属物（毛发、指甲、汗腺）或牙齿，其他如乳腺、肾上腺髓质、中枢神经系统、内耳、视网膜、晶状体和色素细胞[1-2]也可能受累。

【发病率】

ED尚缺乏准确的发病率数据，但据估计，国内每100 000名婴儿中约有7例受ED的影响[3]。

【临床表现】

ED的临床表现众多，不同的基因突变引起的ED临床表现具有明显的异质性。文献报道的ED主要临床表现有[3]：

1. 皮肤　出生时皮肤表层干燥结垢，皮肤干燥且常见色素沉着，出现类似于湿疹的皮炎。

2. 汗腺　出汗减少或缺如，温暖环境下出现体温过高。

3. 毛囊　毛发稀疏、卷曲、色浅，毛发稀少或毛发脆弱导致秃顶，眉毛或睫毛稀疏、缺失或畸形。

4. 指甲　甲白斑症，甲营养不良或畸形。

5. 牙齿　牙发育不全或无牙症，锥形或钉形的畸形牙，牙釉质缺损或唾液腺失调的口腔干燥症等原因导致的龋齿。

6. 面部　变形，大量面部畸形。

7. 眼睛　角膜发育不良，白内障，泪点移位或狭窄，泪液分泌障碍或减少。

【分类】

ED是由多种已知或未知基因突变引起的临床综合征。ED根据是否累及汗腺可分为多汗型或少汗型；根据受影响通路不同，可分为EDA/NFKappaB通路异常、WNT通路异常、TP63通路异常、结构组及未知通路等几类[1]。

【诊断】

依据临床表现，满足两种或两种以上外胚层衍生物发育异常即可诊断ED。临床综合征的诊断则需要结合患者的临床表型及分子遗传学检测结果[1]。

二、病例分析

【病史及主诉】

女，16 岁，约 10 年前无明显诱因出现双眼流泪，与外界刺激无关，自觉流泪时鼻腔中无眼泪流入。4 年前患者无明显诱因出现右眼内眦持续肿胀伴有轻度胀痛，局部隆起形成包块，呈进行性增大，表面皮肤颜色变深变暗，伴有持续性流泪。

【既往史】

患者既往无眼部手术史。

【查体】

体格检查发现牙齿脱落、头发稀疏且色黄、皮肤色白，双手远端指间关节及双足趾变形（以双手小指中节指骨短小为著），指甲增厚粗糙，双侧未见乳房及乳晕形成。患者的母亲及弟弟同样有牙齿脱落、头发稀疏且色黄、皮肤色白及流泪的症状（图 29-1 和图 29-2）。

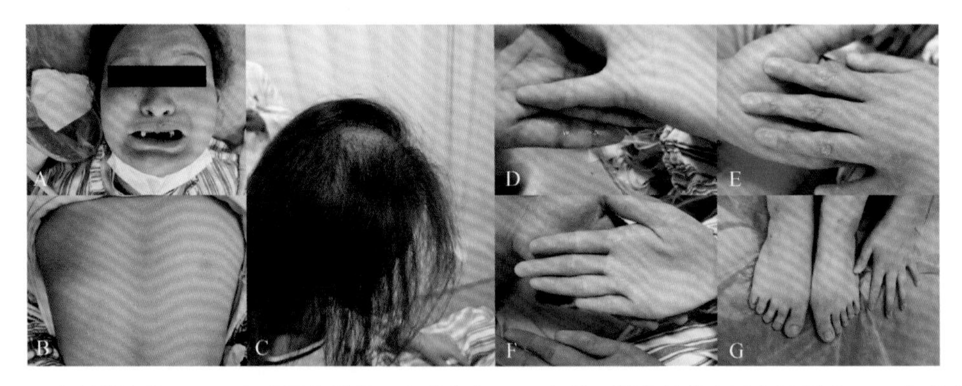

图 29-1　患者体格检查。**A.** 患者牙齿脱落、皮肤色白；**B.** 患者双侧未见乳房及乳晕形成；**C.** 患者头发稀疏且色黄；**D ～ G.** 双手远端指间关节及双足趾变形（小指中节指骨短小为著），指甲增厚粗糙

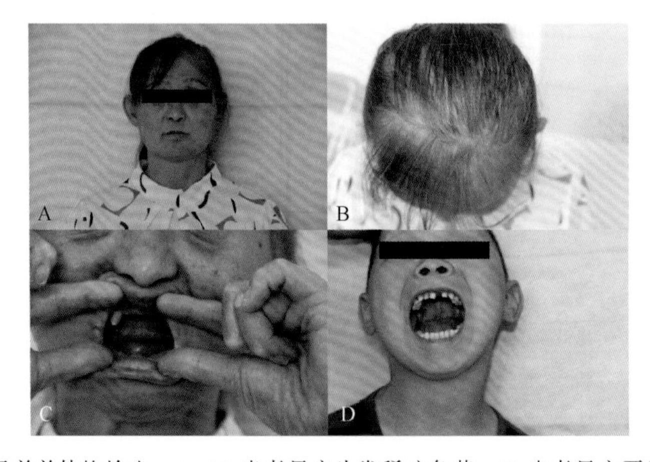

图 29-2　患者母亲及弟弟体格检查。**A**、**B.** 患者母亲头发稀疏色黄；**C.** 患者母亲牙齿脱落；**D.** 患者弟弟有同样的外貌及流泪表现

【超声检查】

超声右眼内眦周围横切面扫查可见眼球内上方管状结构，大小约 1.4 cm×0.8 cm，沿鼻骨纵切面扫查可见扩张的管状结构，大小约 1.7 cm×0.5 cm，管道边界清晰，内透声良好，考虑鼻泪管扩张。双侧乳头未发育，子宫及双附件未见异常（图 29-3）。

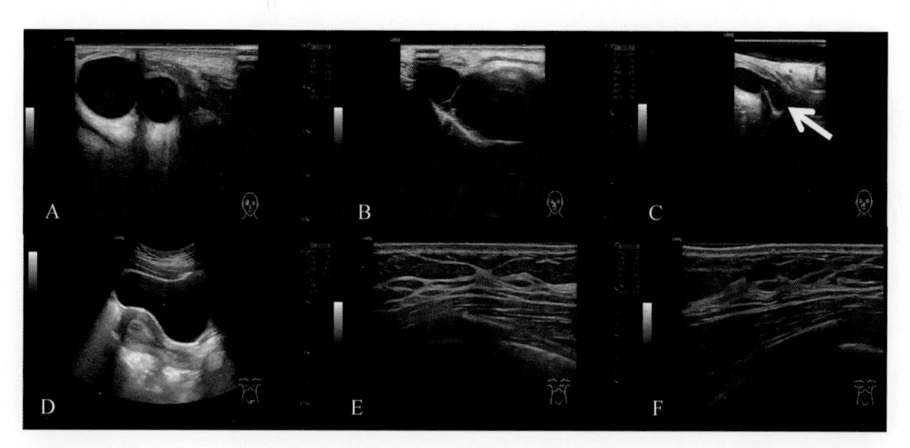

图 29-3　患者超声检查。**A ～ C.** 超声右侧鼻泪管纵切面及横切面图像显示：右侧眼球（图 A、B）内上方鼻泪管区域的管状结构，内透声好，考虑鼻泪管扩张（图 C 箭头所示）；**D.** 超声显示子宫（－）；**E.** 超声显示左侧乳头未发育；**F.** 超声显示右侧乳头未发育

【X 线检查】

X 线提示双手第五中节指骨形态欠规整，左侧桡骨远端骨骺线闭合欠规则，少许撕脱骨折待排（图 29-4）。

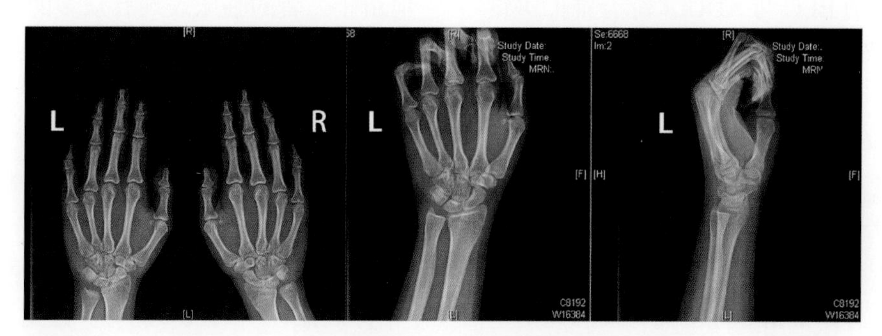

图 29-4　患者 X 线片。手部 X 线片示双手第五中节指骨形态欠规整，左侧桡骨远端骨骺线闭合欠规则，少许撕脱骨折待排

【治疗经过】

患者接受鼻内镜下右侧鼻腔泪囊吻合术、泪道探通术，左侧泪道探通术。术中见双侧上下泪小点闭锁，右侧内眦表面皮肤色黑。鼻中隔基本居中，双侧筛窦气化不充分，中鼻甲发育不充分。探查双侧下鼻道，见右侧鼻泪管开口闭锁，左侧鼻泪管开口存在。

三、超声表现

ED 的多项临床表现均可在超声检查中发现或证实，如乳房发育不良、泪道阻塞、指（趾）发育不良等。同时，产前超声检查也是 ED 早期诊断的重要手段。通过产前超声检查，医生可以发现胎儿上（下）颌骨畸形、牙胚缺失、唇腭裂、并指（趾）等外胚层衍生器官的发育异常，以协助父母决定是否终止妊娠[4]。

四、讨论

1. 具有眼部表现的 ED 的鉴别诊断　眼部表现是 ED 常见的伴随症状，包括泪道阻塞、屈光不正、弱视、眼睑下垂或睫毛下垂、睑板腺发育不良等[2, 5]。其中泪道阻塞在先天缺指（趾）-外胚层发育不良-唇/腭裂综合征（ectrodactyly ectodermal dysplasia clefting syndrome，EEC）中发生率最高[2, 6]。EEC 是 TP63 的 DNA 结合蛋白结构域中的错义突变引起的一种外胚层发育不良综合征[7]，临床上表现为手足缺指（趾）、外胚层发育不良、唇腭裂三联征，也有学者认为泪道异常是 EEC 的第四个主要特征[8]。其他次要特征包括肾异常、耳聋、后鼻孔闭锁和智力低下[8]。本章病例虽然有泪道梗阻和外胚层发育不良的表现，但是患者及其母亲和弟弟都没有唇腭裂，也没有出现 EEC 的次要特征。但也有文献认为在外胚层发育不良的基础上，满足缺指（趾）畸形、泪道畸形、唇腭裂三者中的两者即可诊断 EEC[9]。

该病例需要与 ADULT 综合征［acro-dermato-ungual-lacrimal-tooth（ADULT）syndrome］相鉴别。ADULT 综合征同样是由 *TP63* 基因突变所致，表现为泪道阻塞、牙齿发育不良、乳房发育不全、缺指（趾）畸形、皮肤变薄、指甲发育不良等[1]。有文献指出，有无唇腭裂是鉴别 EEC 与 ADULT 综合征的关键[10]。但由于二者的临床表现有众多的重合，并且存在突变基因的外显率问题，凭借单个临床症状进行鉴别诊断存在困难。

另一个需要鉴别的疾病是肢体-乳腺综合征（limb-mammary syndrome，LMS）。LMS 同样是 *TP63* 基因突变所致单基因遗传病，主要表现为泪道闭锁、缺牙、乳房发育不全、并指（趾）、缺指（趾）畸形、指甲发育不良等[1]。值得注意的是，既往文献[11]指出 LMS 患者没有毛发及皮肤异常，因此 LMS 无法完全解释本例患者的症状。

2. 产前超声检查对 ED 早期诊断的价值　针对有 ED 家族史的夫妇，使用超声进行产前筛查，有助于指导优生优育及患儿出生后及早治疗。在一项纳入 9 例有少汗型 ED 家族史的孕妇的研究中[12]，孕中期三维超声检查成功识别了 ED 患儿的牙胚缺失及下颌骨发育不良，所有患儿的诊断均得到了分子遗传学证实，因此产前超声检查对于有 ED 家族史的夫妇有一定筛查价值。但必须指出的是，产前超声诊断仅对唇腭裂、牙胚缺失、颌骨发育不良、并指（趾）等发育异常敏感性高，对于皮肤、毛发、汗腺等发育异常则不敏感，因此对于父母有 ED 家族史但超声检查阴性的胎儿，仍有必要接受羊水穿刺等有创检查以避免漏诊。

参考文献

［1］Wright JT，Fete M，Schneider H，et al. Ectodermal dysplasias：Classification and organization by phenotype，genotype and molecular pathway［J］. Am J Med Genet A，2019，179（3）：442-447.
［2］Landau Prat D，Katowitz WR，Strong A，et al. Ocular manifestations of ectodermal dysplasia［J］. Orphanet J Rare Dis，2021，16（1）：197.
［3］叶颖，江晨宇，俞文，等. 外胚叶发育不全的研究进展［J］. 中国优生与遗传杂志，2020，28（3）：276-280.
［4］Li L，Zhou Y，Tian R，et al. Prenatal ultrasound findings of ectodermal dysplasia：a case report［J］. BMC Pregnancy Childbirth，2022，22（1）：100.
［5］Kaercher T. Ocular symptoms and signs in patients with ectodermal dysplasia syndromes［J］. Graefes Arch Clin Exp Ophthalmol，2004，242（6）：495-500.
［6］Ghosh D，Saha S，Basu SK. Bilateral congenital lacrimal fistulas in an adult as part of ectrodactyly-ectodermal dysplasia-clefting syndrome：A rare anomaly［J］. Indian J Ophthalmol，2015，63（10）：800-803.
［7］Rinne T，Bolat E，Meijer R，et al. Spectrum of p63 mutations in a selected patient cohort affected with ankyloblepharon-ectodermal defects-cleft lip/palate syndrome（AEC）［J］. Am J Med Genet A，2009，149A（9）：1948-1951.
［8］Elmann S，Hanson SA，Bunce CN，et al. Ectrodactyly ectodermal dysplasia clefting（EEC）syndrome：a rare cause of congenital lacrimal anomalies［J］. Ophthalmic Plast Reconstr Surg，2015，31（2）：e35-e37.
［9］宋宇鹏，杨庆华，蒋海越，等. 先天性缺指（趾）-外胚层发育不良-唇/腭裂综合征的临床研究［J］. 中国优生与遗传杂志，2010，18（11）：94-97＋5＋2.
［10］Propping P，Zerres K. ADULT-syndrome：an autosomal-dominant disorder with pigment anomalies，ectrodactyly，nail dysplasia，and hypodontia［J］. Am J Med Genet，1993，45（5）：642-648.
［11］Van Bokhoven H，Jung M，Smits AP，et al. Limb mammary syndrome：a new genetic disorder with mammary hypoplasia，ectrodactyly，and other Hand/Foot anomalies maps to human chromosome 3q27［J］. Am J Hum Genet，1999，64（2）：538-546.
［12］Wunsche S，Jungert J，Faschingbauer F，et al. Noninvasive Prenatal Diagnosis of Hypohidrotic Ectodermal Dysplasia by Tooth Germ Sonography［J］. Ultraschall Med，2015，36（4）：381-385.

第三十章

Erdheim–Chester 病

一、概述

Erdheim-Chester 病（ECD）于 1930 年由 Jakob Erdheim 和 William Chester 首次描述，是一种罕见的非朗格汉斯细胞组织细胞增生症，又称脂质肉芽肿病。世界卫生组织（World Health Organization，WHO）（2013）软组织与骨肿瘤分类将其归类为未明确性质的肿瘤[1]，WHO（2017）造血系统肿瘤分类将其归类为组织细胞和树突状细胞肿瘤[2]。本病男性稍多见，男女比例为 1.5∶1，发病高峰年龄为 40 ～ 70 岁（中位年龄为 53 岁）[3]。病变可累及骨骼系统和全身多个脏器，最常累及的部位是长骨的干骺端及骨干，尤以下肢多见。

【发病率】

截至 2019 年 7 月，全球报道该疾病 1500 余例[4]。儿童期的 ECD 比较罕见，目前报道病例＜ 20 例[5]。

【发病机制】

ECD 的病因及发病机制尚不明确。虽然 WHO（2017）造血系统肿瘤分类将其归为组织细胞起源的一种肿瘤[2]，但 ECD 为肿瘤性还是反应性增生性疾病目前仍存在争议[6]。

1. “细胞因子风暴” Arnaud 等[7]研究发现，ECD 患者存在一个独特的细胞因子 / 趋化因子网络：干扰素 -α（interferon，IFN-α）、白介素（interleukin，IL）-12 和单核细胞趋化蛋白 1（monocyte chemoattractant protein-1，MCP1）水平增高，而 IL-4、IL-7 水平下降。其中 IFN-α 为调节因子，由其募集组织细胞并激活其下游炎性因子，从而导致组织的损伤。研究还发现，ECD 病变的组织细胞向炎症表型偏移，局部出现类似于 Th1 免疫应答异常相关的可溶性细胞因子网络，肿瘤坏死因子（tumor necrosis factor，TNF-α）、IL-6 水平升高，IL-1β 水平正常或升高[8]。

2. *BRAF* V600E 突变 Blombery 等[9]发现 ECD 患者存在 *BRAF* V600E 基因突变，提示其可能为肿瘤性病变。组织细胞存在 *BRAF* 基因序列的突变，它导致 BRAF 的第 600 位谷氨酸替换为缬氨酸（BRAF V600E）。BRAF 是一个丝氨酸–苏氨酸蛋白激酶，其涉及 Ras-Raf-Mek-Erk 丝裂原活化蛋白激酶（mitogen-activatedprotein kinase，MAPK）转导通路，该信号通路通过细胞外生长因子结合到膜酪氨酸激酶受体后被激活，并调节细胞增殖和生存。

【诊断标准】

ECD 比较罕见，且临床表现存在很大异质性，因此其诊断需结合临床、影像以及病理学，组织病理学检查结果是确诊 ECD 的“金标准”[10]。

【临床表现】

ECD 可发生于任何部位，临床表现取决于病变累及的系统及部位，经典的 ECD 三联征为骨痛、中枢性尿崩症和双侧眼球突出。其他常见的临床症状包括发热、体重下降、乏力等，当病变累及中枢神经系统及心血管系统时，预后较差。单发性假瘤样表现的患者临床表现较轻微，仅有局部疼痛或肿块，而表现为多发对称性病变的患者更容易有骨外症状[11]，主要包括[8]：

1. 骨骼系统　大多数 ECD 患者存在骨骼受累，多累及四肢长骨，最常受累的部位是股骨、胫骨和腓骨，少见于尺骨、桡骨和肱骨。骨痛常出现在膝和踝关节。

2. 中枢神经系统　中枢神经系统受累可因不同部位脑实质受累而出现相应的临床表现，如尿崩症、突眼、小脑性共济失调、全垂体功能减退和视乳头水肿。

3. 心血管系统　ECD 病变累及心血管系统，多数患者并无明显临床表现，心包受累是 ECD 最常见的心脏表现，大量心包积液可导致胸闷、憋气，甚至心脏压塞表现；心肌受累的概率仅次于心包，主要表现为心肌肥厚，特别是右心房，可导致心力衰竭样表现；病变累及冠状动脉则可造成心肌缺血样表现，如胸闷、胸痛；病变包绕肾动脉则可造成肾性高血压；病变包绕肠系膜血管可有肠道缺血表现，如腹痛。ECD 累及静脉较少见。

4. 呼吸系统　ECD 是间质性肺病的原因之一。肺 ECD 的常见症状为隐匿进展数月或数年的干咳和呼吸困难。此外，肺部广泛浸润和纤维化可能导致严重的心肺症状，甚至心肺衰竭。

5. 眶后病变　眶后受累为 ECD 常见临床表现之一，表现为单侧或双侧突眼，甚至造成失明。

6. 腹膜后 / 肾受累　腹膜后受累的患者大多是无症状的。主要症状是排尿困难和腹痛。查体时可扪及增大的肾。肾周浸润和纤维化可能引起双侧输尿管阻塞，导致肾积水和肾功能下降，纤维化最易累及中段和远段输尿管。此外，ECD 肾上腺受累多为双侧。

7. 皮肤受累　皮肤病变最为常见的为黄瘤样改变，约 1/3 患者发生在眼睑，面部、颈部、腋窝、躯干、腹股沟亦可出现。

【影像学检查】

对于 ECD 的诊断以及疾病评估至关重要。FDG-PET-CT 有助于评价疾病全身受累范围，受累脏器会有不同程度放射性浓聚表现。不同系统受累，影像学表现各不相同，主要包括[8]：

1. 骨骼系统　骨骼 X 线为双侧长骨骨干的对称性骨硬化表现，^{99m}Tc 骨扫描可见特征性的股骨远端和胫骨近端的放射性浓聚。

2. 中枢神经系统　CT 或 MRI 上可发现垂体柄结节、脑实质占位性病变和脊髓病变。

3. 心血管系统　心电图可有短 PR、传导阻滞、病理性 Q 波、ST-T 异常等非特异性改变；心脏 MRI、冠状动脉 CTA 和超声心动图可呈现心包增厚、心肌浸润、右心房占位、瓣膜反流、冠状动脉狭窄等改变；主动脉 CTA 可呈现较为典型的“主动脉套”（coated aorta），通常表现为血管周、主动脉旁浸润；受累血管包括头臂干、颈总动脉、锁骨下动脉、腹腔干、肠系膜上动脉、肾动脉等。

4. 呼吸系统　肺部 CT 可表现为小叶间隔增厚、实变、小囊性变、间质改变、胸膜增厚等，支气管肺泡灌洗可找到 CD68（＋）、CD1a（－）的特异组织细胞。

5. 眶后病变　CT 或 MRI 可见眶后肿物。

6. 腹膜后 / 肾受累　腹部 CT 可见较为典型的“毛状肾”（hairy kidney）表现，注射碘造影剂后可强化，可与肾本身病变鉴别。

【组织病理学检查】

病理学发现 CD68（＋）、CD1a（－）是诊断 ECD 的必要条件。另外 50% ～ 100% 的 ECD 患者存在 *BRAF* V600E 基因突变。病理学表现主要包括[8]：

1. 微环境　泡沫状或嗜酸胞质的非朗格汉斯细胞组织细胞，多形肉芽肿和纤维化，黄色肉芽肿，成纤维细胞增生，淋巴细胞聚集，Touton 巨细胞。

2. 组织细胞免疫染色　CD68（＋），CD163（＋），CD1a（－），CD207（－），S-100（－）。

3. 组织细胞超微结构　缺乏 Birbeck 颗粒。

【辅助检查】

本病的实验室检查不具有特异性。可伴有炎性指标升高，如红细胞沉降率、超敏 C 反应蛋白（hypersensitive C-reactive protein，hsCRP）以及血小板和纤维蛋白原（fibrinogen，Fbg）升高；同时可有细胞因子升高，如 IL-6、IL-8 和 TNF-α。肺功能检查通常显示轻度限制性通气功能障碍，伴一氧化碳扩散能力正常或下降，动脉血气值通常是正常的，随着疾病进展可能出现缺氧、高碳酸血症或低碳酸血症。另外，可有受累脏器功能不全表现，如肾功能异常、内分泌异常。

二、病例分析

【主诉及病史】

男，62 岁。咳嗽、咳痰 2 个月，胸闷 20 余天。

2 个月前患者受凉后出现咳嗽、咳痰，为黄色浓痰，伴心悸、气短，治疗后效果欠佳。1 个月前患者上两层楼或平地步行 100 米出现胸闷、气短，持续时间约 3 ～ 5 分钟，休息后可缓解，伴双下肢水肿，无胸痛、心悸。心脏超声提示心包少量积液，缩窄性心包炎不除外。

【查体】

双肺呼吸音减弱，无胸膜摩擦音；心率 104 次 / 分，心音减弱；双下肢膝盖以下对称性指凹性水肿。

【实验室检查】

红细胞沉降率 34 mm/h ↑；hsCRP 66.38 mg/L ↑；急查 N 末端脑钠肽前体 4051 pg/ml ↑；总三碘甲状腺原氨酸 0.54 ng/ml ↓，游离三碘甲状腺原氨酸：2.09 pg/ml ↓，促甲状腺素 7.04 uIU/ml ↑；白细胞 9.84×10^9/L ↑；中性粒细胞百分数 84.8% ↑，中性粒细胞绝对值

8.34×10^9/L ↑；血红蛋白 125 g/L ↓，血小板 333×10^9/L ↑，凝血酶原时间 14.8 秒 ↑，国际标准比率 1.38 ↑，纤维蛋白降解产物 10.6 μg/ml ↑，D- 二聚体定量 1.79 μg/ml ↑；白介素 -6 133.09 pg/ml ↑；白介素 -8 122.26 pg/ml ↑。

【心电图】

窦性心动过速，心率 123 次 / 分，房性期前收缩，ST-T 改变，窦性心搏间隔标准差（standard diviation of NN intervals，SDNN）：27 ms，心室晚电位阴性。

【超声检查】

心包增厚；室间隔舒张早期异常抖动；左心房增大；二尖瓣 E 峰呼吸变化率 34%；二尖瓣反流（轻度）；三尖瓣反流（轻度）；左、右心室充盈受限；左心室射血分数（LVEF）56%（2D）；右心室收缩功能减低；下腔静脉增宽，呼吸变化率减低——符合缩窄性心包炎超声改变，建议行心包 CT 检查（图 30-1）。

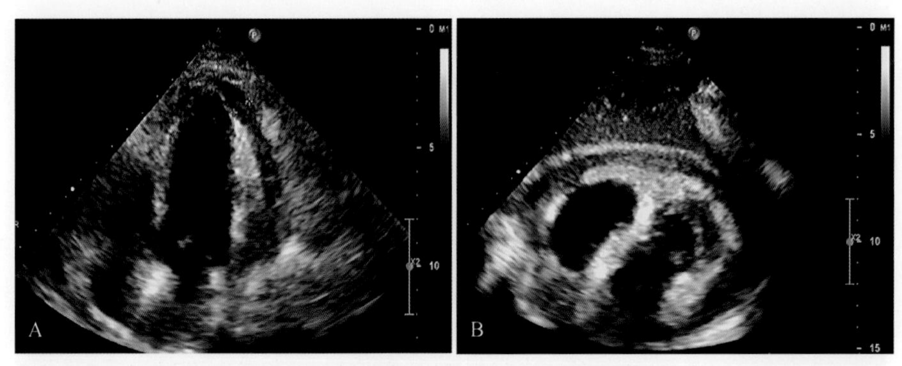

图 30-1 超声心动图声像图。**A.** 心尖四腔心切面：侧心包及心尖部心包增厚；**B.** 剑下心尖切面：心包增厚

【颈动脉超声】

双侧颈动脉内中膜增厚伴斑块形成（图 30-2）。

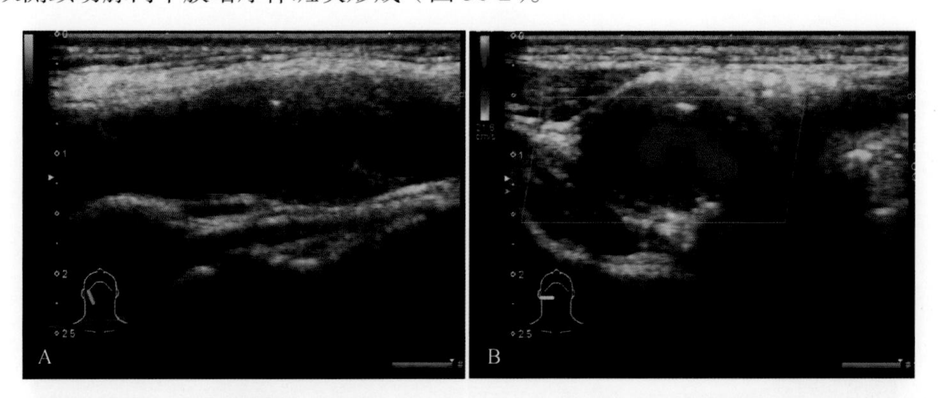

图 30-2 颈动脉超声。**A.** 二维超声：颈动脉长轴切面可见多发低回声斑块形成；**B.** 彩色多普勒超声：颈动脉短轴切面可见斑块处彩色血流充盈缺失

【心脏 CT 增强】

主动脉粥样硬化，多发溃疡形成；右心房增大；心包及主动脉、肺动脉周围改变，缩窄性心包炎可能（图 30-3）。

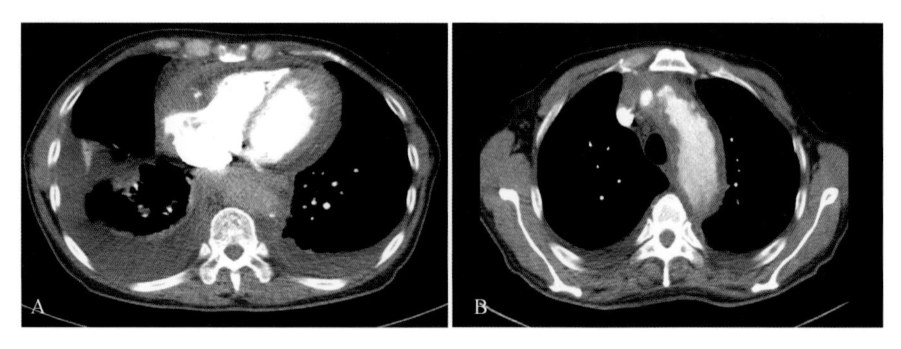

图 30-3 心脏 CT 增强。A. 心包明显增厚；B. 主动脉全程增宽，管壁明显增厚，血管腔内壁明显不规则，见多发溃疡形成

【心脏 MRI 增强】

心包、主动脉壁增厚伴延迟强化，请结合临床；双房稍大，左心室、右心室室壁运动受限，室间隔舒张期摆动——符合缩窄性心包炎表现；左心室收缩功能下降（图 30-4）。

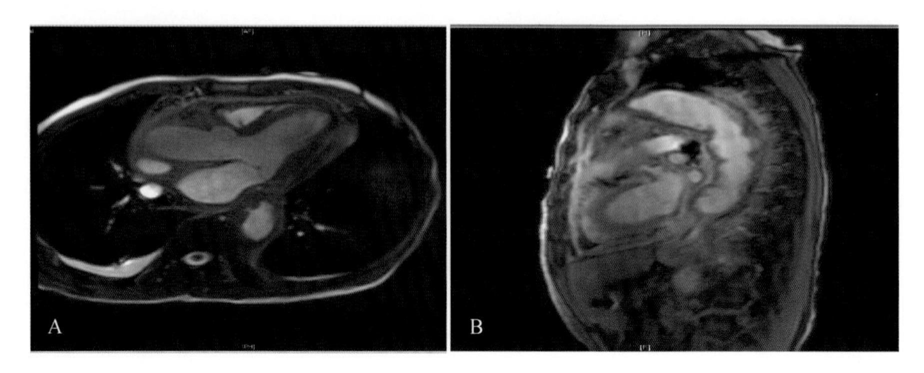

图 30-4 心脏 MRI 增强。A. 心包增厚，最厚处约 15 mm；B. 主动脉壁广泛增厚，心包增厚

【胸部 CT 平扫＋重建】

双侧胸腔积液，双肺下叶膨胀不全；双肺渗出；双肺纤维硬结钙化灶（图 30-5）。

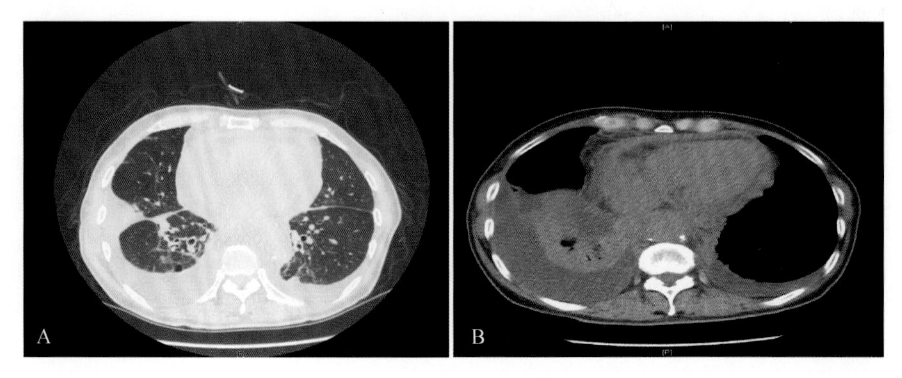

图 30-5 胸部 CT 轴位。A、B. 双肺多发纤维索条及微结节影，双肺下叶膨胀不全，双侧胸腔积液

【腹盆腔 CT 增强】

双侧肾包膜增厚，肾盂壁增厚，双侧肾上腺增粗，请结合临床；下腔静脉充盈不均

匀，腹盆腔渗出、积液，腹膜炎可能；腹主动脉及双侧髂动脉管壁增厚、钙化，动脉粥样硬化可能，其他原因待查（图 30-6）。

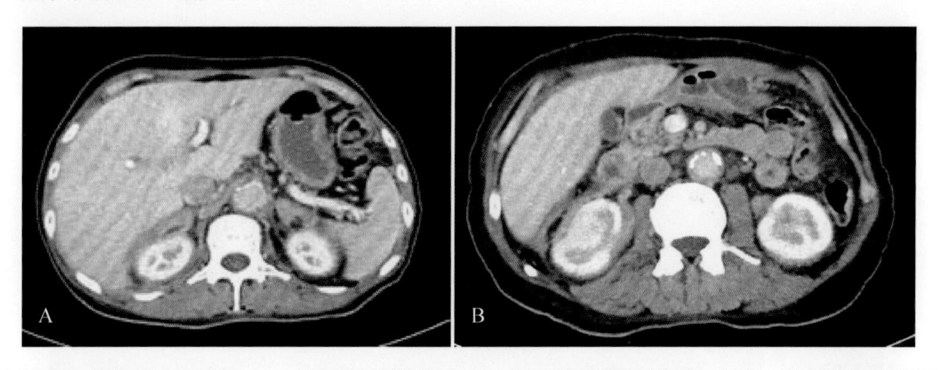

图 30-6 腹盆腔 CT 增强。**A**. 双侧肾上腺增粗；**B**. 腹主动脉管壁增厚、钙化，双侧肾包膜增厚

【眼眶 MRI 增强】

双侧眼眶异常信号，请结合临床病史（图 30-7）。

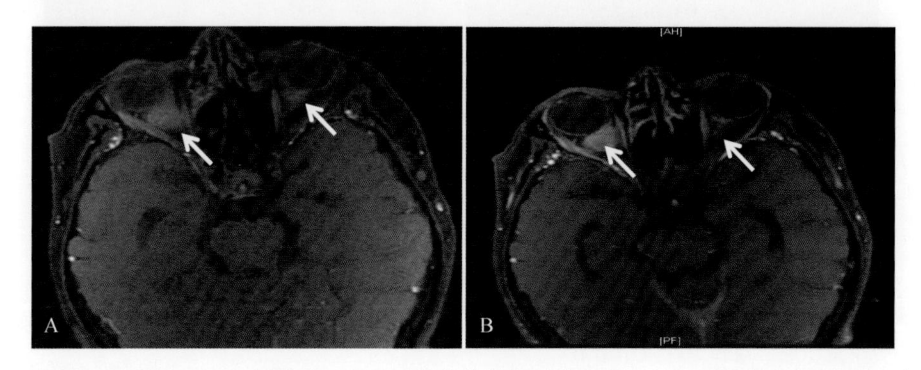

图 30-7 眼眶 MRI 增强。**A**. 双侧眼球后方见团块状信号影（箭头所示）；**B**. 眼球后壁及视神经轻度强化（箭头所示）

【颅脑 MRI 增强】

垂体微腺瘤可能，请结合临床（图 30-8）。

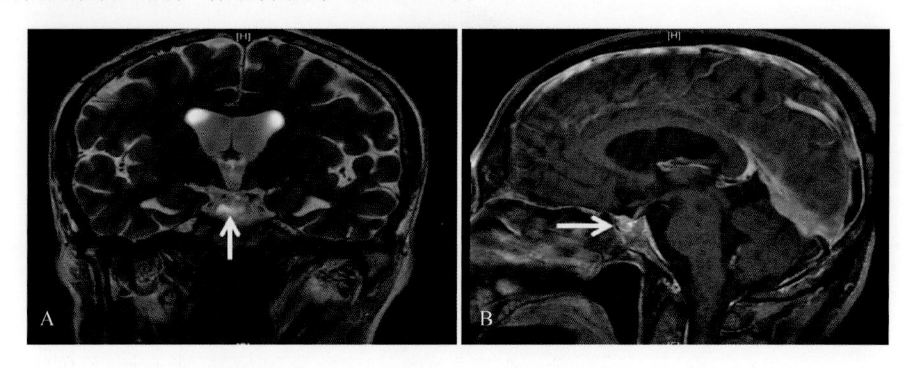

图 30-8 颅脑 MRI 增强。**A**. 垂体偏右叶可见结节影；**B**. 垂体信号不均

【全身 PET/CT 肿瘤显像】

小脑幕、心包、胸膜、双肾包膜、肾盂及壁腹膜多发增厚，双侧肾上腺增粗，胸主动

脉管腔增宽、管壁增厚，右侧内乳区、前肋膈角稍大淋巴结，以上病变代谢均增高，淋巴瘤可能；结缔组织病待除外；Erdheim-Chester 病不除外（图 30-9）。

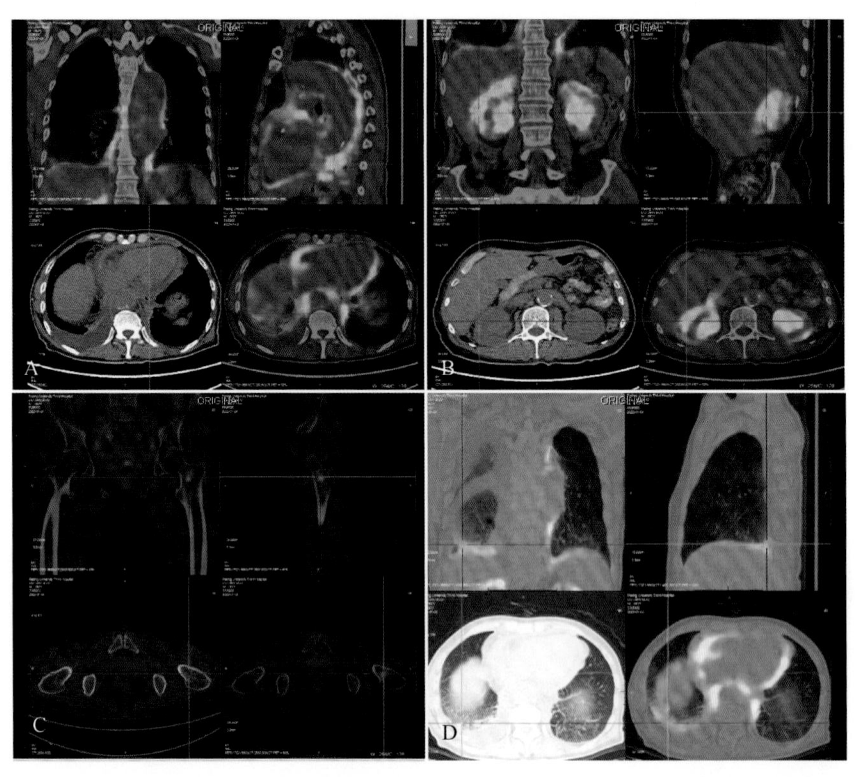

图 30-9　全身 PET/CT 肿瘤显像。**A**. 心包膜弥漫、明显增厚，摄取增高；主动脉管腔普遍增宽，管壁弥漫增厚，摄取增高；**B**. 双侧肾上腺增粗、双肾包膜增厚，摄取增高；**C**. 左侧股骨颈病灶，代谢增高；**D**. 双侧胸腔少量积液，双肺少许微小结节

【全身骨显像】

全身骨显像结果提示：①双侧股骨远端、双侧胫骨两端、左侧肱骨头代谢增高，符合 ECD 表现。②双肩、双肘及双足代谢增高，考虑退变可能性大（图 30-10）。

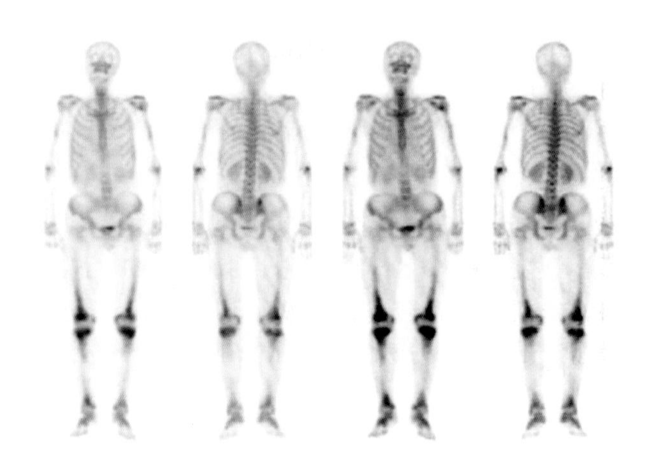

图 30-10　全身骨显像。全身骨显像清晰，骨结构基本对称，双侧股骨远端、双侧胫骨两端、左侧肱骨头、双肩关节、双肘关节、双足可见放射性浓聚灶

【病理诊断】

右侧胫骨病理：组织细胞增生性病变，结合临床，符合 Erdheim-Chester 病。

免疫组化结果：CD68（PGM1）（＋），CD163（＋），CD1a（－），S-100（部分＋），Langerin（－），FⅩⅢA（＋），BRAF V600E（－），Lysozyme（＋）。

三、超声表现

ECD 病变累及心血管系统时，预后较差。心包受累是 ECD 最常见的心脏表现，超声心动图显示心包增厚，有大量心包积液，心包腔内可见纤维素沉积；心肌受累的概率仅次于心包，超声心动图显示心肌肥厚，如左心室壁及室间隔增厚，右心房壁可形成低回声肿块，注射超声造影剂后该肿块增强[12]；病变浸润心肌时，超声心动图可见左、右心室壁运动减弱，左、右心室充盈受限，左、右心室收缩功能减低；另外还可见左、右心房增大，瓣膜反流，下腔静脉增宽，呼吸变化率减低等改变。腹部超声可显示主动脉壁弥漫性增厚[13]。颈动脉超声可显示颈动脉壁弥漫性增厚。

四、讨论

Erdheim-Chester 病是一种罕见的非朗格汉斯细胞组织细胞增生症，可发生于任何部位，病变累及的系统及部位不同，则临床表现及影像学表现也不同。

本章病例患者为中老年男性，病变累及骨骼系统，表现为双侧股骨远端、双侧胫骨两端、左侧肱骨头、双肩关节、双肘关节、双足的放射性浓聚；累及中枢神经系统，表现为垂体小结节；累及心血管系统，心电图表现为心动过速、ST-T 异常改变，心脏 CT、MRI 及超声心动图表现为心包、主动脉壁增厚，心肌浸润，双房增大，左、右心室收缩功能减低，瓣膜反流，冠状动脉狭窄等改变；累及呼吸系统，表现为双侧胸腔积液，双肺下叶膨胀不全；双肺渗出纤维化；累及眶后，表现为眶后肿物；累及腹膜后及肾，表现为双肾包膜、肾盂及壁腹膜多发增厚，双侧肾上腺增粗。实验室检查结果提示红细胞沉降率、hsCRP 以及血小板升高，同时细胞因子 IL-6、IL-8 升高。病理结果提示组织细胞增生性病变，免疫组化染色 CD68（PGM1）（＋），CD163（＋），CD1a（－），S-100（部分＋）。综合考虑该患者为 Erdheim-Chester 病。

由于本病发病率低，临床表现具有多样性，需综合分析，提高对该病的认识。目前文献关于 Erdheim-Chester 病的超声表现描述不多，本章病例超声表现为左、右心室壁运动减弱，左、右心室充盈受限，左、右心室收缩功能减低，双房增大，瓣膜反流，下腔静脉增宽，呼吸变化率减低等改变；此外，颈动脉及主动脉壁弥漫性增厚。以组织病理诊断为基础，结合临床表现和多种影像学特征可以高度提示 Erdheim-Chester 病，及时和正确的诊断对治疗和预后非常重要。

参考文献

[1] Fletcher CDM，Bridge JA，Hogendoorn PCW，et al. World Health Organization classification of tumours

of soft tissue and bone [M] . 4th ed. Lyon：IARC Press，2013，358-359.
[2] Estrada-Veras JI，O’Brien KJ，Boyd LC，et al. The clinical spectrum of Erdheim - Chester disease：an observational cohort study [J] . Blood advances，2017，1 (6)：357-366.
[3] Corrado C，Alessandro T，Giulio C，et al. Erdheim-Chester disease [J] . European Journal of Internal Medicine，2015，(26)：223-229.
[4] Haroche J，Cohen-Aubart F，Amoura Z. Erdheim-Chester disease [J] . Blood，2020，135 (16)：1311-1318.
[5] Tran TA，Fabre M，Pariente D，et al. Erdheim Chester disease in childhood：a challenging diagnosis and treatment [J] . Pediatr Hematol Oncol，2009，31 (10)：782-786.
[6] Jung BY，Bong EL，Dae HK，et al. A rare case of early gastric cancer combined with underlying heterotopic pancreas [J] . Clin Endosc，2018，51 (2)：192-195.
[7] Arnaud L，Gorochov G，Charlotte F，et al. Systemic perturbation of cytokine and chemokine networks in Erdheim - Chester disease：a single-center series of 37 patients [J] . Blood，2011，117 (10)：2783-2790.
[8] 王晶石，王昭 . 脂质肉芽肿病诊断及治疗进展 [J] . 中国实验血液学杂志，2016，24 (4)：1256-1259.
[9] Blombery P，Wong SQ，Lade S，et al. Erdheim-Chester disease harboring the BRAFV 600E mutation [J] . Clin Oncol，2012，30 (32)：e331-332.
[10] Mazor RD，Manevich-Mazor M，Shoenfeld Y. Erdheim-Chester Disease：a comprehensive review of the literature [J] . Orphanet J Rare Dis，2013，8 (1)：137-149.
[11] 耿佳，钟京谕，司莉萍，等 . Erdheim-Chester 病骨质受累的影像学表现及临床分析 [J] . 临床放射学杂志，2020，39 (10)：2055-2061.
[12] Liu J，Gao L，Pu H，et al. Erdheim-Chester disease with multisystem involvement evaluated by multimodal imaging：A case report [J] . Radiology Case Reports，2021，17 (3)：784-789.
[13] Masci PG，Zampa V，Barison A，et al. Cardiovascular involvement in Erdheim-Chester disease [J] . Int J Cardiol，2012，154 (2)：e24-e26.

第三十一章

色素沉着绒毛结节性滑膜炎

一、概述

色素沉着绒毛结节性滑膜炎（pigmented villonodular synovitis，PVNS）是一种良性但具有潜在侵袭性的病变，可累及关节滑膜、腱鞘和（或）滑囊[1]。1941 年，Jaffe[2]首次在文献中描述了 PVNS，好发于 20 ～ 50 岁的青年，男女分布几乎相等，其发病率约为 1.8/1 000 000[3]。病变进展隐匿，从发病到出现症状和体征平均延迟 2 ～ 3 年。患者通常表现为疼痛、活动受限等症状，以及受累关节肿胀、发热和压痛等体征，单关节发病多见，但也有罕见的多关节病变。关节液检查有助于 PVNS 的初步诊断。关节液多为浆液性液体，内含大量胆固醇，但其诊断特异性不高，确诊需依靠组织病理学检查。疾病实体的名称本身描绘了其病理特征：在基质、巨噬细胞和滑膜上皮细胞中的含铁血黄素沉积以锈色或棕色的形式反映出来，其存在表明多次发生的微出血。滑膜呈结节状，显微镜下纤维基质形成的指状块状物质由增生的细胞包裹，纤维蛋白块可以游离形式存在，也可附着在滑膜上。

PVNS 分为局限型（结节状）和弥漫型，通常影响身体的大关节。根据文献，膝关节是最常见的受累关节（80%），其次是髋关节（16%）、踝关节（7%）、腕关节、肩关节和肘关节[4]。

二、病例分析

【病史】

女，30 岁，患者右膝关节不适 2 年，后出现僵硬，运动略受限就诊。

【专科查体】

右膝关节屈曲略受限，余无特殊。

【超声检查】

右膝髌上囊及关节腔滑膜显著增厚伴积液（图 31-1）。

【病理】

右膝增生滑膜组织：色素沉着绒毛结节性滑膜炎。

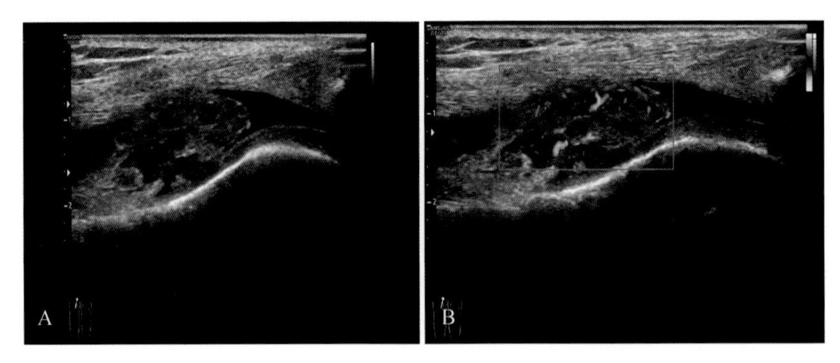

图 31-1 A. 右膝髌上囊及关节腔可见滑膜显著增厚，厚约 1.3 cm，内部回声不均匀，并可见积液，最大液深 0.6 cm；**B**. CDFI：可见丰富血流信号

三、超声表现

当 PVNS 影响关节时，可能出现局灶性肿块或弥漫性关节受累。超声显示非特异性表现为低回声滑膜小叶增厚、不同程度的滑膜充血，囊内骨质侵蚀以及积液，但含铁血黄素沉积在超声上不可见。可疑 PVNS 的病变可在超声引导下行穿刺活检[5]。

四、讨论

PVNS 是一种以滑膜过度增生为特征的关节疾病，伴色素沉着和绒毛结节形成。文献中描述了 PVNS 的两种生长形式，即局限型和弥漫型，其临床表现、预后和对治疗的反应各不相同。弥漫型 PVNS 影响关节的整个滑膜衬里，更为常见，更具侵袭性。局限型 PVNS 少见，进展缓慢。弥漫型 PVNS 患者的 X 线平片可能表现正常，也可能显示关节积液、软组织水肿。在诊断和治疗较晚的病例中，硬化和骨侵蚀可能很明显。受累关节的 MRI 提供了一种有用的无创诊断手段，并可描述病变范围。滑膜组织中存在含铁血黄素沉积，从而导致其在所有 MRI 序列上呈现出“暗”的特点，因为在 T1 和 T2 图像上都呈低信号。虽然 MRI 的敏感性很高，但 PVNS 有时会与软组织肉瘤或类风湿关节炎相互混淆[6-7]。

完全滑膜切除术是弥漫型 PVNS 的首选治疗方法。行关节内镜下滑膜切除，由于手术操作限制或病变包绕血管、神经等，无法完全切除。不完全地切除可能是复发的原因。因此无辅助放疗的弥漫型 PVNS 的复发率高达 46%；而局限型 PVNS 行彻底切除后，预后良好，复发率低[8]。

参考文献

［1］Sharma P，Tiwari V，Khan SA，et al. An unusual case of Pigmented Villo-Nodular Synovitis of the second toe：A case report and review of literature［J］. Foot（Edinb），2016，28：61-63.

［2］Jaffe HL，Lichtenstein L，Sutro CJ. Pigmented villonodular synovitis，bursitis and tenosynovitis［J］. Arch Pathol，1941，31：731-765.

［3］Myers BW，Masi AT. Pigmented villonodular synovitis and tenosynovitis：a clinical epidemiologic study of 166 cases and literature review［J］. Medicine（Baltimore），1980，59（3）：223-238.

［4］Korim MT，Clarke DR，Allen PE，et al. Clinical and oncological outcomes after surgical excision of pigmented villonodular synovitis at the foot and ankle［J］. Foot Ankle Surg，2014，20：130-134.
［5］Griffith JF. Diagnostic ultrasound：musculoskeletal［M］. Philadelphia：Elsevier，2015：738-749
［6］Kelly DW，Ovanessoff SA，Rubin J. Localized pigmented villonodular synovitis of the shoulder：A difficult diagnosis of a rare disorder［J］. J Med Diagn Methods，2013，2：1-5.
［7］Harris O，Ritchie DA，Maginnis R，et al. MRI of giant cell tumour of tendon sheath and nodular synovitis of the foot and ankle［J］. Foot，2003，13：19-29.
［8］Mollon B，Lee A，Busse JW，et al. The effect of surgical synovectomy and radiotherapy on the rate of recurrence of pigmented villonodular synovitis of the knee：An individual patient meta-analysis［J］. Bone Joint J，2015，97：550-557.

第三十二章

木村病

一、概述

木村病（Kimura's Disease）是一种罕见的慢性炎症性疾病，其临床病理特征尚不确定，可能与免疫驱动有关。常见于亚洲男性，男女比例为 3∶1，最常发生在 20 ～ 30 岁。

典型表现为头颈部、肘窝、腹股沟区皮下组织的肿瘤样结节或大唾液腺无痛性肿胀及邻近淋巴结肿大。病因和发病机制不明。最初，木村病被认为与血管淋巴样增生伴嗜酸性粒细胞增多（angiolymphoid hyperplasia with eosinophilia，ALHE）相同或属于同一疾病谱的一部分，但目前已证实这两者是独立的实体。其特征是外周血嗜酸性粒细胞增多（10% ～ 70%）和血清 IgE 浓度升高（800 ～ 35 000 U/ml），提示该病可能是一种免疫介导的疾病。

木村病的诊断是基于组织学发现，即保留的淋巴结结构伴反应性生发中心、嗜酸性粒细胞浸润和毛细血管后小静脉增生。木村病恶变尚未见报道。木村病的治疗仍存在争议，尚无明确的指南；保守治疗如全身糖皮质激素、环磷酰胺、己酮可可碱以及手术切除和局部放疗是常用的治疗方法[1-3]。

二、病例分析

病例一

【病史】

男，45 岁，4 年前无意发现右肘部皮下结节，质韧，大小描述不清，无触痛、皮温升高、瘙痒，无发热、皮疹、淋巴结肿大。外院血常规示嗜酸性粒细胞增多，未治疗。右肘部皮下结节逐渐缩小，仍可触及。3 年前发现左肘部皮下结节，性质同前，活动差，无触痛、瘙痒，无关节肿痛，仍未诊治。左肘部皮下结节逐渐变大，约鸡蛋大小，偶有左上肢皮肤一过性疼痛。2 月前就诊于外院，双肘部超声示左肘部多发占位，最大者为 5.2 cm×2.2 cm，伴左腋下多发淋巴结，最大者 3.5 cm×1.3 cm，右肘部皮下脂肪层可见不均质回声结节，大小约 3.3 cm×1.5 cm，边界欠清。

【专科查体】

全身皮肤黏膜无黄染，双下肢红色皮疹，未凸起于表面，伴抓痕。左肘部可触及 1 枚皮下结节，质韧，活动差，大小约 5 cm×2 cm，右肘部可触及皮下结节，约枣核大小，无压痛，无局部皮温升高。

【超声检查】

左腋下多发淋巴结（图 32-1）。

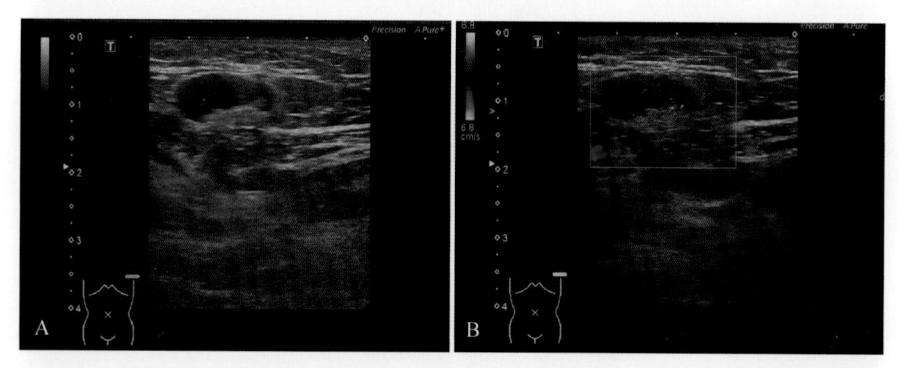

图 32-1　腋窝淋巴结超声。**A.** 左腋下可见多发淋巴结，大者约 1.8 cm×0.9 cm，皮质增厚，厚约 0.6 cm，门部结构尚清晰；**B.** CDFI：部分可见稍丰富血流信号

【病理】

淋巴组织、血管增生伴嗜酸性粒细胞浸润，伴纤维化，符合木村病。

病例二

【主诉及病史】

男，23 岁。发现左耳下肿物伴双侧上睑水肿 1 年余。既往有肾病综合征病史。

【专科查体】

双侧上睑水肿，左耳下可触及一直径约 5 cm 的肿物，质软，边界不清，活动度可，无压痛。

【实验室检查】

免疫球蛋白 E 2500 IU/ml，血常规：嗜酸性粒细胞绝对值 1.59×10^9/L，嗜酸性粒细胞百分比 18.2%。

【超声检查】

左侧腮腺局部炎症改变伴同侧多发淋巴结（图 33-2）。

【腮腺 CT】

双侧腮腺肿物伴双侧颈部及颌下淋巴结肿大，结合病史符合木村病（图 33-3）。

【穿刺病理】

穿刺（左侧腮腺）：纤维脂肪结缔组织中见淋巴组织增生伴淋巴滤泡形成，其间散在多量嗜酸性粒细胞，局灶小血管增生明显，结合临床符合木村病。

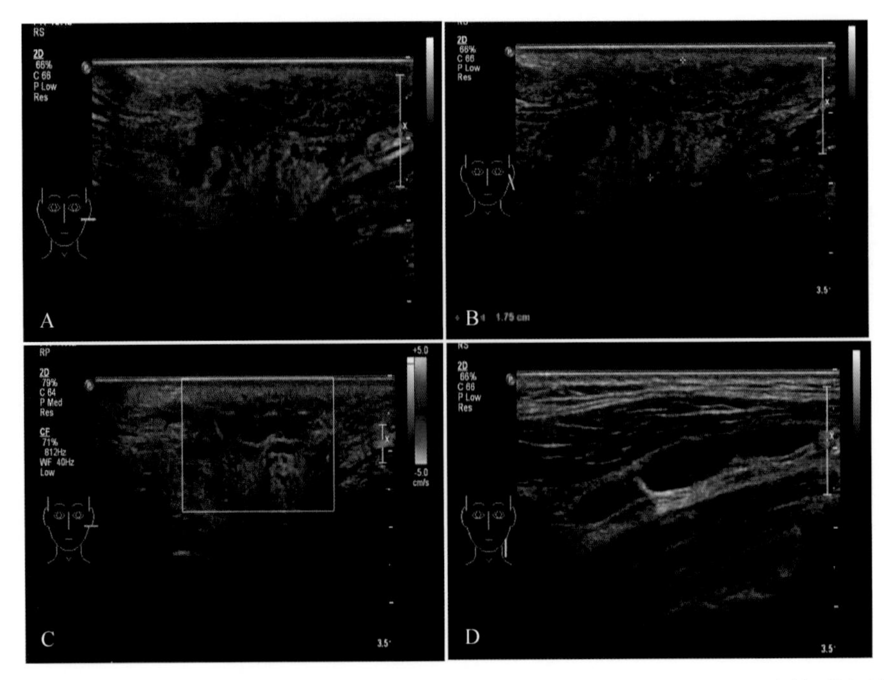

图 32-2 腮腺超声。**A**、**B**. 左侧腮腺耳后下区肿胀增厚，范围约 3.4 cm×1.7 cm，边界不清晰，内部呈网格样改变；**C**. CDFI：内可见较丰富血流信号；**D**. 同侧颈后三角区可见多发淋巴结，大者约 1.7 cm×1.0 cm。右侧腮腺未见明显异常

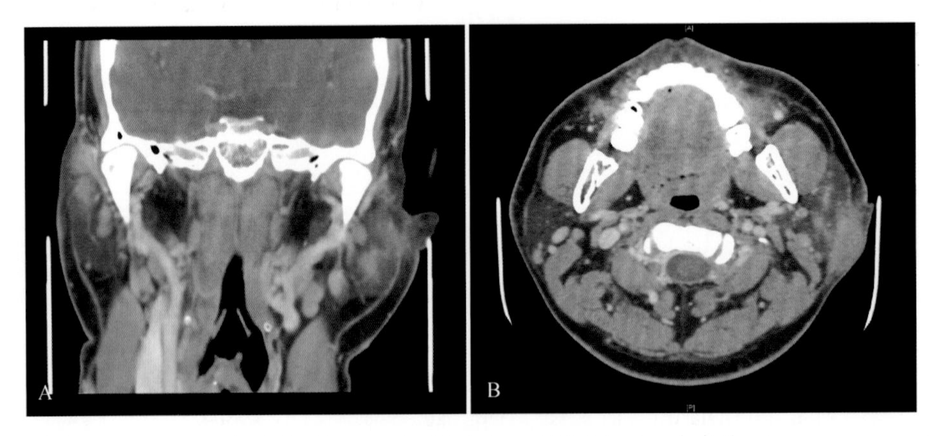

图 32-3 腮腺 CT。**A**、**B**. 左侧腮腺区见多发不规则软组织密度肿块影，大者约 4.5 cm×4.2 cm×2.2 cm，密度尚均匀，平均 CT 值约 25HU，增强扫描强化欠均匀，局部与邻近皮肤分界不清。右侧腮腺内数个同样密度结节，边界较清，大者位于上部，大小约 9 mm×12 mm×15 mm。双侧颈部及颌下见多发肿大淋巴结影，大者约 8 mm×11 mm×21 mm。邻近骨质结构未见明显异常

三、超声表现

木村病超声表现为边界欠清晰、形态不规则、中心呈不均匀低回声、边缘呈高回声的肿块；常伴局部淋巴结肿大，呈椭圆形，淋巴门显示不清或皮质增厚，内回声不均，可见多发微小的低-无回声区，彩色多普勒显示其内部血流既可以呈门样丰富血流信号，也可以表现为紊乱的血流信号。

四、讨论

木村病是一种慢性血管淋巴样增殖性疾病，由 Kimm 和 Szeto 于 1937 年首次报道[4]，其病因和发病机制不明。过敏反应、感染和具有异常免疫反应的自身免疫反应是木村病可能的病因。此外，IgE 在生发中心沉积、外周血嗜酸性粒细胞增多、血清 IgE 水平升高以及肥大细胞的出现均提示木村病，具有特异性。该病以男性患者居多，常表现为无症状的单侧软组织肿胀，多见于头颈部腮腺区，其他常见部位包括眼眶、腋窝和腹股沟等，也可发生于颅骨、肺部和肠道等部位。CT 和 MRI 等影像学检查有助于显示涎腺受累和异常淋巴结的定位。增强扫描时，肿大淋巴结可表现为均匀强化，而唾液腺常为不均匀强化。支持诊断的实验室检查结果是血嗜酸性粒细胞增多和血清 IgE 水平升高。组织病理学表现为淋巴结构完整，伴有反应性且显著的生发中心。滤泡间区可见致密的嗜酸性粒细胞浸润，滤泡溶解，偶尔可见微脓肿。肉芽肿形成包含嗜酸性粒细胞、淋巴细胞、浆细胞和组织细胞的浸润。组织纤维化、硬化和血管增生也有所表现。初始治疗应采用保守治疗，如皮质类固醇治疗；如果未见明显效果，则可考虑手术或放射治疗；当使用两种或两种以上的治疗方法时，复发率较低[5-7]。

参考文献

[1] Braun J，Mairinger T，Kaschke O，et al. Bilateral swelling of the salivary glands and sicca symptoms：an unusual differential diagnosis-Kimura's disease，a rare allergic condition with a high IgE serum level-a case report and review of the literature [J]. RMD Open，2023，9（2）：e003135.

[2] Ragu R，Eng JY，Azlina AR. Kimura's Disease of the Parotid：A Complete Clinical-Radiological-Pathology Report [J]. Med J Malaysia，2014，69（4）：199-201.

[3] Osuch-Wójcikiewicz E，Bruzgielewicz A，Lachowska M，et al. Kimura's Disease in a Caucasian Female：A Very Rare Cause of Lymphadenopathy [J]. Case Rep Otolaryngol，2014：415865.

[4] 李丽伟，崔立刚. 嗜酸性淋巴肉芽肿影像学表现一例及文献复习 [J]. 中华医学超声杂志（电子版），2012，9（2）：184-185.

[5] Choi JA，Lee GK，Kong KY，et al. Imaging findings of Kimura's disease in the soft tissue of the upper extremity [J]. AJR Am J Roentgenol，2005，184（1）：193-199.

[6] Nehru VI，Abrol R，Vaiphei K，et al. Kimura's Disease - report of a case masquerading as a parotid tumor [J]. Indian J Otolaryngol Head Neck Surg，2000，52（3）：302-304.

[7] Yang B，Liao H，Wang M，et al. Kimura's disease successively affecting multiple body parts：a case-based literature review [J]. BMC Ophthalmol，2022，22（1）：154.

第三十三章

结节性硬化症

一、概述

结节性硬化症（tuberous sclerosis complex，TSC）是一种多系统性神经–皮肤遗传疾病，具有常染色体显性遗传特性，其特征为影响多个器官（包括皮肤、中枢神经系统、心脏、肺和肾）的错构瘤。19世纪初由Virchow和Von Recklinghausen首次描述，他们在具有癫痫和智力障碍的患者的尸检中发现了脑部和心脏的错构瘤。然而，Bourneville于1880年首次对该疾病进行了详细描述，并使用了“结节性硬化症”这一名词，因此，该病也被称为“Bourneville病”。1908年，神经学家Vogt确立了该病的诊断三联征，即智力障碍、癫痫和Pringle型脂腺瘤（血管纤维瘤）[1-2]。1960年，Manuel Gomez制定了更为广泛的诊断标准，该标准在很多方面得到了放射学研究的支持。随后的共识声明指导了对疑似、可能和明确TSC的标准的层次划分。国际结节性硬化症共识大会在1998年和2012年更新了诊断标准，更新了包括*TSC1*和*TSC2*基因的致病突变以确立诊断（表33-1）。

【发病率】

TSC的发病率约为1/10 000～1/6000，无性别及人种差异。TSC的表型变异性大，使其识别困难[3]。

TSC是由肿瘤抑制基因*TSC1*或*TSC2*的缺失、重排和失活突变导致的，这些基因分别位于9p34和16p13上，这些基因的作用在于通过磷脂酰肌醇3-激酶信号通路调控细胞生长，抑制哺乳动物雷帕霉素靶蛋白（mammalian target of rapamycin，mTOR）的活性。在TSC患者中，这些蛋白的变化导致mTOR通路的持续激活，从而在多个器官中形成错构瘤。TSC的家族病例是由生殖细胞突变引起的，尽管具有遗传性，但70%的TSC患者是由体细胞突变引起的，构成散发病例[1]。

【诊断标准】

TSC诊断标准见表33-1。

二、病例分析

【病史】

女，51岁，4月前无明显诱因出现左侧腰部疼痛，20天前就诊于外院，行腹部增强CT提示双肾、肝多发血管平滑肌脂肪瘤可能。40余年前曾于外院诊断癫痫。

表 33-1　结节性硬化症诊断标准[4]

1	基因诊断标准	在正常组织 DNA 中发现 *TSC1* 或 *TSC2* 致病突变可明确诊断
2	临床诊断特征	
	主要特征	（1）色素脱失斑（≥ 3 个，至少直径 5 mm） （2）血管纤维瘤（≥ 3 个）或头部纤维斑块 （3）指甲纤维瘤（≥ 2 个） （4）鳞状瘢痕斑 （5）多发视网膜错构瘤 （6）皮层发育异常（包括多发脑皮层结节和放射状移行线） （7）室管膜下结节 （8）室管膜下巨细胞星形细胞瘤 （9）心肌横纹肌瘤 （10）淋巴管平滑肌瘤病 * （11）血管平滑肌脂肪瘤（≥ 2 个）
	次要特征	（1）“斑斓”样皮损 （2）牙釉质凹陷（≥ 3 个） （3）口腔内纤维瘤（≥ 2 个） （4）视网膜色素脱失斑 （5）多发性肾囊肿 （6）非肾性错构瘤
3	确诊	2 个主要特征，或 1 个主要特征伴 2 个以上次要特征
4	疑似诊断	1 个主要特征或 2 个以上次要特征

* 仅有这两个主要临床特征（淋巴管平滑肌瘤病和血管平滑肌脂肪瘤）而没有其他临床特征时不符合确诊标准

【超声检查】

左肾低回声包块——癌可能，请结合其他影像学检查。双肾多发高回声结节——错构瘤可能（图 33-1）。

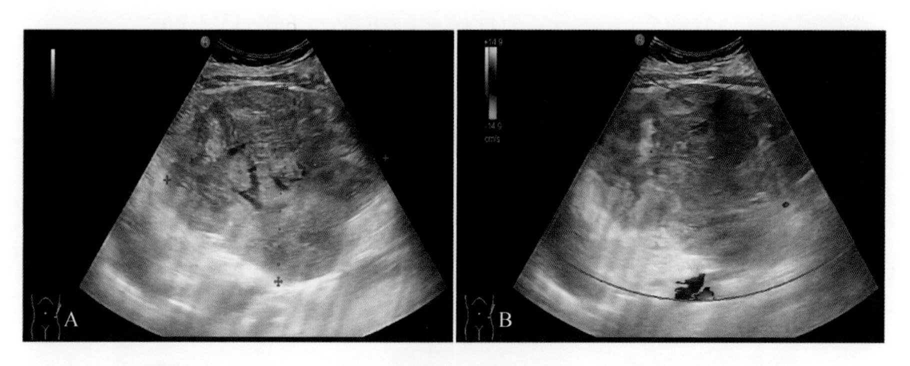

图 33-1　腹部超声。**A**、**B**. 左肾病变。左肾体积增大，轮廓不清，实质回声增强，可见 14.8 cm×11.0 cm 低回声包块，内部可见极少量血流信号；**C**、**D**. 右肾病变。右肾轮廓欠清，实质回声增强，内见多个高回声结节，大者约 1.1 cm×1.0 cm，边界清，未见明显血流信号

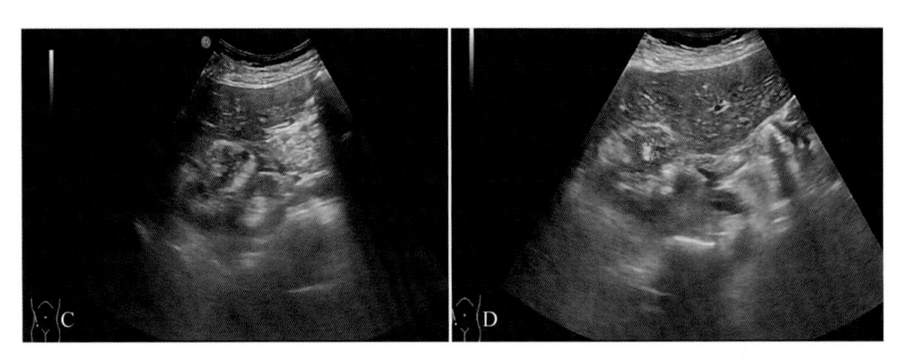

图 33-1 （续）

【腹部 CT】

左肾巨大占位，血管瘤可能；双肾、肝多发错构瘤（图 33-2）。

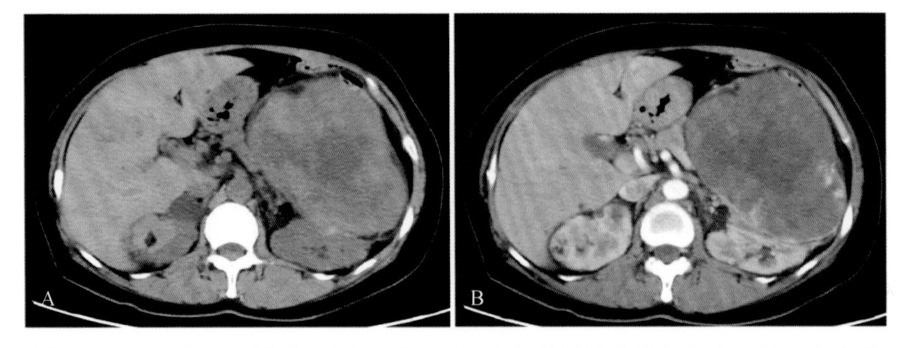

图 33-2　腹部 CT。**A**. 平扫。**B**. 增强（动脉期）。左肾中部见团块状软组织密度影，大小约 14.0 cm×11.1 cm×14.7 cm，边界尚清，边缘见少许钙化影，增强扫描自肿块周边向中央渐进性填充强化，左肾明显受压后移。双肾形态不规则，另可见多发混杂密度结节影，部分突出肾轮廓外，病变内见脂肪密度，增强扫描强化程度低于肾实质，大者位于左肾下极，大小约 5.2 cm×3.5 cm

【颅脑 MRI】

脑内多发病变，结合病史，考虑结节性硬化症可能大（图 33-3）。

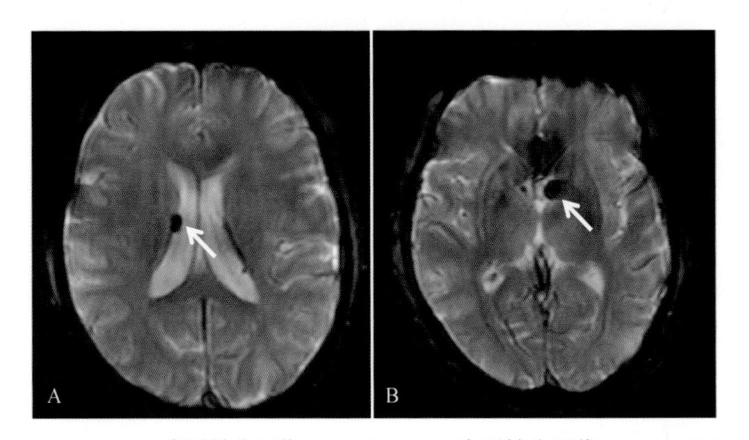

图 33-3　头颅 MRI。**A**、**B**. SWI 序列轴位图像；**C**. T1 FLAIR 序列轴位图像；**D**. T2 FLAIR 序列轴位图像。**A** ～ **D**. 双侧侧脑室室管膜下见类圆形低信号影（箭头所示）。SWI 序列，磁敏感加权成像；FLAIR 序列，液体抑制反转恢复序列

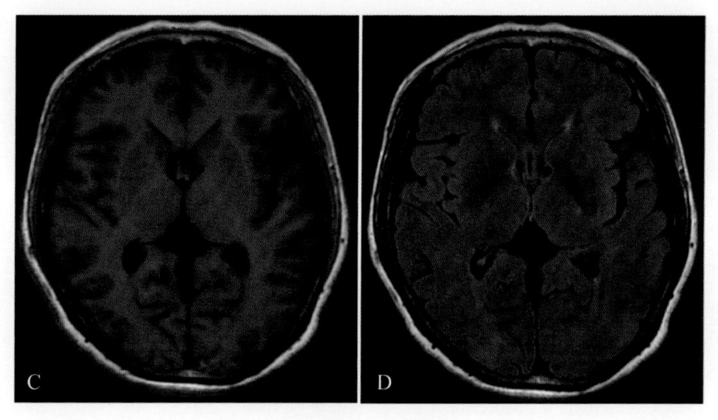

图 33-3（续）

【诊断】

手术病理：左肾血管平滑肌脂肪瘤伴大片出血及梗死。经临床确诊结节性硬化症。

三、超声表现

TSC 的临床表现多样，超声能够发现肾血管平滑肌脂肪瘤、非肾性错构瘤、多发性肾囊肿等疾病，当出现时需考虑到 TSC 的可能，尤其是患者合并癫痫、面部丘疹及皮肤色素缺失斑时，需要结合临床综合诊断。

四、讨论

TSC 是一种罕见的遗传性疾病，其特征是多个器官中错构瘤的形成。TSC 的患病率虽无性别差异，但女性的症状通常较轻。大约 80% 的患者在儿童时期被诊断出患有 TSC，但在儿童晚期或成年期才能明确诊断。早期诊断不仅有助于避免不必要的医疗费用，还可以提高 TSC 患者的治疗效果并改善预后[5]。TSC 是一种高度异质性临床疾病，表现和疾病严重程度变化很大。大脑、心脏、皮肤、眼、肾和肺部通常受累，神经系统症状是导致发病率和死亡率显著增加的主要原因。2012 年国际结节性硬化症共识大会提出了全面监测该疾病的方法[6]。TSC 疾病的发病机制是 mTOR 信号通路的不受控制，利用雷帕霉素及其类似物抑制 mTOR 来控制疾病症状，在不同程度上取得了一定的疗效[7]。

参考文献

[1] Rodrigues DA，Gomes CM，Costa IMC. Tuberous sclerosis complex [J]. An Bras Dermatol，2012，87：184-196.

[2] Hinton RB，Prakash A，Romp RL，et al. International Tuberous Sclerosis Consensus Group. Cardiovascular manifestations of tuberous sclerosis complex and summary of the revised diagnostic criteria and surveillance and management recommendations from the International Tuberous Sclerosis Consensus Group [J]. J Am Heart Assoc，2014，3：e001493.

[3] Sadowski K, Kotulska K, Schwartz RA, et al. Systemic effects of treatment with mTOR inhibitors in tuberous sclerosis complex: a comprehensive review [J] . J Eur Acad Dermatol Venereol, 2016, 30 (4): 586-594.
[4] Northrup H, Krueger DA, International Tuberous Sclerosis Complex Consensus Group. Tuberous sclerosis complex diagnostic criteria update: recommendations of the 2012 Iinternational Tuberous Sclerosis Complex Consensus Conference [J] . Pediatr Neurol, 2013, 49 (4): 243-254.
[5] Sancak O, Nellist M, Goedbloed M, et al. Mutational analysis of the TSC1 and TSC2 genes in a diagnostic setting: genotype—phenotype correlations and comparison of diagnostic DNA techniques in Tuberous Sclerosis Complex [J] . Eur J Hum Genet, 2005, 13 (6): 731-741.
[6] Krueger DA, Northrup H, International Tuberous Sclerosis Complex Consensus Group. Tuberous sclerosis complex surveillance and management: recommendations of the 2012 International Tuberous Sclerosis Complex Consensus Conference [J] . Pediatr Neurol, 2013, 49 (4): 255-265.
[7] Uysal SP, Şahin M. Tuberous sclerosis: a review of the past, present, and future [J] . Turk J Med Sci, 2020, 50 (SI-2): 1665-1676.

第三十四章

副神经节瘤和嗜铬细胞瘤

一、概述

副神经节瘤和嗜铬细胞瘤（paraganglioma and pheochromocytoma，PPGL）隶属于神经内分泌肿瘤范畴，其中嗜铬细胞瘤（pheochromocytoma，PCC）起源于肾上腺髓质，副神经节瘤（paraganglioma，PGL）位于肾上腺外。

PCC 可分泌儿茶酚胺类激素，其最常见的临床表现是顽固性高血压。儿茶酚胺的释放可呈持续性、阵发性，以及少部分情况下很少或几乎不分泌，因此，患者可表现为持续性高血压、阵发性高血压、持续性高血压阵发加重、高血压与低血压相交替，甚至出现休克、晕厥等。

PCC 既往又被称为“10% 肿瘤”[1]，10% 为家族性或与神经外胚层综合征相关，10% 为双侧发生，10% 发生于肾上腺以外的组织，10% 为恶性。其中，单纯性家族性 PCC 是常染色体显性遗传病，具有高度外显率。其他遗传相关的 PCC 可能与多种神经外胚层疾病有关，如结节性硬化症、神经纤维瘤病 Ⅰ 型、Von Hippel-Lindau 综合征以及多发性内分泌肿瘤Ⅱa 型（50%）和Ⅱb 型（90%）[2]。这类患者的发病年龄更早，且更易出现双侧受累。随着病理学研究的不断深入，我们对 PCC 的认识也在不断变化和更新，2017 年 WHO 肾上腺内分泌肿瘤分类中对 PPGL 的临床病理学做出了重要修订。修订后，“嗜铬细胞瘤”特指起源于肾上腺髓质的副神经节瘤，与起源于肾上腺外副神经节细胞的肿瘤统称为“副神经节瘤”[3]。此外，由于目前缺乏组织学系统评价这组肿瘤的侵袭性生物学行为，且所有副神经节肿瘤均具有转移潜能，因此“恶性”术语不再使用，改用“转移性”替代。由于副神经节在体内广泛分布，肺、心脏和肝等少见部位也可能出现原发 PGL。对于存在遗传易感性的患者来说，所谓的转移性 PGL 很可能是多灶性原发性 PGL 的异位发生。因此，目前 WHO 将转移性 PGL 严格定义在无副神经节区域（淋巴结或骨骼）出现的 PGL。判断原发性与转移性仍是目前临床中面临的挑战[4-5]。

二、病例分析

病例一

【病史】

男，63 岁，高血压病史 10 年，血压最高 168/98 mmHg。

【超声检查】（图 34-1）

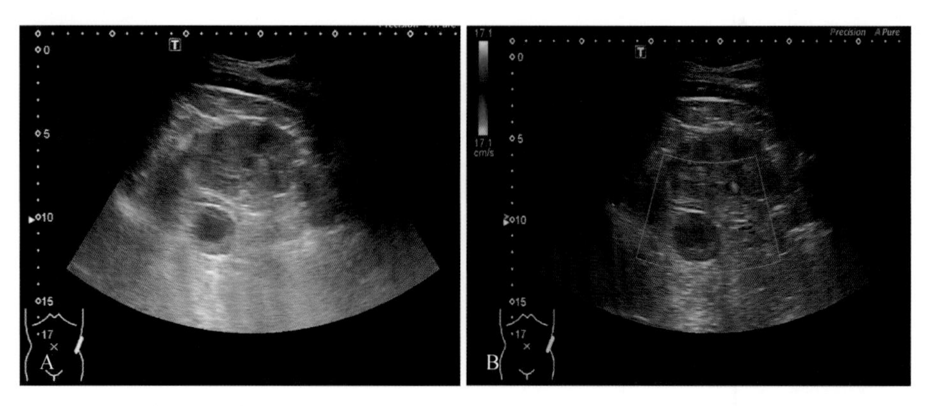

图 34-1 肾上腺区超声。**A**. 左侧肾上腺区冠状切面灰阶图像；**B**. 左侧肾上腺区冠状切面彩色多普勒图像。左侧肾上腺区可见一囊实性包块，大小约 4.0 cm×3.4 cm，边界尚清，未探及明显血流信号

【腹部 CT】（图 34-2）

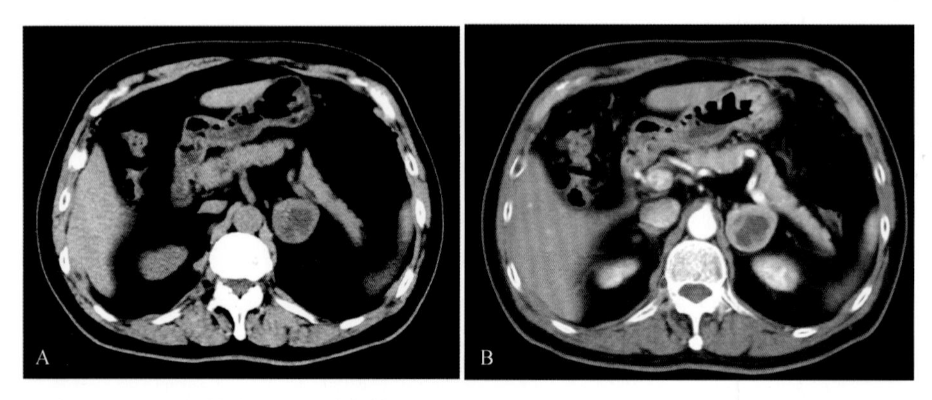

图 34-2 腹部 CT。**A**. 平扫轴位；**B**. 动脉期轴位。左侧肾上腺区见肿块影，边缘光滑锐利，大小 3.7 cm×3.3 cm×3.3 cm，增强后实性部分明显强化，中心液化坏死区未见强化

【手术病理】

肾上腺肿瘤，形态及免疫组化符合嗜铬细胞瘤，肿瘤大小约 3.5 cm×3.2 cm×2.0 cm。

病例二

【病史】

男，35 岁，体检发现腹膜后占位性病变 4 个月。既往高血压病史 3 年，血压最高 158/110 mmHg，现服用酒石酸美托洛尔片 25 mg 每日两次，血压控制较满意。

【超声检查】（图 34-3）

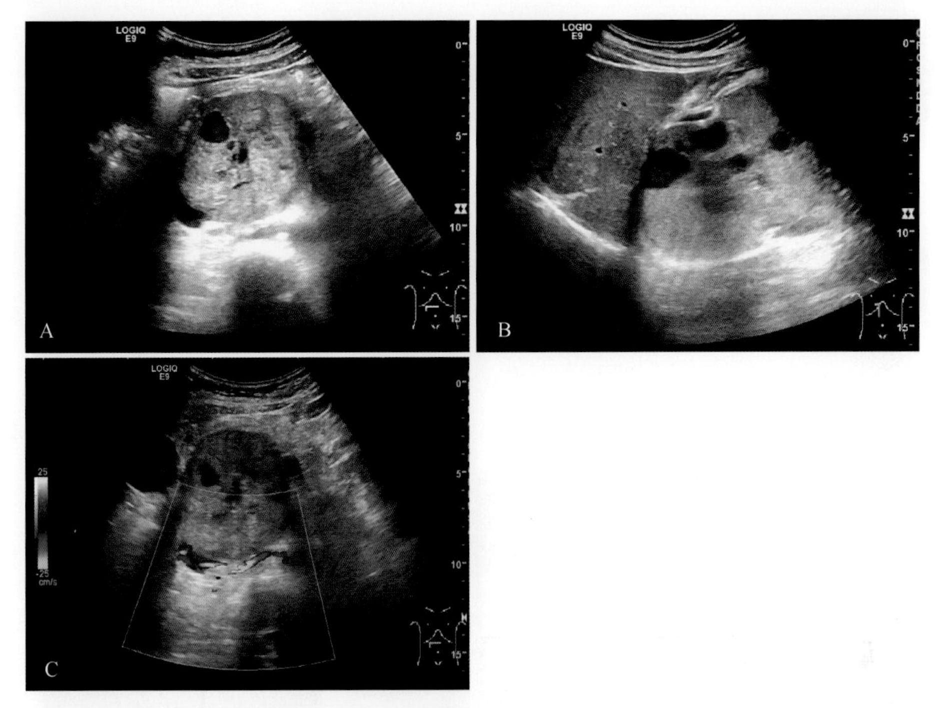

图 34-3　右上腹超声。A. 右上腹横切面；B. 右上腹纵切面；C. 彩色多普勒图像。右上腹膜后可见一等回声包块，大小约 11.5 cm×9.3 cm×7.6 cm，呈类圆形，边界尚清，内部回声不均匀，可见多发无回声区，可探及少量血流信号。嘱患者深呼吸，可见“越峰征”阳性。肝、胰腺、门静脉、下腔静脉及肾静脉明显受压

【腹部 CT】（图 34-4）

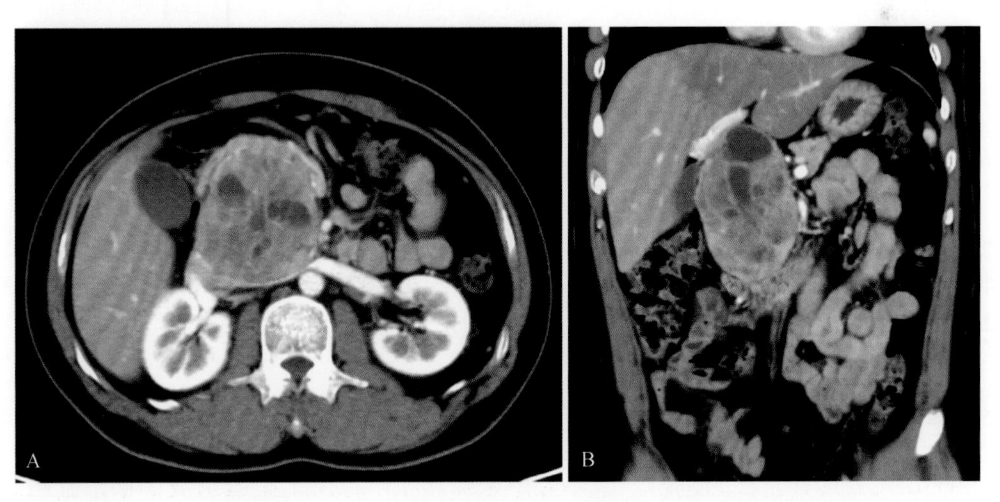

图 34-4　腹部 CT。A. 动脉期轴位；B. 动脉期冠状位。右上腹膜后见团块状混杂密度影，内见斑片状低密度，边界尚清，大小约 11.6 cm×9.2 cm×7.2 cm，增强扫描呈明显不均匀强化。肝、十二指肠、胰腺、门静脉、下腔静脉、左肾静脉明显受压，界限不清。双侧肾上腺及双肾未见明显异常

【手术病理】

副神经节瘤，大小约 11.5 cm×10 cm×6.5 cm，局灶伴出血囊性变，局部可见包膜侵犯。免疫组化结果：CgA（＋），Syn（＋），SDHB（＋），S-100（间质＋），Ret（＋），Ki-67（＜5%＋），SF-1（－）。

病例三

【病史】

女，39 岁，发现左颈部肿物 1 年，伴呛咳及咽部异物感，既往体检，否认高血压病史。

【超声检查】（图 34-5）

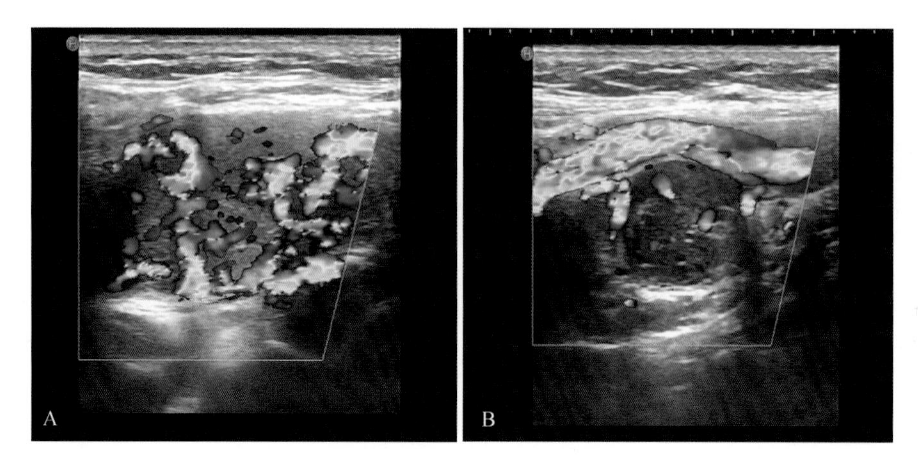

图 34-5　左颈部肿物超声。**A.** 左颈部肿物横切面彩色多普勒图像；**B.** 左颈部肿物纵切面彩色多普勒图像。左颈部可见一均质低回声包块，位于颈动脉分叉水平，边界清楚，大小约 6.7 cm×3.9 cm×2.8 cm，横切面见其部分包绕颈内与颈外动脉，纵切面可见包块致颈内与颈外动脉之间间距增宽、分叉角度增大，包块周边及内部可探及丰富血流信号，考虑颈动脉体瘤可能

【手术病理】

颈动脉体瘤 / 副神经节瘤，大小约 4.2 cm×3.3 cm×2.1 cm，肿瘤部分区域细胞丰富，瘤细胞核较怪异，但核分裂象罕见；部分细胞巢稍大，直径＞10 个肿瘤细胞，但支持细胞未见明显减少；未见其他高危表现；部分区域可见明显的胶原间隔形成，建议随访。

三、超声表现

PPGL 大多具有完整的包膜，瘤体大小悬殊。在声像图上呈圆形或椭圆形，边缘光整、清晰。体积较小时，瘤体内部呈均匀低回声，体积较大时易发生出血及囊性变，有时可见出血所致液-液平面。PPGL 为富血供肿瘤，病变实性成分内常可探及较丰富的血流信号。

颈动脉体瘤起源于颈动脉体，属于副神经节瘤的一种，90% 为散发病例，可能与慢性缺氧刺激颈动脉体增生有关，10% 具有家族遗传性。声像图表现为位于颈动脉分叉处的低回声肿物，部分可包绕颈内和颈外动脉，肿物边界清楚，内部回声均匀，血供十分丰富，血供来源以颈外动脉居多。由于病变位于颈动脉分叉水平，故常导致颈内与颈外动脉之间间距增宽、分叉角度增大，称为“七弦琴征”，是颈动脉体瘤的特征性表现。

四、讨论

PPGL 的概念经历了较为漫长的演变过程。1857 年，Bertholdus Werner 在报告中提到固定在铬酸盐中的肾上腺髓质变成了棕色；1886 年，Felix Fraenkel 首次完整地描述了“嗜铬细胞肿瘤”；1950 年，Karsner 建议“嗜铬细胞瘤”应限定于“肾上腺内或肾上腺附近”的功能性肿瘤。随着对 PPGL 认识的深入，2022 年 WHO 在对 PPGL 的分类中，强调了 PCC 是一种起源于肾上腺髓质嗜铬细胞的神经内分泌肿瘤。肾上腺外 PGL 可分为两种类型：①起源于交感神经副神经节，广泛分布于从颅底至盆腔并且具有儿茶酚胺分泌功能的 PGL，也称为交感神经性 PGL；②起源于副交感神经节，主要分布于化学感受器、迷走神经及舌咽神经等，通常不产生儿茶酚胺的 PGL，也称为头颈部 PGL[6]。

对于发生于腹膜后的 PGL，Zuckerkandl 体是一个具有重要意义的特殊部位。1901 年，澳大利亚的 Emil Zuckerkandl 教授报道了在肠系膜下动脉起始段和髂动脉分叉处之间的浅棕色器官[7]，后被学者命名为 Zuckerkandl 器官（the Organ of Zuckerkandl，the O of Z）。Zuckerkandl 器官是由与肾上腺髓质具有共同起源的细胞发育而成的[8]，胎儿第 5 周发育过程中，肾上腺皮质与髓质开始形成，随着神经巢细胞从胸腔向下迁徙过程中，一部分进入肾上腺，一部分继续迁徙，即形成 Zuckerkandl 器官。胎儿期 Zuckerkandl 器官比肾上腺髓质发育更明显，3 岁前该器官持续增大，3 ～ 5 岁开始萎缩，成年后这些显微镜下的肾上腺外嗜铬细胞具有发生 PGL 的风险。

目前国内尚无 PPGL 发病率或患病率的确切数据。根据国外报道，PCC 的发病率为 2 ～ 8 例 /100 万人，10% ～ 20% 发生在儿童。在 PPGL 中，PCC 占 80% ～ 85%，PGL 占 15% ～ 20%；遗传性 PPGL 占 35% ～ 40%；转移性 PPGL 占 10% ～ 17%，转移性肿瘤中 PCC 占 5% ～ 20%，交感神经性 PGL 占 15% ～ 35%[9]。

PPGL 导致的儿茶酚胺分泌增多可以引起患者心脏、脑及肾等脏器的严重损害，因此早期诊断并手术切除是治疗的关键。超声能明确显示大部分 PCC，并能准确判断肿瘤的大小、形态、位置及其与毗邻脏器的关系，观察肿瘤内部有无出血或囊性变等，对早期诊断并全面评价 PCC 具有重要价值。

超声对于 PGL 也具有较高的检出率，但是对于体积较小或多发病灶者，有时难以准确评估。$^{131}I/^{123}I$ 标记的间碘苄胍（meta-iodoenzylguanidine，MIBG）显像是寻找和定位 PGL 的重要方法之一。肾上腺髓质合成、分泌肾上腺素及去甲肾上腺素，分泌后的去甲肾上腺素可以通过再摄取的方式进入嗜铬细胞的胞囊中贮存。$^{131}I/^{123}I$-MIBG 是去甲肾上腺素的类似物，同样可以被嗜铬细胞摄取，使 PPGL 显影。因此，$^{131}I/^{123}I$-MIBG 显像能够准确、灵敏地显示 PPGL 的位置，在定性和定位诊断中具有重要作用，其特异性高达

95%～100%，且一次显像可以发现全身病灶，对于少见部位和多发病灶的意义更为显著。

手术成功切除肿瘤后，大多数 PPGL 患者的高血压可以被治愈。非转移性 PPGL 患者手术后 5 年存活率＞95%，复发率＜10%；转移性 PPGL 患者 5 年存活率＜50%。由于所有 PPGL 肿瘤均具有转移潜能，PPGL 患者需终身随访，每年至少复查一次[10]。

参考文献

[1] 卢瞳，居胜红. 腹膜后副神经节瘤的影像学诊断与鉴别诊断[J]. 中华放射学杂志，2020，54(10)：1033-1037.

[2] Katabathina VS，Rajebi H，Chen M，et al. Genetics and imaging of pheochromocytomas and paragangliomas：current update[J]. Abdom Radiol（NY），2020，45（4）：928-944.

[3] Lam AK. Update on Adrenal Tumours in 2017 World Health Organization（WHO）of Endocrine Tumours[J]. Endocr Pathol，2017，28（3）：213-227.

[4] Mete O，Asa SL，Gill AJ，et al.Overview of the 2022 WHO Classification of Paragangliomas and Pheochromocytomas[J]. Endocr Pathol，2022，33（1）：90-114.

[5] Jain A，Baracco R，Kapur G. Pheochromocytoma and paraganglioma-an update on diagnosis，evaluation，and management[J]. Pediatr Nephrol，2020，35（4）：581-594.

[6] 张玉石，李汉忠. 从 2022 年 WHO 分类看副神经节瘤与嗜铬细胞瘤相关概念的更新及解读[J]. 中华泌尿外科杂志，2022，43（11）：807-811.

[7] Subramanian A，Maker VK. Organs of Zuckerkandl：their surgical significance and a review of a century of literaturet[J]. Am J Surg，2006，192（2）：224-234.

[8] Mills SE，Carter D，Reuter VE，et al. Sternberg's Diagnostic Surgical Pathology. 4th ed. Philadelphia：Lippincott，Williams & Wilkins，2004：623-696.

[9] 中华医学会内分泌学分会. 嗜铬细胞瘤和副神经节瘤诊断治疗专家共识（2020 版）[J]. 中华内分泌代谢杂志，2020，36（9）：737-750.

[10] Nölting S，Bechmann N，Taieb D，et al. Personalized Management of Pheochromocytoma and Paraganglioma[J]. Endocr Rev，2022，43（2）：199-239.